协和听课笔记

药 理 学

陈 玮 主 编

中国协和医科大学出版社

图书在版编目（CIP）数据

药理学 / 陈玮主编. —北京：中国协和医科大学出版社，2020.7

（协和听课笔记）

ISBN 978-7-5679-1545-9

Ⅰ. ①药… Ⅱ. ①陈… Ⅲ. ①药理学-医学院校-教学参考资料 Ⅳ. ①R96

中国版本图书馆 CIP 数据核字（2020）第 107240 号

协和听课笔记

药理学

主　　编：陈　玮
责任编辑：张　宇　李亚欢

出版发行：中国协和医科大学出版社
（北京市东城区东单三条 9 号　邮编 100730　电话 010-65260431）
网　　址：www. pumcp. com
经　　销：新华书店总店北京发行所
印　　刷：北京玺诚印务有限公司

开　　本：889×1194　1/32
印　　张：16.75
字　　数：380 千字
版　　次：2020 年 7 月第 1 版
印　　次：2020 年 7 月第 1 次印刷
定　　价：68.00 元

ISBN 978-7-5679-1545-9

编者名单

主　编　陈　玮

编　委（按姓氏笔画排序）

王雅雯（中国医学科学院肿瘤医院）

白熠洲（清华大学附属北京清华长庚医院）

朱一鸣（中国医学科学院肿瘤医院）

朱晨雨（北京协和医院）

李　炎（北京协和医院）

李晗歌（北京协和医学院）

杨　寒（中山大学肿瘤防治中心）

张　镭（南方医科大学南方医院）

陈　玮（中日友好医院）

夏小雨（中国人民解放军总医院第七医学中心）

蔺　晨（北京协和医院）

管　慧（北京协和医院）

前 言

北京协和医学院是中国最早的一所八年制医科大学，在100多年的办学过程中总结了相当多的教学经验，在很多的科目上有其独特的教学方法，尤其是各个学科的任课老师，都是其所在领域的专家、教授。刚进入协和的时候，就听说协和有三宝：图书馆、病历和教授。更有人索性就把协和的教授誉为“会走路的图书馆”。作为协和的学生，能够在这样的环境中学习，能够聆听大师们的教诲，确实感到非常幸运。同时，我们也想与大家分享我们的所学所获，由此，推出本套丛书。

本套丛书是以对老师上课笔记的整理为基础，再根据第9版教材进行精心编写，实用性极强。

本套丛书的特点如下：

1. 结合课堂教学，重难点突出

总结核心问题，突出重难点，使读者能够快速抓住重点内容；精析主治语录，提示考点，减轻读者学习负担；精选执业医师历年真题，未列入执业医师考试科目的学科，选用练习题，以加深学习记忆，力求简单明了，使读者易于理解。

2. 紧贴临床，实用为主

医学的学习，尤其是桥梁学科的学习，主要目的在于为临床工作打下牢固的基础，无论是在病情的诊断、解释上，还是在治疗方法和药物的选择上，都离不开对人体最基本的认识。桥梁学科学好了，在临床上才能融会贯通，举一反三，学有所用，学以致用。

3. 图表形式，加强记忆

通过图表的对比归类，不但可以加强、加快相关知识点的记忆，通过联想来降低记忆的“损失率”，也可以通过表格中的对比来区分相近知识点，避免混淆，帮助大家理清思路，最大程度上帮助读者理解和记忆。

药理学是研究药物与机体（含病原体）相互作用及作用规律的学科。药理学为防治疾病、合理用药提供基本理论、基础知识和科学思维方法，是基础医学、临床医学及医学与药学的桥梁。随着现代科学技术和相关学科的发展，只有掌握每类药物的基本理论和知识，运用科学思维方法将知识融会贯通，才能适应临床用药的不断变化。全书共分 49 章，基本涵盖了教材的重点内容。每个章节都由本章核心问题、内容精要、历年真题等部分组成，历年真题精选临床执业医师真题，下划线标注为执业医师考试重点内容，有助于学生更好地把握学习重点，提前熟悉执业医师考试的内容。

本套丛书可供各大医学院校本科生、专科生及七年制、八年制学生使用，也可作为执业医师和研究生考试的复习参考用书，对住院医师也具有很高的学习参考价值。

由于编者水平有限，如有错漏，敬请各位读者不吝赐教，以便修订、补充和完善。如有疑问，可扫描下方二维码，会有专属微信客服解答。

编　者

2020 年 4 月

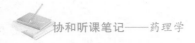

目 录

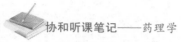

第一章　药理学总论

核心问题

药理学的相关概念。

内容精要

药理学的概念及药理学的研究发展历程。

一、概念

（一）药物

是指可改变或查明机体的生理功能及病理状态，用于预防、诊断、治疗疾病的物质。

（二）毒物

是指在较小剂量即对机体产生毒害作用，损害人体健康的化学物质，药物剂量过大可产生毒性反应。

（三）药理学

是研究药物与机体（含病原体）相互作用及作用规律的科学。

（四）药物效应动力学

简称药效学，它研究药物对机体的作用及作用机制。

（五）药物代谢动力学

简称药动学，研究药物在机体的影响下所发生的变化及其规律。

二、药理学的任务

阐明药物的作用及作用机制，为临床合理用药、发挥药物最佳疗效以及降低不良反应提供理论依据；研究开发新药，发现药物新用途；为其他生命科学研究提供重要的科学依据和研究方法。

三、药物与药理学的发展史

1. 唐代的《新修本草》是世界上最早的一部由政府颁发的具有法律效力的药典。
2. 明朝李时珍《本草纲目》是闻名世界的一部药物学巨著，被国外学者誉为“中国的百科全书”。
3. 20 世纪 30 年代到 50 年代是新药发展的黄金时期。

四、新药开发与研究

（一）新药研究过程

临床前研究、临床研究和上市后药物监测。

（二）新药的临床研究

1. Ⅰ期临床试验　是在 20~30 例正常成年志愿者身上进行

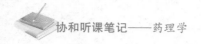

初步的药理学及人体安全性试验，是新药人体试验的起始阶段，为后续研究提供科学依据。

2. Ⅱ期临床试验　为随机双盲对照临床试验，观察病例不少于100例，对新药的有效性及安全性作出初步评价，并推荐临床给药剂量。

3. Ⅲ期临床试验　是在新药批准上市前，试生产期间，扩大的多中心临床试验，观察例数一般不应少于300例，对新药的有效性、安全性进行社会性考察。新药通过临床试验后，方能被批准生产、上市。

4. Ⅳ期临床试验　是药品上市后在社会人群大范围内继续进行的受试新药安全性和有效性评价，在广泛长期使用的条件下考察疗效和不良反应，又叫售后调研。该期对最终确定新药的临床价值有重要意义。

第二章　药物代谢动力学

核心问题

1. 药物分子的转运方式、体内过程。
2. 药物消除动力学。

内容精要

药物的体内过程主要包括吸收、分布、代谢和排泄，掌握药物的转运方式、体内过程、首过消除和药物消除半衰期的概念。

第一节　药物分子的跨膜转运

一、药物分子通过细胞膜的方式

药物分子通过细胞膜的方式有被动转运（包括滤过和简单扩散）、载体转运（包括主动转运和易化扩散）和膜动转运（包括胞饮和胞吐）。

（一）被动转运

1. 概念　指存在于细胞膜两侧的药物顺浓度梯度从高浓度侧向低浓度侧扩散的过程。

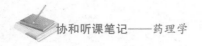

2. 特点

（1）顺浓度梯度转运。

（2）不需要载体，膜对通过的物质无特殊选择性。

（3）不消耗能量，扩散过程与细胞代谢无关。

（4）不受共存类似物的影响，即无饱和现象和竞争抑制现象，一般也无部位特异性。

3. 转运形式

（1）滤过：是指水溶性的极性或非极性药物分子借助于流体静压或渗透压随体液通过细胞膜的水性通道而进行的跨膜转运，又称水溶性扩散。

细胞膜上存在膜孔，大多数膜孔孔径约 0.4nm，水溶性的小分子物质依靠膜两侧的流体静压或渗透压通过孔道，如药物通过肾小球膜的滤过过程。

（2）简单扩散：是指脂溶性药物溶解于细胞膜的脂质层，顺浓度差通过细胞膜，又称脂溶性扩散。绝大多数药物按此种方式通过生物膜。

简单扩散的速度主要取决于药物的油水分配系数和膜两侧药物浓度差。油水分配系数（脂溶性）和浓度差越大，扩散就越快。

（二）载体转运

1. 概念　指转运体在细胞膜的一侧与药物或内源性物质结合后，发生构型改变，在细胞膜的另一侧将结合的药物或内源性物质释出。

2. 特点

（1）对转运物质有选择性。

（2）转运具有饱和性。

（3）结构相似的药物或内源性物质可竞争同一载体而具有

竞争性，并可发生竞争性抑制。

（4）具有结构特异性和部位特异性。

3. 分类

（1）主动转运

1）概念：指药物借助载体或酶促系统的作用，从低浓度侧向高浓度侧的跨膜转运。

2）特点：需要耗能，能量可直接来源于ATP的水解，或是间接来源于其他离子如Na^+的电化学差。

（2）易化扩散

1）概念：指药物在细胞膜载体的帮助下由膜高浓度侧向低浓度侧扩散的过程。

2）特点：不消耗能量，不能逆电化学差转运；可加快药物的转运速率。

（三）膜动转运

1. 概念　指大分子物质通过膜的运动而转运，包括胞饮和胞吐。

2. 分类

（1）胞饮：又称吞饮或入胞，是指某些液态蛋白质或大分子物质通过细胞膜的内陷形成吞饮小泡而进入细胞内。如脑垂体后叶粉剂可从鼻黏膜给药以胞饮方式吸收。

（2）胞吐：又称胞裂外排或出胞，是指胞质内的大分子物质以外泌囊泡的形式排出细胞的过程。如腺体分泌及递质的释放。

二、影响药物通透细胞膜的因素

1. 药物的解离度和体液的酸碱度

（1）药物解离程度取决于体液pH和药物解离常数（K_a）。

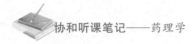

解离常数的负对数值为 pK_a，表示药物的解离度，是指药物解离50%时所在体液的 pH。

（2）改变体液的 pH 可明显影响弱酸或弱碱性药物的解离程度。药物的解离程度在 pH 变化较大的体液内对药物跨膜转运的影响更为重要。

2. 药物浓度差以及细胞膜通透性、面积和厚度　药物以简单扩散通过细胞膜时，除受药物解离度和体液 pH 影响外，药物分子跨膜转运的速率（单位时间通过的药物分子数）还与膜两侧药物浓度差（C_1-C_2）、膜面积膜通透系数和膜厚度等因素有关。这些因素的综合影响符合 Fick 定律：

$$\text{通透量(单位时间分子数)}=$$
$$\text{膜两侧药物浓度差}(C_1-C_2)\times(\text{面积}\times\text{通透系数}/\text{厚度})$$

3. 血流量。

4. 细胞膜转运蛋白的量和功能。

第二节　药物的体内过程

一、吸收

药物自用药部位进入血液循环的过程称为吸收。血管外给药途径均存在吸收过程。

1. 口服给药

（1）口服是最常见的给药途径，小肠是药物口服时主要的吸收部位。

（2）影响胃肠道对药物吸收的因素

1）服药时饮水量、是否空腹、胃肠蠕动度、胃肠道 pH、药物颗粒大小、药物与胃肠道内容物的理化性相互作用等。

2）胃肠道分泌的酸和酶以及肠道内菌群的生化作用均可影

响药物的口服吸收。

(3) 首过消除

1) 也称首过代谢或首过效应，指从胃肠道吸收的药物在到达全身血液循环前被肠壁和肝脏部分代谢，从而使进入全身血液循环内的有效药物量减少的现象。

2) 为避免首过效应，常采用舌下及直肠下部给药。

2. 注射给药

(1) 静脉注射可使药物迅速而准确地进入全身血液循环，不存在吸收过程。作用发挥快。

(2) 动脉给药危险性大，较少使用。

3. 呼吸道吸入给药。

4. 局部用药。

5. 舌下给药　如硝酸甘油首过消除可达90%以上，舌下给药时由血流丰富的颊黏膜吸收，直接进入血液循环。

主治语录：不同给药途径吸收快慢顺序为：腹腔注射>吸入>舌下>直肠>肌内注射>皮下注射>口服>皮肤。

二、分布

指药物吸收后随血液循环到达机体各个器官和组织的过程。影响药物分布的常见因素如下。

1. 组织器官血流量　血流量丰富的组织和器官，药物的分布速度快而且转运量较多；相反则分布速度慢和转运量较小。

2. 血浆蛋白结合率　结合型药物不能跨膜转运，是药物在血液中的一种暂时贮存形式。药物与血浆蛋白结合的特异性低，与相同血浆蛋白结合的药物之间可发生竞争性置换的相互作用。

3. 组织细胞的结合能力。

4. 体液的 pH 和药物的解离度

（1）生理情况下细胞内液 pH 为 7.0，细胞外液为 7.4。

（2）弱酸性药物在较碱性的细胞外液中解离增多，因而细胞外液浓度高于细胞内液，升高血液 pH 可使弱酸性药物由细胞内向细胞外转运，降低血液 pH 则使弱酸性药物向细胞内转移；弱碱性药物则相反。

5. 体内屏障

（1）血脑屏障：某些大分子、水溶性或解离型药物难以进入脑组织，脂溶性高的药物能通过。某些病理状态下血脑屏障通透性增大。

（2）胎盘屏障：几乎所有的药物都能穿透胎盘进入胎儿体内。

（3）血眼屏障：脂溶性药物或分子量小于 100Da 的水溶性药物易通过。

三、代谢

指药物吸收后在体内经酶或其他作用发生一系列的化学反应，导致药物化学结构上的转变，又称生物转化。肝脏是最主要的药物代谢器官。

1. 药物代谢反应类型

（1）Ⅰ相反应通过氧化、还原、水解，在药物分子结构中引入或脱去功能基团而生成极性极高的代谢产物。

（2）Ⅱ相反应是结合反应，是药物分子的极性基因与内源性物质经共价键结合，生成极性大、水溶性高的结合物而经尿排泄。

2. 药物代谢酶　肝脏主要包括细胞色素 P_{450}、含黄素单加氧酶系、环氧化物水解酶系、结合酶系和脱氢酶系。

3. 影响药物代谢的因素

（1）遗传因素。

（2）药物代谢酶的诱导与抑制

1）能使药物代谢酶活性降低、药物代谢减慢的药物叫做酶抑制剂。

2）能使药物代谢酶活性增高、药物代谢加快的药物叫做酶诱导剂。

3）有些药物本身就是其诱导的药物代谢酶的底物，在反复应用后，药物代谢酶的活性增高，药物自身代谢加快，这一作用称自身诱导。

（3）肝血流的改变。

（4）其他因素。

四、排泄

是药物以原形或代谢产物的形式经不同途径排出体外的过程，是药物体内消除的重要组成部分。

1. 肾脏排泄

（1）肾小球滤过。

（2）肾小管分泌：药物经肾小管分泌的速度不受血浆蛋白结合率的影响。经同一机制分泌的药物可竞争转运载体而发生竞争性抑制，通常分泌速度较慢的药物能更有效地抑制分泌速度较快的药物。

（3）肾小管重吸收。

2. 消化道排泄　肠肝循环：部分药物经肝脏转化形成极性较强的水溶性代谢产物，被分泌到胆汁内经由胆道及胆总管进入肠腔，然后随粪便排泄，经胆汁排入肠腔的药物部分可再经小肠上皮细胞吸收经肝脏进入血液循环，这种肝脏、胆汁、小肠间的循环称肠肝循环。

肠肝循环可延长药物的血浆半衰期和作用维持时间。若中断其肠肝循环，半衰期和作用时间均可缩短。

第三节　药物消除动力学

一、一级消除动力学

是指体内药物按恒定比例消除，在单位时间内消除的药物量与血浆药物浓度成正比。药-时曲线：在普通坐标图上作图时呈曲线；在半对数坐标图上则为直线，呈指数衰减。临床上大多数药物按一级动力学消除。

二、零级消除动力学

是药物在体内以恒定的速率消除，即不论血浆药物浓度高低，单位时间内消除的药物量不变。药-时曲线：在普通坐标图上作图时呈直线，在半对数坐标图上则为曲线。

三、混合消除动力学

在低浓度或低剂量时按一级动力学消除，达到一定高浓度或高剂量时，因消除能力饱和，单位时间内消除的药物量不再改变，按零级动力学消除，如苯妥英钠、水杨酸等。

第四节　药物代谢动力学重要参数

一、峰浓度和达峰时间

血管外给药时药-时曲线的最高点称血浆峰浓度，达到峰浓度的时间称达峰时间。

二、曲线下面积

药物浓度时间曲线下所覆盖的面积称曲线下面积，其大小反映药物进入血循环的相对量。

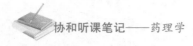

三、生物利用度（F）

指药物经血管外途径给药后吸收进入全身血液循环的相对量和速度。

$$F=A(\text{体内药物总量})/D(\text{用药剂量})\times100\%$$

吸收进入血液循环药物的相对量以 AUC 表示，而药物进入全身循环的速度以达峰时间表示。

1. 绝对生物利用度

$$F=AUC_{\text{血管外给药}}/AUC_{\text{静脉给药}}\times100\%$$

2. 相对生物利用度

$$F=AUC_{\text{受试制剂}}/AUC_{\text{标准制剂}}\times100\%$$

3. 静脉注射时的生物利用度等于 100%。
4. 相对生物利用度是判定两种药物制剂是否具有生物等效性的依据。

四、表观分布容积（V_d）

当血浆和组织内药物分布达到平衡后，体内药物按此时的血浆药物浓度在体内分布时所需体液容积称 V_d。

$$V_d=\frac{A(\text{体内药物总量})}{C_0(\text{血浆和组织内药物达到平衡时的血浆药物浓度})}$$

五、消除速率常数（K_e）

是单位时间内消除药物的分数。一般其数值大小反映药物在体内消除的速率，只依赖于药物本身的理化性质和消除器官的功能，与药物剂型无关。

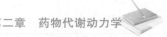

六、消除半衰期

药物消除半衰期（$t_{1/2}$）是血浆药物浓度下降一半所需要的时间。其长短可反映体内药物消除速度。

按一级动力学消除的药物经过一个 $t_{1/2}$后，消除 50%，经过 2 个 $t_{1/2}$后，消除 75%，经过 5 个 $t_{1/2}$，体内药物消除约 97%，即约经 5 个 $t_{1/2}$，药物可从体内基本消除。

七、清除率（*CL*）

是机体消除器官在单位时间内清除药物的血浆容积，也就是单位时间内有多少体积血浆中所含药物被机体清除。是体内肝脏、肾脏和其他所有消除器官清除药物的总和。

$$CL = V_d \cdot K_e$$

第五节　药物剂量的设计和优化

一、多次给药的稳态血浆浓度

（一）稳态血浆浓度

在临床治疗中，多数药物是通过重复给药来达到有效治疗浓度，并维持在一定水平。按照一级动力学规律消除的药物，其体内药物总量随着不断给药而逐步增多，直至从体内消除的药物量和进入体内的药物量相等，从而达到平衡，此时的血浆药物浓度称为稳态血浆浓度（C_{ss}）。

（二）C_{ss}与半衰期

多次给药后药物达到稳态血浆浓度的时间仅取决于药物的消除半衰期。一般药物在剂量和给药间隔时间不变时，经4~5个半衰期可分别达到稳态血浆浓度的94%和97%。

二、靶浓度

指采用合理的给药方案使药物稳态血浆浓度（C_{ss}）达到一个有效而不产生毒性反应的治疗浓度范围，即$C_{ss.min}$高于最小有效浓度，$C_{ss.max}$低于最小中毒浓度。给药后应监测血药浓度，使药物浓度始终准确地维持于靶浓度水平。

三、维持剂量

为使稳态血浆药物浓度维持于靶浓度，常需计算药物维持剂量。给药速度是给药量与给药间隔时间之比，即单位间隔时间的给药量。公式为：

$$给药速度=(CL\times C_{ss})/F，或给药速度=(CL\times 靶浓度)/F$$

四、负荷剂量

负荷剂量是指首次剂量加大，然后再给予维持剂量，使稳态血药浓度（即事先为该患者设定的靶浓度）提前产生。

五、个体化治疗

制订药物治疗方案时，要知道所用药物的 F、CL、V_{ss}和$t_{1/2}$，了解药物的吸收速度和分布特点，根据可能引起这些参数改变的患者情况对剂量进行调整。

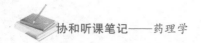

历年真题

1. 口服药物后，进入体循环有效量减少的现象是
   A. 恒比消除
   B. 药物诱导
   C. 首过消除
   D. 生物转化
   E. 恒量消除
2. 某药按一级动力学消除时，其半衰期
   A. 随药物剂型而变化
   B. 随给药次数而变化
   C. 随给药剂量而变化
   D. 随血浆浓度而变化
   E. 固定不变
3. 用药的间隔时间主要取决于
   A. 药物与血浆蛋白的结合率
   B. 药物的吸收速度
   C. 药物的排泄速度
   D. 药物的消除速度
   E. 药物的分布速度

参考答案：1. C　2. E　3. D

第三章　药物效应动力学

核心问题

1. 药物的不良反应。
2. 药物效应的相关概念。
3. 受体的特性。

内容精要

药物效应动力学涉及内容包括药物的基本作用、药物的量-效关系、药物的作用机制及受体学说。

第一节　药物的基本作用

一、药物作用与药理效应

1. 概念

（1）药物作用：是指药物对机体的初始作用，是动因。

（2）药理效应：是继发于药物作用的结果，是机体反应的表现。

2. 药理效应类型

（1）兴奋：如肾上腺素升高血压，呋塞米增加尿量。

（2）抑制：如阿司匹林退热和吗啡镇痛。

3. 药物作用的选择性　药物作用特异性强并不一定引起选择性高的药理效应。作用特异性强和/或效应选择性高的药物应用时针对性较好。

二、治疗效果

也称疗效，是指药物作用的结果有利于改变患者的生理、生化功能或病理过程，使患病的机体恢复正常。根据治疗作用的效果，可将治疗作用分为对因治疗和对症治疗。

三、不良反应

凡与用药目的无关，并为患者带来不适或痛苦的反应统称为药物不良反应，见表 3-1-1。

表 3-1-1　不良反应

类型	概　　念
副反应	由于选择性低，药理效应涉及多个器官，当某一效应用作治疗目的时，其他效应就成为副反应。如阿托品用于解除胃肠痉挛时，可引起口干、心悸、便秘等副反应
毒性反应	是指在剂量过大或药物在体内蓄积过多时发生的危害性反应，一般比较严重。致癌、致畸胎和致突变反应也属于慢性毒性范畴
后遗效应	是指停药后血药浓度已降至最小有效浓度以下时残存的药理效应
停药反应	是指突然停药后原有疾病加剧，又称反跳反应。如长期服用可乐定降血压，停药次日血压将明显回升
变态反应	是一类免疫反应，非肽类药物作为半抗原与机体蛋白结合为抗原后，经过接触 10 天左右的敏感化过程而发生的反应，也称过敏反应
特异质反应	少数特异体质患者对某些药物反应特别敏感，反应性质也可能与常人不同，但与药物固有的药理作用基本一致，反应严重程度与剂量成比例，药理性拮抗药救治可能有效

第二节　药物剂量与效应关系

药理效应与剂量在一定范围内成比例，这就是剂量-效应关系（简称量-效关系）。用效应强度为纵坐标、药物剂量或药物浓度为横坐标作图，则得量-效曲线。

药理效应按性质可分为量反应和质反应。效应的强弱呈连续增减的变化，可用具体数量或最大反应的百分率表示者为量反应。以药物的剂量或浓度为横坐标、以效应强度为纵坐标作图，可获得直方双曲线，如将药物浓度改用对数值作图则呈典型的对称S形曲线，即通常所称量反应的量-效曲线。

（一）与量反应有关的重要概念

1. 最小有效剂量（最小有效浓度）　是指引起效应的最小药量或最低药物浓度，亦称阈剂量或阈浓度。

2. 最大效应（E_{max}）或效能　随着剂量或浓度的增加，效应也随之增加。当效应增加到一定强度后，若继续增加药物剂量或浓度而其效应不再增加。这一药理效应的极限称为最大效应或效能。

主治语录：效能反映了药物的内在活性，在质反应中最大效应为100%。

3. 效价强度　是指能引起等效反应（一般采用50%效应量）的相对浓度或剂量，其值越小则强度越大。药物的最大效应与效价强度含义完全不同，二者并不平行。

（二）与质反应有关的重要概念

如果药理效应不是随着药物剂量或浓度的增减呈连续性量

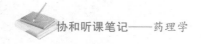

的变化，而表现为反应性质的变化，则称为质反应。

1. 半数有效量（ED_{50}）　是指在质反应中引起一半试验对象出现阳性反应时的药物剂量。

2. 半数致死量（LD_{50}）　是指在质反应中引起一半试验对象死亡时的药物剂量。

3. 治疗指数（TI）　指药物的 LD_{50}/ED_{50} 的比值。用于表示药物的安全性，以 TI 评价药物的安全性并不完全可靠。

4. 药物的安全性　用 1% 致死量（LD_1）与 99% 有效量（ED_{99}）的比值或 5% 致死量（LD_5）与 95% 有效量（ED_{95}）之间的距离来衡量药物的安全性。

第三节　药物与受体

一、受体的概念和特性

受体是一类介导细胞信号转导的功能蛋白质，能识别周围环境中某种微量化学物质，首先与之结合，并通过中介的信息放大系统，触发后续的生理反应或药理效应。

受体特性：①灵敏性。②特异性。③饱和性。④可逆性。⑤多样性。

二、受体与药物的相互作用

1. 经典的受体学说——占领学说

（1）受体只有与药物结合才能被激活并产生效应，而效应的强度与被占领的受体数目成正比，当受体全部被占领时出现最大效应。

（2）内在活性是指药物与受体结合后产生效应的能力。只有亲和力而没有内在活性的药物，虽可与受体结合，但不能产生效应。

2. 受体药物反应动力学

（1）基本公式

$$E/E_{max}=[DR]/[R_T]=[D]/K_D+[D]$$

（2）D：药物，R：受体，DR：药物受体复合物，E：效应。K_D为解离常数，表示药物与受体的亲和力，其意义是引起最大效应的一半时（即50%受体被占领）所需的药物剂量。K_D越大，药物与受体的亲和力越小，即二者成反比。

（3）将药物-受体复合物的解离常数K_D的负对数（$-\lg K_D$）称为亲和力指数（pD_2），其值与亲和力成正比。

（4）药物与受体产生的药效取决于内在活性和亲和力。后者是决定药物与受体结合时产生效应大小的性质，可用α表示，通常$0 \leqslant \alpha \leqslant 1$。

主治语录：两个药物亲和力相等时，其效应大小取决于内在活性，两个药物内在活性相等时，药效则取决于亲和力。

三、作用于受体的药物分类

1. 激动药　既有亲和力又有内在活性的药物，它们能与受体结合并激动受体而产生效应。包括：①完全激动药，有较强亲和力和较强内在活性（$\alpha=1$）。②部分激动药，有较强亲和力，但内在活性不强（$\alpha<1$）。

2. 拮抗药　能与受体结合，具有较强亲和力而无内在活性（$\alpha=0$）的药物。

（1）竞争性拮抗药：竞争性拮抗药能与激动药竞争相同受体，其结合是可逆的。通过增加激动药的剂量与拮抗药竞争结合部位，可使量效曲线平行右移，但最大效能不变。拮抗参数（pA_2）表示竞争性拮抗药的作用强度。该值越大，拮抗作用越强。

（2）非竞争性拮抗药：与受体不可逆结合，与激动药合用时，阻止了激动药与受体结合，造成激动药的药效曲线最大效应降低。

四、受体类型

1. G 蛋白偶联受体。
2. 配体门控离子通道受体。
3. 酪氨酸激酶受体。
4. 细胞内受体。
5. 其他酶类受体。

五、细胞内信号传导

第一信使指多肽类激素、神经递质及细胞因子等细胞外信使物质。

第二信使为第一信使作用于靶细胞后在胞质内产生的信息分子，包括环磷腺苷（cAMP）、环磷鸟苷（cGMP）、肌醇磷脂、钙离子等。

六、受体的调节

1. 受体脱敏　指长期使用一种激动药后，组织或细胞对激动药的敏感性和反应性下降的现象。

（1）激动药特异性脱敏：仅对一种类型的受体激动药的反应性下降，而对其他类型受体激动药的反应性不变。

（2）激动药非特异性脱敏：组织或细胞对一种类型激动药脱敏，对其他类型受体激动药也不敏感。

2. 受体增敏　与受体脱敏相反的一种现象，可因受体激动药水平降低或长期应用拮抗药而造成。

主治语录：若受体脱敏和增敏只涉及受体密度的变化，则分别称为下调和上调。

历年真题

治疗指数为

A. 比值越大就越安全

B. ED_{50}/LD_{50}

C. ED_{50}/TD_{50}

D. 比值越大，药物毒性越大

E. LD_{50}/ED_{50}

参考答案：E

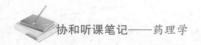

第四章 影响药物效应的因素

核心问题

影响药物效应的主要因素；长期用药引起的机体变化。

内容精要

药物在机体内产生的药理作用和效应受多种因素影响。药物因素主要有药物剂型、剂量、给药途径以及合并用药时药物的相互作用。机体因素主要有年龄、性别、种族、遗传性、心理、生理及病理等因素。

一、药物因素

1. 药物制剂和给药途径。

2. 药物的相互作用

（1）不影响药物在体液中的浓度，但改变药理作用，表现为药物效应动力学的改变。其结果有 2 种，使原有效应增强的协同作用和使原有效应减弱的拮抗作用。

（2）通过影响药物的吸收、分布、代谢和排泄，改变药物在作用部位的浓度从而影响药物作用，表现为药物代谢动力学的相互作用。如抑制胃排空的药物阿托品或阿片类麻醉药可延缓合并应用的药物吸收。

二、机体因素

1. 年龄　影响方面：新生儿和老年人体内药物代谢与肾脏排泄功能较低，大部分药物可能会产生较强和更持久的作用；药物效应靶点的敏感性发生改变；老年人的特殊生理因素（如心血管反射减弱）和病理因素（如体温过低）；机体组成发生变化；老年人常需服用更多的药物，发生药物相互作用的概率相应增加。

2. 性别。

三、遗传因素

遗传是药物代谢和效应的决定因素。

四、疾病状态

疾病本身能导致药物代谢动力学和药物效应动力学的改变。

五、心理因素－安慰剂效应

安慰剂效应是导致药物治疗发生效果的重要影响因素之一。

六、长期用药引起的机体反应性变化

1. 耐受性　为机体在连续多次用药后对药物的反应性降低。增加剂量可恢复反应，停药后耐受性可消失，如巴比妥类、亚硝酸类、麻黄碱等。

2. 耐药性　是病原体或肿瘤细胞对反复应用的化学治疗药物的敏感性降低，也称抗药性。

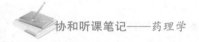

3. 依赖性　指长期应用某种药物后，机体对这种药物产生生理性或精神性的依赖和需求。生理依赖性也称躯体依赖性，

即停药后患者产生身体戒断症状。

4. 停药症状或停药综合征　长期用药的患者停药时必须逐渐减量至停药，可避免停药综合征的发生。

历年真题

药物依赖是指个体对药物产生

A. 精神依赖

B. 躯体依赖

C. 耐受性增加

D. 精神和躯体依赖

E. 耐受性降低

参考答案：D

第五章　传出神经系统药理概论

核心问题

1. 传出神经系统分类。
2. 传出神经系统受体命名及其亚型。

内容精要

用于传出神经系统的药物通过影响其递质的合成、贮存、释放、失活以及与受体的结合而发挥作用。

第一节　概　　述

一、传出神经系统

包括植物神经系统和运动神经系统，前者又被称为自主神经系统，分为交感神经和副交感神经。上述两个神经系统通过其末梢释放的化学物质（神经递质）进行化学传递（信息传递）。

二、根据传出神经末梢释放的递质分类

1. 胆碱能神经　可释放乙酰胆碱。主要包括全部交感神经和副交感神经的节前纤维、运动神经、全部副交感神经的节后

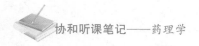

纤维和极少数交感神经节后纤维（支配汗腺分泌和骨骼肌血管舒张神经）。

2. 去甲肾上腺素能神经　主要释放去甲肾上腺素，包括几乎全部交感神经节后纤维。

第二节 传出神经系统的递质和受体

一、传出神经系统的递质

1. 生物合成

（1）乙酰胆碱（ACh）：合成主要在胆碱能神经末梢。少量在胞体内合成，以胆碱和乙酰辅酶 A 为原料。转运胆碱的钠依赖性高亲和力载体是摄取胆碱的重要分子机制，因此，它是 ACh 合成的限速因子，可被密胆碱所阻滞。

（2）去甲肾上腺素（NA 或 NE）：主要合成部位在神经末梢。酪氨酸羟化酶（TH）是整个合成过程的限速酶。

2. 传出神经递质的释放

（1）胞裂外排。

（2）量子化释放。

（3）其他释放机制。

3. 传出神经递质作用的消失

（1）ACh 主要被突触间隙中乙酰胆碱酯酶（AChE）水解。

（2）NA 通过摄取和降解两种方式失活。NA 被摄取入神经末梢是其失活的主要方式。分为摄取-1 和摄取-2。

摄取-1 也称神经摄取，为一种主动转运机制。是由位于神经末梢突触前模的去甲肾上腺素转运体完成，为贮存型摄取。

许多非神经组织如心肌、血管、肠道平滑肌也可摄取 NA，称为摄取-2，为代谢型摄取。

主治语录：ACh 和 NA 不是唯一的传出神经系统递质。

二、传出神经系统的受体

1. 传出神经系统受体命名　见表5-2-1。

表5-2-1　传出神经系统受体命名

类　型	含　义
乙酰胆碱受体	能与ACh结合的受体
M胆碱受体	副交感神经节后纤维所支配的效应器细胞膜的胆碱受体对以毒蕈碱为代表的拟胆碱药较为敏感，把这部分受体称为毒蕈碱型胆碱受体，即M胆碱受体
N胆碱受体	位于神经节和神经肌肉接头的胆碱受体对烟碱较敏感，称为烟碱型胆碱受体，即N胆碱受体
肾上腺素受体	能与去甲肾上腺素或肾上腺素结合的受体称为肾上腺素受体。可分为α肾上腺素受体（α受体）和β肾上腺素受体（β受体）

2. 传出神经系统受体分型　见表5-2-2。

表5-2-2　传出神经系统受体分型

受体类型	亚　型
M胆碱受体	M_1、M_2、M_3、M_4和M_5
N胆碱受体	N_M受体（神经肌肉接头N受体），N_N受体（神经节N受体和中枢N受体）
肾上腺素受体	α受体的亚型主要为α_1和α_2，β受体可分为β_1、β_2和β_3

第三节　传出神经系统药物基本作用

一、直接作用于受体

1. 激动药　与受体结合所产生效应与神经末梢释放的递质效应相似，称为激动药。

2. 阻断药　与受体结合后不产生或较少产生拟似递质的作用，并可妨碍递质与受体结合，产生与递质相反的作用，称为阻断药，对激动药而言则称为拮抗药。

二、影响递质

1. 影响递质生物合成　包括前体药物和递质合成酶抑制剂。
2. 影响递质释放。
3. 影响递质的转运和贮存。
4. 影响递质的转化。

历年真题

心迷走神经末梢释放的递质是

A. 组胺
B. 乙酰胆碱
C. 肾上腺素
D. 去甲肾上腺素
E. 谷氨酸

参考答案：B

第六章　胆碱受体激动药

核心问题

1. 乙酰胆碱的药理作用。
2. 毛果芸香碱的药理作用及临床应用。

内容精要

胆碱受体激动药可分为M胆碱受体激动药和N胆碱受体激动药，可直接激动胆碱受体，产生与乙酰胆碱类似的作用。

第一节　M胆碱受体激动药

一、胆碱酯类

（一）乙酰胆碱的药理作用

1. 心血管系统

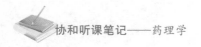

（1）舒张血管：静脉注射小剂量ACh可舒张全身血管，舒张血管作用主要由于激动血管内皮细胞M_3胆碱受体亚型，导致内皮细胞依赖性舒张因子（EDRF）即一氧化氮释放，从而引起邻近平滑肌细胞松弛；也可能通过压力感受器或化学感受器反

射引起。

ACh 也可激动去甲肾上腺素能神经末梢突触前膜 M_1 受体，抑制 NA 的释放而产生舒张血管作用。

主治语录：乙酰胆碱对抗去甲肾上腺素引起的血管收缩作用依赖于血管内皮的完整性，如果内皮细胞受损，则 ACh 的舒张血管作用消失，相反可引起血管收缩。

（2）减弱心肌收缩力：即负性肌力作用。ACh 对于心脏的直接作用主要在心房。对心室的作用主要通过影响去甲肾上腺素能神经活性而间接产生。

由于迷走神经末梢与交感神经末梢紧密相邻，当去甲肾上腺素能神经兴奋时，除自身负反馈作用抑制 NA 的释放外，由胆碱能神经末梢释放的 ACh 可激动交感神经末梢突触前膜 M 胆碱受体，反馈性抑制交感神经末梢 NA 的释放，导致心室肌收缩力减弱。

（3）减慢心率：即负性频率作用。ACh 能使窦房结舒张期自动除极延缓，复极化电流增加，使动作电位到达阈值的时间延长，导致心率减慢。

（4）减慢房室结和浦肯野纤维传导：即负性传导作用。ACh 可延长房室结和浦肯野纤维的不应期，使其传导减慢。

（5）缩短心房不应期：ACh 不影响心房肌的传导速度，但可使心房不应期及动作电位时程缩短，即为迷走神经作用。

2. 胃肠道　ACh 可兴奋胃肠道平滑肌，使其收缩幅度、张力和蠕动增加，能促进胃、肠分泌，引起恶心、嗳气、呕吐、腹痛及排便等症状。

3. 泌尿道　ACh 可使泌尿道平滑肌蠕动增加，膀胱逼尿肌收缩，使膀胱最大自主排空压力增加，降低膀胱容积，同时膀胱三角区和外括约肌舒张，导致膀胱排空。

4. 其他

（1）腺体：ACh 可使泪腺、气管和支气管腺体、唾液腺、消化道腺体和汗腺分泌增加。

（2）眼：ACh 局部滴眼可使瞳孔括约肌收缩，瞳孔缩小，睫状肌收缩，调节近视。

（3）神经节和骨骼肌：ACh 作用于自主神经节 N_N 胆碱受体和骨骼肌神经肌肉接头的 N_M 胆碱受体，引起交感和副交感神经节兴奋及骨骼肌收缩。此外，因肾上腺髓质受交感神经节前纤维支配，故 N_N 胆碱受体激动能引起肾上腺素释放。

（4）支气管：ACh 兴奋颈动脉体和主动脉体化学受体，可收缩支气管。

（5）中枢：外周给药很少产生中枢作用。

（二）醋甲胆碱

1. 药理作用　又称乙酰甲胆碱。其水解速度较 ACh 慢，作用时间较 ACh 长。

2. 临床应用　治疗口腔黏膜干燥症。

3. 禁忌证　支气管哮喘、冠脉缺血和溃疡病患者。

（三）卡巴胆碱

1. 药理作用　对 M、N 胆碱受体激动作用与 ACh 相似，作用时间较长。

2. 临床应用

（1）可用于术后腹气胀和尿潴留，仅用于皮下注射，禁用静脉注射给药。

（2）副作用较多，且阿托品对其解毒效果差，主要用于局部滴眼治疗青光眼。

（四）贝胆碱

1. 药理作用　可兴奋胃肠道和泌尿道平滑肌，对心血管作用弱。

2. 临床应用 治疗术后腹气胀、胃张力缺乏症及胃滞留等。对 M 胆碱受体具有相对选择性，故其疗效较卡巴胆碱好。

二、生物碱类

主要包括 3 种天然生物碱，即毛果芸香碱、槟榔碱和毒蕈碱；合成类似物震颤素（常作为工具药使用）。

（一）毛果芸香碱

1. 药理作用 又称匹鲁卡品，能直接作用于副交感神经（包括支配汗腺的交感神经）节后纤维支配的效应器官的 M 胆碱受体，尤其对眼和腺体作用较明显。

（1）眼

1）缩瞳：本品可激动瞳孔括约肌的 M 胆碱受体，表现为瞳孔缩小，局部用药后，作用可持续数小时至 1 天。

2）降低眼压：毛果芸香碱通过缩瞳作用使虹膜向中心拉动，虹膜根部变薄，前房角间隙扩大，房水流出量增加，使眼压下降。

3）调节痉挛：动眼神经兴奋时或毛果芸香碱作用后环状肌向瞳孔中心方向收缩，造成悬韧带放松，晶状体由于本身弹性而自行变凸，屈光度增加，此时只适合于视近物，而难以看清远物。毛果芸香碱的这种作用称为调节痉挛。

（2）腺体：毛果芸香碱（10～15mg 皮下注射）可使汗腺、唾液腺分泌明显增加，并使泪腺、胃腺、胰腺、小肠腺体和呼吸道黏膜分泌增加。

2. 临床应用

（1）青光眼

1）低浓度的毛果芸香碱（2% 以下）治疗闭角型青光眼

（充血性青光眼），用药后可使患者瞳孔缩小、前房角间隙扩大，眼压下降。

2）对开角型青光眼（单纯性青光眼）的早期有一定疗效。

主治语录：高浓度毛果芸香碱可造成闭角型青光眼患者症状加重，不宜使用。

（2）虹膜睫状体炎：与扩瞳药交替使用，以防止虹膜与晶状体粘连。

（3）其他：口服可用于治疗口腔干燥，但在增加唾液分泌的同时，汗液分泌也明显增加。还可用于抗胆碱药阿托品中毒的解救。

3. 不良反应　过量可出现M胆碱受体过度兴奋症状，可用阿托品对症处理。

（二）毒蕈碱

具有重要的药理活性。毒蕈碱是经典的M胆碱受体激动药，其效应与节后胆碱能神经兴奋效应相似。毒蕈碱中毒症状表现为流涎、流泪、恶心、呕吐、头痛、视觉障碍、血压下降和休克等，可用阿托品治疗。

第二节　N胆碱受体激动药

N胆碱受体有N_M和N_N两种亚型。N_M受体分布于骨骼肌，N_N受体分布于交感神经节、副交感神经节和肾上腺髓质。N胆碱受体激动药有烟碱、洛贝林（山梗菜碱）等。

烟碱（尼古丁）脂溶性极强，可经皮肤吸收。作用广泛、复杂，无临床实用价值，仅具有毒理学意义。

历年真题

1. 毛果芸香碱对眼的作用是
   A. 缩瞳，调节麻痹，减低眼压
   B. 扩瞳，调节麻痹，升高眼压
   C. 缩瞳，调节痉挛，降低眼压
   D. 扩瞳，调节痉挛，降低眼压
   E. 缩瞳，调节痉挛，升高眼压
2. 下列选项中，支配虹膜环状肌的是
   A. N 受体
   B. M 受体
   C. α 受体
   D. β 受体
   E. 多巴胺受体

参考答案：1. C　2. B

第七章　抗胆碱酯酶药和胆碱酯酶复活药

核心问题

1. 抗胆碱酯酶药的药理作用、临床应用及常用药物。

2. 有机磷酸酯类中毒机制及表现。

3. 阿托品药理作用及 AChE 复活药。

内容精要

1. 抗胆碱酯酶药有新斯的明、吡斯的明、安贝氯铵、毒扁豆碱等。

2. 有机磷酸酯类急性中毒时，阿托品与 AChE 复活药合用可取得较好疗效。

第一节　抗胆碱酯酶药

一、易逆性抗胆碱酯酶药

（一）药理作用

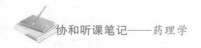

1. 眼　本类药物结膜用药时，可致结膜充血，并使位于虹膜边缘的瞳孔括约肌收缩和睫状肌收缩，导致瞳孔缩小和睫状

肌调节痉挛，使视力调节在近视状态。可促进房水回流，降低眼压。

2. 胃肠道

（1）新斯的明可促进胃平滑肌收缩及增加胃酸分泌，拮抗阿托品所致的胃张力下降及增强吗啡对胃的兴奋作用。当支配胃的双侧迷走神经切断后，新斯的明上述作用被减弱。

（2）新斯的明对食管下段具有兴奋作用，在食管明显弛缓和扩张的患者，新斯的明能促进食管的蠕动，并增加其张力。

（3）新斯的明可促进小肠、大肠（尤其是结肠）的活动，促进肠内容物排出。

3. 骨骼肌神经肌肉接头

（1）大多数强效抗 AChE 药对骨骼肌的主要作用是通过其抑制神经肌肉接头 AChE，但亦有一定的直接兴奋作用（新斯的明）。

（2）治疗剂量可适度增强内源性 ACh 的作用，导致骨骼肌收缩力增强，尤其对箭毒样竞争性神经肌肉阻滞剂所致的肌无力作用明显，对重症肌无力有效。大剂量时可导致肌纤维震颤、肌张力逐渐下降。

4. 心血管系统　抗 AChE 药对心血管系统作用较复杂。副交感神经对心脏的支配占优势，ACh 对心脏的主要作用表现为心率减慢、心输出量下降。大剂量抗 AChE 药可引起血压下降，与药物作用于延髓的血管运动中枢有关。

5. 其他

（1）低剂量的抗 AChE 药即可增敏神经冲动所致的腺体分泌作用，较高剂量可增加基础分泌率。

（2）可引起细支气管和输尿管平滑肌收缩，使后者的蠕动增加。

（3）对中枢各部位有一定兴奋作用，在高剂量时常引起抑制或麻痹，与血氧过低密切相关。

（二）临床应用

1. 重症肌无力

（1）为神经肌肉接头传递障碍所致的慢性疾病，表现为受累骨骼肌极易疲劳。这是一种自身免疫性疾病，主要为机体对自身突触后运动终板的N_M受体产生免疫反应，在患者血清中可见抗N_M受体的抗体，从而导致N_M受体数目减少。

（2）治疗用药：新斯的明、吡斯的明和安贝氯铵，常用来控制疾病症状。

2. 腹气胀和尿潴留　以新斯的明疗效较好，可用于手术后及其他原因引起的腹气胀及尿潴留。

3. 青光眼

（1）常用毒扁豆碱、地美溴铵。

（2）闭角型青光眼常用本类药进行短时的紧急治疗，长期疗法为手术治疗。

（3）开角型青光眼可用本类药作长期治疗。

4. 竞争性神经肌肉阻滞药过量时解毒

（1）主要用新斯的明、依酚氯铵和加兰他敏治疗。

（2）用于M胆碱受体阻断药如阿托品等药物中毒的解救，常用毒扁豆碱。

5. 阿尔茨海默病（AD）　AD患者脑内胆碱能神经功能低下，导致认知障碍，出现痴呆症状。他克林、多奈哌齐和加兰他敏可用于轻、中度AD的治疗。

（三）常用易逆性抗胆碱酯酶药

1. 新斯的明

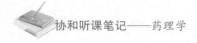

（1）体内过程：在体内部分药物被血浆胆碱酯酶水解，肝

脏代谢一部分，主要经胆道排出，随尿排出不超过 40%。新斯的明不易进入中枢神经系统。

（2）药理作用：可抑制 AChE 活性而发挥完全拟胆碱作用，即可兴奋 M、N 胆碱受体，对骨骼肌及胃肠平滑肌兴奋作用较强，对腺体、眼、心血管及支气管平滑肌作用弱。

（3）临床应用

1）用于治疗重症肌无力及腹部手术后的肠麻痹。

2）可用于阵发性室上性心动过速和对抗竞争性神经肌肉阻滞药过量时的毒性反应。

（4）禁忌证：机械性肠或泌尿道梗阻患者。

2. 吡斯的明　作用类似于新斯的明，口服吸收较差，起效缓慢，作用时间较长。主要用于治疗重症肌无力，手术后功能性肠胀气及尿潴留等。

3. 依酚氯铵

（1）药理作用

1）抗 AChE 作用明显减弱，对骨骼肌兴奋作用强大。

2）显效较快，用药后可立即改善症状，维持时间很短，不宜作为治疗用药。

（2）临床应用：用于诊断重症肌无力。可用于鉴别重症肌无力患者新斯的明或吡斯的明的用量不足、恰当或逾量。

4. 安贝氯铵　主要用于重症肌无力治疗，尤其是不能耐受新斯的明或吡斯的明的患者。

5. 毒扁豆碱（依色林）

（1）药理作用

1）外周作用与新斯的明相似，表现为 M、N 胆碱受体兴奋作用，但无直接兴奋受体作用。可进入中枢系统，小剂量兴奋，大剂量抑制。

2）眼内应用时作用类似于毛果芸香碱，但较强而持久、刺激性大，表现为瞳孔缩小、眼压下降。

主治语录：使用毒扁豆碱滴眼时应压迫内眦，以免药液流入鼻腔后吸收中毒。大剂量中毒时可致呼吸麻痹。

（2）临床应用：用于治疗急性青光眼，可先用本品滴眼数次，后改用毛果芸香碱维持疗效。

6. 地美溴铵　用于治疗无晶状体畸形开角型青光眼及其对其他药物无效的患者。

二、难逆性抗 AChE 药——有机磷酸酯类

（一）中毒机制

有机磷酸酯类进入体内后，与胆碱酯酶（AChE）迅速结合，形成难以水解的磷酸化 AChE 而失去酶活性，丧失分解 ACh 的能力，导致 ACh 在体内大量蓄积，引起胆碱能神经先兴奋后抑制，表现为一系列中毒症状。

（二）中毒表现

主要为毒蕈碱样（M 样）和烟碱样（N 样）症状，即急性胆碱能危象。

1. 急性中毒

（1）胆碱能神经突触

1）眼：瞳孔明显缩小、眼球疼痛、结膜充血、睫状肌痉挛、视物模糊、眼眉疼痛。泪腺分泌增加。

2）呼吸系统症状：可见鼻腔腺体、唾液腺、支气管和胃肠道腺体分泌增加；胸腔紧缩感及由于支气管平滑肌收缩、呼吸道腺体分泌增加所致的呼吸困难。

3）胃肠道症状：厌食、恶心、呕吐、腹痛、腹泻等。

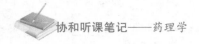

4）毒物经皮肤吸收：可见与吸收部位最邻近区域的出汗及肌束颤动。

5）自主神经综合效应：口吐白沫、呼吸困难、流泪、阴茎勃起、大汗淋漓、大小便失禁、心率减慢和血压下降。

主治语录：有机磷酸酯类严重中毒时，可见自主神经节呈先兴奋后抑制状态。

（2）胆碱能神经肌肉接头：表现为肌无力、不自主肌束抽搐、震颤，明显的肌无力和麻痹，严重时引起呼吸肌麻痹。

（3）中枢神经系统：表现为先兴奋、不安，继而出现惊厥，后可转为抑制，出现意识模糊、共济失调、谵言、反射消失、昏迷；严重中毒晚期，出现中枢性呼吸麻痹及循环衰竭，危及生命。

主治语录：急性有机磷酸酯类中毒死亡可发生在5分钟至24小时内，死亡的主要原因为呼吸衰竭及继发性心血管功能障碍。

2. 慢性中毒　多发生于长期接触农药的人员，主要表现为血中AChE活性持续明显下降。临床体征为神经衰弱症候群、腹胀、多汗、偶见肌束颤动及瞳孔缩小。

（三）中毒诊断及防治

1. 诊断　严重急性中毒的诊断主要依据毒物接触史和临床体征，对怀疑有轻度的急性中毒或慢性中毒者，应测定其红细胞和血浆中的AChE的活性，一般能明确诊断。

2. 预防　按照预防为主的方针，严格执行农药生产、管理制度，并加强生产人员及使用农药人员的劳动保护措施及安全知识教育，预防中毒发生。

3. 急性中毒的治疗

（1）消除毒物

1）发现中毒时，应立即把患者移出现场，去除污染的衣物。

2）对由皮肤吸收者，应用温水和肥皂清洗皮肤。

3）经口中毒者，应首先抽出胃液和毒物，并用微温的2%碳酸氢钠溶液或1%盐水反复洗胃，直至洗出液中不含农药味，然后给予硫酸镁导泻。

主治语录：敌百虫口服中毒时不可用碱性溶液洗胃，因其在碱性溶液中可转化为毒性更强的敌敌畏。

4）眼部染毒者，可用2%碳酸氢钠溶液或0.9%盐水冲洗数分钟。

（2）阿托品：为对症处理急性有机磷酸酯类中毒的特异性、高效能药物，能迅速对抗体内ACh的毒蕈碱样作用。表现如下。

1）松弛多种平滑肌、抑制多种腺体分泌、加快心率和扩大瞳孔等。

2）减轻或消除有机磷酸酯类中毒引起的恶心、呕吐、腹痛、大小便失禁、流涎、支气管分泌增多、呼吸困难、出汗、瞳孔缩小、心率减慢和血压下降等。

3）阿托品对中枢的烟碱受体无明显作用，故对有机磷酸酯类中毒引起的中枢症状，如惊厥、躁动不安等对抗作用较差。对中度或重度中毒患者必须采用阿托品与AChE复活药早期合并应用的治疗措施。

（3）AChE复活药：可使被有机磷酸酯类抑制的AChE恢复活性。

（4）解毒药物的应用原则：联合用药、尽早使用、足量用药、重复用药。

（5）对症治疗

1）维持患者气道通畅，包括支气管内吸引术、人工呼吸、给氧。

2）用地西泮（5~10mg，静脉注射）控制持续惊厥。

3）抗休克。

第二节　胆碱酯酶复活药

一、氯解磷定

（一）药理作用

1. 恢复 AChE 的活性　与磷酰化胆碱酯酶结合成复合物，复合物再裂解形成磷酰化氯解磷定，使胆碱酯酶游离而复活。

2. 直接解毒作用　直接与体内游离的有机磷酸酯类结合，成为无毒的磷酰化氯解磷定从尿中排出，从而阻止游离的毒物继续抑制 AChE 活性。

（二）临床应用

治疗有机磷中毒。可明显减轻 N 样症状，对骨骼肌痉挛的抑制作用最为明显，能迅速抑制肌束颤动；对中枢神经系统的中毒症状也有一定改善作用；对 M 样症状影响较小。故应与阿托品合用，以控制症状。

二、碘解磷定

作用与氯解磷定相似，对不同有机磷酸酯类中毒疗效存在差异。对内吸磷、马拉硫磷和对硫磷中毒疗效较好；对敌百虫、敌敌畏中毒疗效稍差；对乐果中毒则无效。

历年真题

1. 有机磷引起中毒的机制是
   A. 直接激动胆碱受体
   B. 持久地抑制腺苷环化酶
   C. 持久地抑制磷酸二酯酶
   D. 持久地抑制胆碱酯酶
   E. 持久地抑制单胺氧化酶
2. 碘解磷定对有机磷中毒缓解最快的症状是
   A. 大小便失禁
   B. 视物模糊
   C. 骨骼肌震颤及麻痹
   D. 腺体分泌增加
   E. 中枢神经兴奋

参考答案：1. D 2. C

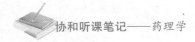

第八章　M 胆碱受体阻断药

核心问题

1. 阿托品的药理作用、临床应用及不良反应。
2. 东莨菪碱的临床应用。

内容精要

阿托品可松弛内脏平滑肌、抑制腺体分泌、扩张血管、解救有机磷酸酯类农药中毒、可用于缓慢型心律失常等。阿托品对眼的作用为扩瞳、眼内压升高和调节麻痹。

第一节　阿托品及其类似生物碱

一、阿托品

（一）作用机制

阿托品为竞争性 M 胆碱受体阻断药，与 M 胆碱受体结合后，由于其本身内在活性小，一般不产生激动作用，却能阻断 ACh 或胆碱受体激动药与受体结合，从而拮抗其对 M 受体的激动作用。大剂量阿托品对神经节的 N 受体也有阻断作用。

（二）药理作用

1. 腺体　阿托品通过阻断 M 胆碱受体，抑制腺体分泌，对唾液腺（M_3 受体亚型）与汗腺的作用最敏感。在用 0.5mg 阿托品时，可见唾液腺和汗腺分泌减少，表现为口干和皮肤干燥；剂量增大，抑制作用更为明显，同时泪腺及呼吸道腺体分泌也明显减少，对汗腺分泌的抑制作用可使体温升高；较大剂量也减少胃液分泌，可同时抑制胃 HCO_3^- 的分泌。

2. 眼

（1）扩瞳：阿托品阻断瞳孔括约肌上的 M 受体，可松弛瞳孔括约肌，故使肾上腺素能神经支配的瞳孔扩大肌功能占优势，使瞳孔扩大。

（2）眼压升高：由于瞳孔扩大，使虹膜退向四周外缘，前房角间隙变窄，阻碍房水回流入巩膜静脉窦，造成眼压升高。故青光眼患者禁用。

（3）调节麻痹：阿托品能阻断睫状肌 M 受体，使睫状肌松弛而退向外缘，使悬韧带拉紧，晶状体变为扁平，其屈光度减低，造成视近物模糊不清，视远物清晰。这种不能调节视力的作用，称为调节麻痹。

3. 平滑肌　对多种内脏平滑肌有松弛作用，尤其对过度活动或痉挛的平滑肌作用更显著，可缓解胃肠绞痛。也可解除由药物引起的输尿管张力增高，对膀胱收缩有抑制作用。对胆管、支气管和子宫平滑肌作用较弱。

4. 心脏

（1）心率

1）治疗量的阿托品在部分患者常可见心率短暂性轻度减慢，一般每分钟减少 4~8 次。

2）较大剂量的阿托品通过阻断窦房结 M_2 受体而解除了迷

走神经对心脏抑制作用，使心率加快。

（2）房室传导

1）拮抗迷走神经过度兴奋所致的房室传导阻滞和心律失常。

2）缩短房室结的有效不应期，增加房颤或房扑患者的心室率。

主治语录：阿托品减慢心率的作用是由于其阻断副交感神经节后纤维突触前膜 M_1 受体，减弱 ACh 释放的负反馈抑制作用所致。并不伴随血压与心输出量的变化。

5. 血管与血压

（1）治疗量阿托品，对血管与血压无显著影响，但可完全拮抗由胆碱酯类药物所引起的外周血管扩张和血压下降。

（2）大剂量的阿托品，引起皮肤血管扩张，出现潮红、温热等症状。当机体组织器官的微循环小血管痉挛时，大剂量的阿托品也有明显解痉作用。

6. 中枢神经系统　见表 8-1-1。

表 8-1-1　阿托品对中枢神经系统的作用

阿托品剂量	作　　用
治疗量	对中枢神经系统影响不明显
较大剂量	可轻度兴奋延髓和大脑，产生轻度的迷走神经兴奋作用，5mg 时中枢兴奋明显加强，出现焦躁不安、精神亢奋甚至谵妄、呼吸兴奋等
中毒剂量	可见明显中枢中毒症状，如烦躁、幻觉、共济失调、抽搐、惊厥等
继续增加剂量	可由兴奋转为抑制，发生呼吸麻痹和昏迷，死于循环和呼吸衰竭

（三）临床应用

1. 解除平滑肌痉挛

（1）适用于各种内脏绞痛，对胃肠绞痛、膀胱刺激症状等疗效较好。对胆绞痛或肾绞痛疗效较差，常需与阿片类镇痛药合用。

（2）可用于儿童遗尿症。

2. 抑制腺体分泌

（1）用于全身麻醉前给药，以减少呼吸道腺体及唾液腺分泌，防止分泌物阻塞呼吸道及吸入性肺炎的发生。

（2）用于严重的盗汗、重金属中毒、帕金森病的流涎症等。

主治语录：用药剂量以不产生口干为宜。

3. 眼科

（1）虹膜睫状体炎

1）0.5%~1%阿托品溶液滴眼，可松弛虹膜括约肌和睫状肌，使之充分休息。

2）可与缩瞳药交替应用，预防虹膜与晶状体的粘连。

（2）验光、检查眼底。

4. 缓慢型心律失常

（1）用于治疗迷走神经过度兴奋所致的窦房阻滞、房室阻滞等缓慢型心律失常。

（2）在急性心肌梗死早期，尤其是发生在下壁或后壁的急性心肌梗死，常有窦性或房室结性心动过缓，严重时可因低血压及迷走神经张力过高，导致房室传导阻滞。阿托品可恢复心率以维持合适的血流动力学，从而改善临床症状。

（3）对昏厥伴过度的颈动脉窦反射患者的严重心动过缓也有效。

（4）对大多数的室性心律失常疗效差；可减轻某些伴有过缓心房率的室性期前收缩。

5. 抗休克

（1）大剂量阿托品治疗感染性休克患者，能解除血管痉挛，舒张外周血管，改善微循环。

（2）对休克伴高热或心率过快者，不宜使用。

6. 解救有机磷酸酯类中毒。

（四）不良反应

1. 常见不良反应　口干、视物模糊、心率加快、瞳孔扩大及皮肤潮红等。随剂量增大，其不良反应可逐渐加重，甚至出现明显中枢中毒症状。

2. 阿托品中毒解救

（1）口服中毒，应立即洗胃、导泻，并可用毒扁豆碱 1～4mg（儿童 0.5mg）缓慢静脉注射，可迅速对抗阿托品中毒症状（包括谵妄与昏迷）。

（2）有明显中枢兴奋，可用地西泮对抗，但剂量不宜过大。不可使用吩噻嗪类药物，因这类药物具有 M 受体阻断作用而加重阿托品中毒症状。此外，应行人工呼吸、敷以冰袋及酒精擦浴，以降低患者的体温，这对儿童中毒者更为重要。

（五）禁忌证

青光眼及前列腺肥大者禁用阿托品，后者可能加重排尿困难。

主治语录：阿托品的一般不良反应于停药后可逐渐消失。

二、东莨菪碱

（一）药理作用

1. 其外周作用与阿托品相似，仅在作用强度上略有差异，其中抑制腺体分泌作用较阿托品强，扩瞳及调节麻痹作用较阿托品稍弱，对心血管系统作用较弱。

2. 对中枢神经系统的作用较强，持续时间更久。治疗剂量时即可引起中枢神经系统抑制，表现为困倦、遗忘、疲乏、少梦、快速动眼睡眠（REM）相缩短等。尚有欣快作用。

（二）临床应用

1. 主要用于麻醉前给药，不仅能抑制腺体分泌，还有中枢抑制作用，优于阿托品。

2. 用于晕动病治疗，其机制可能与抑制前庭神经内耳功能或大脑皮质功能有关，与苯海拉明合用可增加疗效。以预防给药效果较好。也可用于妊娠呕吐及放射病呕吐。

3. 对帕金森病有一定疗效。

（三）不良反应和禁忌证

与阿托品相似。

三、山莨菪碱

具有与阿托品类似的药理作用，其抑制唾液分泌和扩瞳作用仅为阿托品的1/20~1/10。主要用于治疗中毒性休克、内脏平滑肌绞痛、眩晕症和血管神经性头痛等。不良反应和禁忌证与阿托品相似，但其毒性较低。

第二节　阿托品的合成代用品

一、合成扩瞳药

目前临床主要用于扩瞳的药物有后马托品、托吡卡胺、环喷托酯和尤卡托品。与阿托品比较，其扩瞳作用维持时间明显缩短，适合于一般的眼科检查。

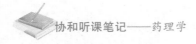

二、合成解痉药

（一）季铵类解痉药

1. 异丙托溴铵

（1）药理作用

1）注射给药：可产生与阿托品类似的支气管扩张、心率加快和抑制呼吸道腺体分泌等作用，但少有中枢作用。

2）气雾吸入给药：有相对的选择性作用，对支气管平滑肌 M 胆碱受体选择性较高，松弛支气管平滑肌作用较强，对心率、血压、膀胱功能、眼压及瞳孔几乎无影响。

（2）临床应用：主要用于缓解慢性阻塞性肺疾病（COPD）引起的支气管痉挛、喘息症状。对支气管哮喘或支气管高反应性患者疗效不满意。

2. 溴丙胺太林（普鲁本辛）

（1）药理作用：对胃肠道 M 胆碱受体的选择性较高；可明显抑制胃肠平滑肌，并能减少胃液分泌。

（2）临床应用

1）胃、十二指肠溃疡，胃肠痉挛和泌尿道痉挛。

2）遗尿症及妊娠呕吐。

（3）不良反应：类似于阿托品，中毒量可因神经肌肉接头传递阻断而引起呼吸麻痹。

（二）叔胺类解痉药

双环维林、黄酮哌酯和奥昔布宁均有较强的非特异性直接松弛平滑肌作用，在治疗剂量下能减轻胃肠道、胆道、输尿管和子宫平滑肌痉挛。

双环维林主要用于平滑肌痉挛、肠蠕动亢进、消化性溃疡等；黄酮哌酯和奥昔布宁对膀胱平滑肌有较好的选择性解痉作用，主要用于治疗膀胱过度活动症。

三、选择性 M 受体阻断药

（一）哌仑西平

为选择性 M_1 受体阻断药，可抑制胃酸及胃蛋白酶的分泌。用于治疗消化性溃疡。在治疗剂量时较少出现口干和视物模糊等反应。脂溶性低不易进入中枢，无阿托品样中枢兴奋作用。替仑西平为哌仑西平同类物。

（二）索利那新

为选择性 M_3 胆碱受体阻断药，对膀胱平滑肌选择性较高，可抑制膀胱节律性收缩。临床主要用于治疗膀胱过度活动症，可明显改善尿频、尿急和尿失禁症状。耐受性良好，最常见的不良反应是口干和便秘，但程度较轻。

历年真题

1. 根据汗腺的神经支配，夏季应尽量避免使用
   A. 阿托品
   B. 六甲溴铵
   C. 十烃溴铵
   D. 酚妥拉明
   E. 普萘洛尔
2. 阿托品对眼的作用表现为
   A. 升高眼压、扩瞳、调节痉挛、腺体分泌增加
   B. 降低眼压、缩瞳、调节麻痹、腺体分泌增加
   C. 升高眼压、缩瞳、调节麻痹、腺体分泌减少
   D. 降低眼压、扩瞳、调节痉挛、腺体分泌减少
   E. 升高眼压、扩瞳、调节麻痹、腺体分泌减少

参考答案：1. A 2. E

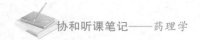

第九章　N胆碱受体阻断药

核心问题

琥珀胆碱的临床应用及不良反应。

内容精要

N胆碱受体阻断药可分为N_N胆碱受体阻断药和N_M胆碱受体阻断药。可用于手术时辅助麻醉或松弛骨骼肌。

第一节　神经节阻断药

一、药理作用

1. 神经节阻断药能与神经节细胞的N_N胆碱受体结合，竞争性地阻断ACh与受体结合，使ACh不能引起神经节细胞除极化，从而阻断了神经冲动在神经节中的传递。

2. 神经节阻断药的综合效应常视交感神经节和副交感神经节对该器官支配以何者占优势而定。如交感神经对血管支配占优势，则用药后对血管主要为扩张作用，尤其对小动脉，使血管床血流量增加，加之静脉也扩张，回心血量减少及心输出量降低，结果使血压明显下降。

二、临床应用

1. 麻醉时控制血压，以减少手术区出血。

2. 用于主动脉瘤手术，尤其是当禁忌使用β肾上腺素受体阻断药时，此时应用神经节阻断药不仅能降压，而且能有效地防止因手术剥离而撕拉组织所造成交感神经反射，使患者血压不致明显升高。

3. 美卡拉明目前广泛运用于对抗吸烟成瘾时的戒断治疗。

第二节 骨骼肌松弛药

骨骼肌松弛药作用于神经肌肉接头后膜的 N_M 胆碱受体，产生神经肌肉阻滞，分为除极化型肌松药和非除极化型肌松药。

一、除极化型肌松药

(一) 作用特点

1. 最初可出现短时肌束颤动，与药物对不同部位的骨骼肌除极化出现的时间先后不同有关。

2. 连续用药可产生快速耐受性。

3. 抗胆碱酯酶药不仅不能拮抗其肌松作用，反能加强之。

4. 治疗剂量并无神经节阻断作用。

5. 目前临床应用的除极化型肌松药只有琥珀胆碱。

(二) 琥珀胆碱

1. 体内过程　琥珀胆碱进入体内后即可被血液和肝脏中的假性胆碱酯酶迅速水解为琥珀酰单胆碱和胆碱，肌松作用明显减弱，然后可进一步水解为琥珀酸和胆碱，肌松作用消失。

2. 药理作用　琥珀胆碱的肌松作用快而短暂，静脉注射10~30mg琥珀胆碱后，即可见短暂的肌束颤动，尤以胸腹部肌肉明显。

肌松作用从颈部肌肉开始，逐渐波及肩胛、腹部和四肢。肌松部位以颈部和四肢肌肉最明显，面、舌、咽喉和咀嚼肌次之，对呼吸肌麻痹作用不明显，对喉头及气管肌作用强。

肌松作用的强度可通过滴注速度加以调节。

3. 临床应用

（1）气管内插管、气管镜、食管镜检查等短时操作。

（2）辅助麻醉：静脉滴注可维持较长时间的肌松作用，便于在浅麻醉下进行外科手术，以减少麻醉药用量，保证手术安全。

主治语录：本药可引起强烈的窒息感，清醒患者禁用。

4. 不良反应

（1）窒息：过量可致呼吸肌麻痹，严重窒息可见于遗传性胆碱酯酶活性低下者，用时需备有人工呼吸机。

（2）眼压升高：该药能使眼外骨骼肌短暂收缩，引起眼压升高，故禁用于青光眼、白内障晶状体摘除术。

（3）肌束颤动。

（4）血钾升高：由于肌肉持久性除极化而释放钾离子，使血钾升高。如患者同时有大面积软组织损伤如烧伤、恶性肿瘤、肾功能损害及脑血管意外等疾患存在，则血钾可升高20%~30%。

（5）心血管反应：可兴奋迷走神经及副交感神经节，产生心动过缓、心脏骤停以及室性节律障碍。在伴有烧伤或者神经肌肉病变时，给予琥珀胆碱可以导致骨骼肌中大量的钾离子释放，从而诱发心脏骤停。亦可兴奋交感神经节使血压升高。

（6）其他：恶性高热；增加腺体分泌，促进组胺释放等作用。

5. 药物相互作用

（1）不宜与硫喷妥钠混合使用。

（2）凡可降低假性胆碱酯酶活性的药物都可使其作用增加。

（3）卡那霉素及多黏菌素 B 也有肌肉松弛作用，与琥珀胆碱合用时易致呼吸麻痹。

二、非除极化型肌松药

（一）药理作用

非除极化型肌松药又称竞争型肌松药。这类药物能与 ACh 竞争神经肌肉接头的 N_M 胆碱受体，能竞争性阻断 ACh 的除极化作用，使骨骼肌松弛。抗胆碱酯酶药可拮抗其肌松作用。过量可用适量的新斯的明解救。

（二）筒箭毒碱

1. 药理作用

（1）肌松作用：静脉注射筒箭毒碱后，快速运动肌如眼部肌肉首先松弛，随后四肢、颈部和躯干肌肉出现松弛，继而肋间肌松弛，出现腹式呼吸，剂量加大，最终可导致膈肌麻痹，患者呼吸停止。

肌松弛恢复时，其次序与肌松弛相反，即膈肌麻痹首先恢复。大剂量引起呼吸肌麻痹时，可进行人工呼吸，并用新斯的明对抗。

（2）组胺释放作用：表现为组胺样皮疹、支气管痉挛、低血压和唾液分泌等症状。

（3）神经节阻滞作用：常用量有自主神经节阻滞作用，并可以部分抑制肾上腺髓质的分泌，造成血压降低。

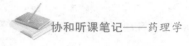

2. 临床应用　筒箭毒碱是临床应用最早的典型非去极化型肌松药。口服难以吸收，静脉注射后4~6分钟起效，临床上可作为麻醉辅助药，用于胸腹手术和气管插管等。

3. 禁忌证　重症肌无力、支气管哮喘和严重休克的患者禁用。

历年真题

琥珀胆碱属于

A. N_1 胆碱受体阻断药

B. 竞争型肌松药

C. 中枢性肌松药

D. 除极化型肌松药

E. 非除极化型肌松药

参考答案：D

第十章 肾上腺素受体激动药

核心问题

1. 去甲肾上腺素的药理作用及临床应用。
2. 肾上腺素的药理作用及临床应用。

内容精要

肾上腺素受体激动药又称拟肾上腺素药，其分类及其代表药物的临床应用为常考点。

第一节 构效关系及分类

一、构效关系

肾上腺素受体激动药的基本化学结构是β-苯乙胺。当苯环α位或β位碳原子的氢及末端氨基被不同基团取代时，可人工合成多种肾上腺素受体激动药。

1. 苯环上化学基团的不同　肾上腺素、去甲肾上腺素、异丙肾上腺素和多巴胺等在苯环第3、4位碳上都有羟基，形成儿茶酚，称为儿茶酚胺类。

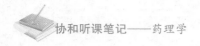

它们在外周产生明显的α、β受体激动作用，易被COMT灭活，作用时间短，对中枢作用弱。如果去掉一个羟基，其外周

作用将减弱，而作用时间延长，口服生物利用度增加。去掉两个羟基，则外周作用减弱，中枢作用加强，如麻黄碱。

2. 烷胺侧链 α 碳原子上氢被取代　被甲基取代（间羟胺和麻黄碱），则不易被 MAO 代谢，作用时间延长；易被摄取-1 所摄入，在神经元内存在时间长，促进递质释放。

3. 氨基氢原子被取代

（1）去甲肾上腺素氨基末端的氢被甲基取代，则为肾上腺素，可增加对 β_1 受体的活性；被异丙基取代，则为异丙肾上腺素，可进一步增加对 β_1、β_2 受体的作用，而对 α 受体的作用逐渐减弱。

（2）去氧肾上腺素虽然氨基上的氢被甲基取代，但由于苯环上缺少 4 位碳羟基，仅保留其对 α 受体的作用，而对 β 受体无明显作用。

（3）取代基团从甲基到叔丁基，对 α 受体的作用逐渐减弱，对 β 受体的作用却逐渐加强。

4. 光学异构体　碳链上的 α 碳和 β 碳如被其他基团取代，可形成光学异构体。在 α 碳上形成的左旋体，外周作用较强，在 α 碳形成的右旋体，中枢兴奋作用较强。

二、分类

包括 α 肾上腺素受体激动药，α、β 肾上腺素受体激动药，β 肾上腺素受体激动药。

第二节　α 肾上腺素受体激动药

一、去甲肾上腺素（NA/NE）

去甲肾上腺素是去甲肾上腺素能神经末梢释放的主要递质，肾上腺髓质亦少量分泌。药用的 NA 是人工合成品，常用其重酒石酸盐。

1. 体内过程　口服因局部作用使胃黏膜血管收缩而影响其吸收，在肠内易被碱性肠液破坏；皮下注射时，且易发生局部组织坏死；一般采用静脉滴注给药。

外源性去甲肾上腺素不易透过血脑屏障，很少到达脑组织。去甲肾上腺素进入机体迅速被摄取和代谢，故作用短暂。

2. 药理作用

（1）血管

1）激动血管的 α_1 受体，使血管收缩，主要是使小动脉和小静脉收缩。皮肤黏膜血管收缩最明显，其次是肾脏血管。此外脑、肝、肠系膜甚至骨骼肌血管也都呈收缩反应。动脉收缩使血流量减少，静脉的显著收缩使总外周阻力增加。

2）冠状血管舒张，主要是由于心脏兴奋，心肌的代谢产物（腺苷等）增加所致，同时因血压升高，提高了冠状血管的灌注压力，故冠脉流量增加。

3）激动血管壁去甲肾上腺素能神经末梢突触前膜 α_2 受体，抑制去甲肾上腺素释放。

（2）心脏

1）较弱激动心脏的 β_1 受体，使心肌收缩性加强，心率加快，传导加速，心排出量增加。在整体情况下，心率可由于血压升高而反射性减慢。

2）由于药物的强烈血管收缩作用，总外周阻力增高，增加了心脏的射血阻力，使心排出量不变或下降。

3）剂量过大时，心脏自动节律性增加，可能引起心律失常，但较肾上腺素少见。

（3）血压

1）小剂量静脉滴注血管收缩作用尚不十分剧烈时，由于心脏兴奋使收缩压升高，而舒张压升高不明显，故脉压加大。

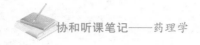

2）较大剂量时，因血管强烈收缩使外周阻力明显增高，故收缩压升高的同时舒张压也明显升高，脉压变小。

主治语录：激动 α 受体作用强大，对 α_1 和 α_2 受体无选择性。对心脏 β_1 受体作用较弱，对 β_2 受体几乎无作用。

（4）其他：对机体代谢的影响较弱，仅在大剂量时才出现血糖升高。对中枢神经系统的作用较弱。对于孕妇，可增加子宫收缩的频率。

3. 临床应用　去甲肾上腺素仅限于早期神经源性休克以及嗜铬细胞瘤切除后或药物中毒时的低血压。稀释后口服，可使食管和胃黏膜血管收缩，产生局部止血作用。

4. 不良反应

（1）局部组织缺血坏死：静脉滴注时间过长、浓度过高或药液漏出血管，可引起局部缺血坏死，如发现外漏或注射部位皮肤苍白，应停止注射或更换注射部位，进行热敷，并用 α 受体阻断药酚妥拉明作局部浸润注射，以扩张血管。

（2）急性肾衰竭：滴注时间过长或剂量过大，可使肾脏血管剧烈收缩，产生少尿、无尿和肾实质损伤，故用药期间尿量应保持在每小时 25ml 以上。

5. 禁忌证　高血压、动脉硬化症、器质性心脏病、少尿、无尿、严重微循环障碍的患者及孕妇禁用。

二、间羟胺（阿拉明）

1. 作用机制　主要作用是直接激动 α 受体，对 β_1 受体作用较弱。

2. 药理作用

（1）收缩血管，升高血压，升压作用比去甲肾上腺素弱而持久。

（2）略增加心肌收缩性，对心率的影响不明显，有时因血压升高反射性减慢心率，很少引起心律失常。

（3）对肾脏血管的收缩作用较去甲肾上腺素弱，但仍能显著减少肾脏血流量。

3. 临床应用　作为去甲肾上腺素的代用品，用于各种休克早期，手术后或脊椎麻醉后的休克。也可用于阵发性房性心动过速，特别是伴有低血压的患者，反射性减慢心率，并对窦房结可能具有直接抑制作用，使心率恢复正常。

三、去氧肾上腺素和甲氧明

1. 作用机制　与间羟胺相似，不易被 MAO 代谢，可直接和间接地激动 α_1 受体，又称 α_1 受体激动药。作用与去甲肾上腺素相似但较弱，高浓度的甲氧明具有阻断 β 受体的作用。在升高血压的同时，肾血流的减少比去甲肾上腺素更为明显。

2. 临床应用

（1）抗休克及防治脊椎麻醉或全身麻醉的低血压。

（2）阵发性室上性心动过速。

（3）去氧肾上腺素在眼底检查时作为快速短效的扩瞳药。

四、羟甲唑啉和阿可乐定

1. 羟甲唑啉　可直接激动血管平滑肌 α_1 受体引起血管收缩。滴鼻用于治疗鼻黏膜充血和鼻炎。2 岁以下儿童禁用。

2. 阿可乐定　是可乐定的衍生物，是外周突触后膜 α_2 受体激动药，可抑制交感神经，减少房水生成，增加房水流出，产生降眼压效果。用于青光眼的短期辅助治疗，特别在激光疗法之后，预防眼压回升。

五、右美托咪定

1. 作用机制　对中枢 α_2 肾上腺素受体激动的选择性强，具有抗交感、镇静和镇痛的作用。

2. 临床应用　用于重症监护治疗期间开始插管和使用呼吸机患者的镇静；术前用药可降低麻醉剂的用药剂量，减轻拟交感胺类药引起的血流动力学紊乱。

3. 常见不良反应　低血压与心动过缓。

第三节　α、β 肾上腺素受体激动药

一、肾上腺素

1. 体内过程　口服后在碱性肠液、肠黏膜及肝内易被破坏氧化失效，不能达到有效血药浓度。皮下注射吸收缓慢，作用维持时间长。在体内的摄取及代谢途径与去甲肾上腺素相似。

2. 药理作用

（1）心脏

1）作用于心肌、传导系统和窦房结的 β_1 及 β_2 受体，加强心肌收缩性，加速传导，加快心率，提高心肌的兴奋性。

2）对离体心肌的 β 型作用特征是加速收缩性发展的速率（正性频率作用）。

3）舒张冠状血管，改善心肌的血液供应，且作用迅速。如剂量过大或静脉注射过快，可引起心律失常，出现期前收缩，甚至引起心室颤动。

4）当心肌缺血、缺氧及心力衰竭时，肾上腺素有可能加重病情或引起快速型心律失常，如期前收缩、心动过速，甚至心室颤动。

（2）血管

1）激动血管平滑肌上的 α 受体，血管收缩，主要收缩小动脉和毛细血管前括约肌，收缩静脉和大动脉的作用较弱；皮肤、黏膜、肾和胃肠道等器官的血管平滑肌 α 受体在数量上占优势，

以皮肤、黏膜血管收缩为最强烈。

2）激动 β_2 受体，血管舒张，在骨骼肌和肝脏的血管平滑肌上 β_2 受体占优势，故小剂量的肾上腺素往往使这些血管舒张。肾上腺素也能舒张冠状血管。

主治语录：肾上腺素对血管的作用取决于各器官血管平滑肌上 α 及 β_2 受体分布密度，以及给药剂量的大小。

（3）血压

1）在皮下注射治疗量肾上腺素或低浓度静脉滴注时，由于心脏兴奋，皮肤黏膜血管收缩，使收缩压和舒张压升高；骨骼肌血管舒张作用对血压的影响，抵消或超过了皮肤黏膜血管收缩作用的影响，故舒张压不变或下降。此时脉压加大，使身体各部位血液重新分配，有利于紧急状态下机体能量供应的需要。

2）较大剂量静脉注射时，由于缩血管反应使收缩压和舒张压均升高。

3）如事先给予 α 受体阻断药，肾上腺素的升压作用可以被翻转，呈明显的降压反应。

主治语录：肾上腺素的典型血压改变多为双相反应。

（4）平滑肌

1）激动支气管平滑肌的 β_2 受体，舒张支气管平滑肌，抑制肥大细胞释放过敏性物质。

2）激动支气管黏膜血管的 α 受体，使其收缩，降低毛细血管的通透性，有利于消除支气管黏膜水肿。

3）使 β_1 受体占优势的胃肠平滑肌张力降低、自发性收缩频率和幅度减少。

4）对子宫平滑肌的作用与性周期、充盈状态和给药剂量有关，妊娠末期能抑制子宫张力和收缩。

5）肾上腺素的β受体激动作用可使膀胱逼尿肌舒张，α受体激动作用使三角肌和括约肌收缩，由此引起排尿困难和尿潴留。

（5）代谢：提高机体代谢；升高血糖作用显著，降低外周组织对葡萄糖摄取的作用。激活甘油三酯酶加速脂肪分解，使血液中游离脂肪酸升高，可能与激动β_1、β_3受体有关。

（6）中枢神经系统：肾上腺素不易透过血脑屏障，治疗量时一般无明显中枢兴奋现象，大剂量时出现中枢兴奋症状，如激动、呕吐、肌强直、惊厥等。

3. 临床应用

（1）心脏骤停：用于各种原因所致心脏骤停。对电击所致心脏骤停，用肾上腺素配合心脏除颤器或利多卡因等除颤。

（2）过敏性疾病

1）过敏性休克：肾上腺素激动α受体，收缩小动脉和毛细血管前括约肌，降低毛细血管的通透性；激动β受体可改善心功能，缓解支气管痉挛；减少过敏介质释放，扩张冠状动脉，可迅速缓解过敏性休克的临床症状，为治疗过敏性休克的首选药。

2）支气管哮喘：仅用于急性发作者。

3）血管神经性水肿及血清病。

（3）局部应用：肾上腺素与局麻药配伍，可延缓局麻药的吸收，延长局麻药作用时间。将浸有0.1%肾上腺素的纱布或棉球用于鼻黏膜及牙龈表面，可局部止血。

（4）治疗青光眼：通过促进房水流出以及使β受体介导的眼内反应脱敏感化，降低眼压。

4. 不良反应及禁忌证

（1）可引起心悸、烦躁、头痛和血压升高等；剂量过大时有发生脑出血的危险，故老年人慎用。β 受体兴奋过强时，可使心肌耗氧量增加，引起心肌缺血和心律失常，甚至心室颤动。

（2）禁用于高血压、脑动脉硬化、器质性心脏病、糖尿病和甲状腺功能亢进症等。

二、多巴胺（DA）

1. 体内过程　口服后易在肠和肝中被破坏而失效。一般用静脉滴注给药，作用时间短暂。不易透过血-脑屏障，故外源性多巴胺对中枢神经系统无作用。

2. 药理作用

（1）心血管

1）低浓度主要与位于肾脏、肠系膜和冠脉的多巴胺受体（D_1）结合，通过激活腺苷酸环化酶，使细胞内 cAMP 水平提高而导致血管舒张。

2）高浓度的多巴胺激动心脏 β_1 受体，使心肌收缩力增强，心排出量增加。

（2）血压

1）多巴胺在高剂量可增加收缩压，但对舒张压无明显影响或轻微增加，脉压增大。

2）继续增加给药浓度，多巴胺可激动血管的 α 受体，导致血管收缩，引起总外周阻力增加，使血压升高，这一作用可被 α 受体阻断药所拮抗。

（3）肾脏

1）多巴胺在低浓度时作用于 D_1 受体，舒张肾血管，使肾血流量增加，肾小球的滤过率也增加。

2）有排钠利尿作用，可能是多巴胺直接对肾小管 D_1 受体的作用。

3）大剂量时兴奋肾血管的 α 受体，可使肾血管明显收缩。

主治语录：多巴胺是去甲肾上腺素生物合成的前体，药用的多巴胺是人工合成品。多巴胺主要激动α、β和外周的多巴胺受体，并促进神经末梢释放NA。

3. 临床应用

（1）各种休克，如感染中毒性休克、心源性休克及出血性休克等。

（2）与利尿药合并应用于急性肾衰竭。

（3）用于急性心功能不全，具有改善血流动力学的作用。

4. 不良反应

（1）一般较轻，偶见恶心、呕吐。

（2）剂量过大或滴注太快可出现心动过速、心律失常和肾血管收缩导致肾功能下降等。

（3）与单胺氧化酶抑制药或三环类抗抑郁药合用时，多巴胺剂量应减量。

（4）室性心律失常、闭塞性血管病、心肌梗死、动脉硬化和高血压患者慎用。嗜铬细胞瘤患者禁用。

三、麻黄碱

1. 体内过程　口服易吸收，可通过血-脑屏障。主要经肾排泄，消除缓慢，故作用较肾上腺素持久。

2. 药理作用

（1）心血管：兴奋心脏，增强心肌收缩力、心排出量增加。升压作用出现缓慢，但维持时间较长。

（2）支气管平滑肌：松弛支气管平滑肌作用较肾上腺素弱，起效慢，作用持久。

（3）中枢神经系统：较大剂量可兴奋大脑和皮质下中枢，引起精神兴奋、不安和失眠等。

（4）快速耐受性：指短期内反复给药，作用逐渐减弱，也称“脱敏”。停药后可恢复。

3. 临床应用

（1）预防支气管哮喘发作和轻症的治疗，对于重症急性发作疗效较差。

（2）消除鼻黏膜充血所引起的鼻塞，可明显改善黏膜肿胀。

（3）防治某些低血压状态，如用于防治硬膜外和蛛网膜下腔麻醉所引起的低血压。

（4）缓解荨麻疹和血管神经性水肿的皮肤黏膜症状。

4. 不良反应及禁忌证　有时出现中枢兴奋所致的不安、失眠；反跳性鼻黏膜充血或萎缩。禁忌证同肾上腺素。

四、美芬丁胺

1. 药理作用　为α、β受体激动药，药理作用与麻黄碱相似。

2. 临床应用

（1）腰麻时预防血压下降。

（2）心源性休克或其他低血压。

（3）0.5%溶液滴鼻治疗鼻炎。

3. 不良反应及禁忌证　可引起焦虑、兴奋；血压过高，心律失常。甲状腺功能亢进症患者禁用，失血性休克慎用。

第四节　β肾上腺素受体激动药

一、异丙肾上腺素

1. 体内过程　口服易失效，吸入给药吸收较快，舌下含服少量可迅速吸收，吸收后主要在肝及其他组织中被COMT所代谢。

2. 药理作用

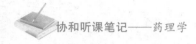

（1）心脏：激动心脏 β_1 受体，表现为正性肌力和正性频率作用。加快心率、加速传导的作用较强，增加心肌耗氧量，兴奋窦房结，也能引起心律失常。

（2）血管和血压

1）主要激动 β_2 受体，舒张骨骼肌血管，也舒张冠状血管，增加组织血流量。

2）由于心脏兴奋和外周血管舒张，使收缩压升高，舒张压略下降，冠脉流量增加。静脉注射给药可引起舒张压明显下降，降低冠状血管的灌注压，冠脉有效血流量不增加。

（3）支气管平滑肌

1）激动 β_2 受体，舒张支气管平滑肌，抑制组胺等过敏性物质释放。

2）对支气管黏膜血管无收缩作用。

（4）其他：增加肝糖原、肌糖原分解，增加组织耗氧量。升高血中游离脂肪酸作用与肾上腺素相似，升高血糖作用较弱。

主治语录：异丙肾上腺素主要激动 β 受体，对 β_1 和 β_2 受体选择性很低。对 α 受体几乎无作用。

3. 临床应用

（1）心脏骤停：适用于心室自身节律缓慢，高度房室传导阻滞或窦房结功能衰竭而并发的心脏骤停，常与去甲肾上腺素或间羟胺合用作心室内注射。

（2）房室传导阻滞：舌下含药或静脉滴注给药，治疗二、三度房室传导阻滞。

（3）支气管哮喘：用于控制支气管哮喘急性发作，舌下或喷雾给药，疗效快而强。

（4）休克：适用于中心静脉压高、心排出量低的感染性休克。目前临床少用。

4. 不良反应　常见心悸、头晕。在支气管哮喘患者，已处于缺氧状态，剂量过大可致心肌耗氧量增加，易引起心律失常，甚至产生心动过速及心室颤动。

5. 禁忌证　禁用于冠心病、心肌炎和甲状腺功能亢进症等。

二、多巴酚丁胺

1. 药理作用　主要激动 β_1 受体。与异丙肾上腺素比较，多巴酚丁胺的正性肌力作用比正性频率作用显著。外周阻力的稳定又可能是因为 α_1 受体介导的血管收缩作用与 β_2 受体介导的血管舒张作用相抵消所致。

2. 临床应用　主要用于治疗心肌梗死并发心力衰竭。

3. 不良反应

（1）可引起血压升高、心悸、头痛、气短等不良反应。偶致室性心律失常。

（2）梗阻性肥厚型心肌病患者禁用。心房颤动、心肌梗死和高血压患者慎用。

三、选择性激动 β_2 受体激动药

常用沙丁胺醇、特布他林、克仑特罗、奥西那林、沙美特罗等，临床主要用于支气管哮喘的治疗。

历年真题

1. 异丙肾上腺素的作用有
   A. 收缩血管、舒张支气管、增加组织耗氧量
   B. 收缩血管、舒张支气管、降低组织耗氧量
   C. 舒张血管、舒张支气管、增加组织耗氧量
   D. 舒张血管、舒张支气管、降低组织耗氧量
   E. 舒张血管、收缩支气管、降低组织耗氧量
2. 肾上腺素与异丙肾上腺素共同

的适应证是

A. 过敏性休克

B. 房室传导阻滞

C. 与局麻药配伍，延长局麻药的作用时间

D. 支气管哮喘

E. 局部止血

3. 对 β_2 受体有选择性激动作用的平喘药是

A. 茶碱

B. 肾上腺素

C. 沙丁胺醇

D. 异丙托溴铵

E. 异丙肾上腺素

4. 临床上常用的升压药物是

A. 普萘洛尔

B. 去甲肾上腺素

C. 左旋多巴

D. 酚妥拉明

E. 肾上腺素

参考答案：1. C　2. D　3. C　4. B

第十一章　肾上腺素受体阻断药

核心问题

1. 酚妥拉明的药理作用及临床应用。
2. β肾上腺素受体阻断药的药理作用及不良反应。

内容精要

肾上腺素受体阻断药又称肾上腺素受体拮抗药，可拮抗去甲肾上腺素能神经递质或肾上腺素受体激动药的作用。

第一节　α肾上腺素受体阻断药

α受体阻断药能选择性地与α肾上腺素受体结合，其本身不激动或较弱激动肾上腺素受体，却能阻碍去甲肾上腺素能神经递质及肾上腺素受体激动药与α受体结合，从而产生抗肾上腺素作用。它们能将肾上腺素的升压作用翻转为降压作用，这个现象称为“肾上腺素作用的翻转”。

一、非选择性α受体阻断药

（一）酚妥拉明和妥拉唑林

1. 药理作用

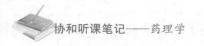

（1）血管

1）具有阻断血管平滑肌 α_1 受体和直接扩张血管作用。

2）静脉注射能舒张血管，血压下降，静脉和小静脉扩张明显，舒张小动脉使肺动脉压下降，外周血管阻力降低。

（2）心脏：酚妥拉明可兴奋心脏，增强心肌收缩力，心率加快，心排出量增加。偶致心律失常。酚妥拉明尚具有阻滞钾通道的作用。

（3）其他

1）能阻断 5-HT 受体，激动 M 胆碱受体和 H_1、H_2 受体，促进肥大细胞释放组胺。

2）酚妥拉明可引起皮肤潮红。

3）妥拉唑林可增加唾液腺、汗腺等分泌。

主治语录：酚妥拉明和妥拉唑林都可竞争性地阻断 α 受体，对 α_1、α_2 受体具有相似的亲和力。妥拉唑林作用稍弱。

2. 临床应用

（1）治疗外周血管痉挛性疾病：雷诺综合征、血栓闭塞性脉管炎。

（2）去甲肾上腺素滴注外漏：可用酚妥拉明或妥拉唑林。

（3）治疗顽固性充血性心力衰竭和急性心肌梗死：用酚妥拉明等血管扩张药治疗其他药物无效的急性心肌梗死及充血性心脏病所致的心力衰竭。

（4）抗休克：酚妥拉明尤其对休克症状改善不佳而左心室充盈压增高者疗效好。适用于感染性、心源性和神经源性休克。但给药前必须补足血容量。

（5）肾上腺嗜铬细胞瘤：酚妥拉明降低嗜铬细胞瘤所致的高血压，用于肾上腺嗜铬细胞瘤的诊断、骤发高血压危象及手术前的准备。

（6）药物引起的高血压。

（7）其他：妥拉唑林可用于治疗新生儿的持续性肺动脉高压症，酚妥拉明口服或直接阴茎海绵体内注射用于诊断或治疗阳痿。

3. 不良反应

（1）低血压、胃肠平滑肌兴奋所致的腹痛、腹泻、呕吐和诱发溃疡病。

（2）静脉给药可引起严重的心律失常和心绞痛，因此需缓慢注射或滴注。

（3）胃炎、胃十二指肠溃疡病、冠心病患者慎用。

（二）酚苄明

1. 药理作用

（1）属于长效非竞争性 α 受体阻断药。

（2）舒张血管，降低外周阻力，降低血压，其作用强度与交感神经兴奋性有关。可加快心率。

（3）高浓度时有抗 5-HT 及抗组胺作用。

2. 临床应用　用于外周血管痉挛性疾病、感染性休克、治疗嗜铬细胞瘤、良性前列腺增生。

3. 不良反应

（1）直立性低血压、反射性心动过速、心律失常及鼻塞。

（2）口服可致恶心、呕吐、嗜睡及疲乏等。

二、选择性 α_1 受体阻断药

（一）作用机制

该类药对动脉和静脉的 α_1 受体有较高的选择性阻断作用，对去甲肾上腺素能神经末梢突触前膜 α_2 受体无明显作用。在拮抗去甲肾上腺素和肾上腺素的升压作用同时，无促进神经末梢

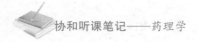

释放去甲肾上腺素及明显加快心率的作用。

（二）坦洛新

对 α_{1A} 受体的阻断作用明显，对良性前列腺肥大疗效好。

主治语录：治疗良性前列腺肥大时，酚苄明可降低血压和引起心悸，哌唑嗪降低血压，而坦洛新则对心率和血压无明显影响。

三、选择性 α_2 受体阻断药

（一）育亨宾

为选择性 α_2 受体阻断药。也是 5-HT 的拮抗剂。育亨宾易进入中枢神经系统，阻断 α_2 受体，可促进去甲肾上腺素能神经末梢释放去甲肾上腺素，增加交感神经张力，导致血压升高，心率加快。主要用做实验研究中的工具药，治疗男性性功能障碍及糖尿病患者的神经病变。

（二）咪唑克生

为选择性高的 α_2 受体阻断药，可用于抑郁症的治疗。

第二节　β 肾上腺素受体阻断药

一、体内过程

1. 吸收　β 受体阻断药口服后自小肠吸收，其生物利用度差异较大。

2. 代谢、排泄　脂溶性高的药物主要在肝脏代谢，少量以原形从尿中排泄。脂溶性小的药物，如阿替洛尔、纳多洛尔主

要以原形从肾脏排泄。

二、药理作用

1. β 受体阻断作用

（1）心血管系统

1）当心脏交感神经张力增高时，心脏抑制作用明显，主要表现为心率减慢，心肌收缩力减弱，心排出量减少，心肌耗氧量下降，血压略降。

2）延缓心房和房室结的传导，延长心电图的 P-R 间期。

3）非选择性 β 受体阻断药普萘洛尔，可引起肝、肾和骨骼肌等血流量减少，与其阻断血管 $β_2$ 受体，抑制心脏功能，反射性兴奋交感神经，引起血管收缩和外周阻力增加有关。

4）对正常人血压影响不明显，而对高血压患者具有降压作用。

主治语录：在整体实验中，β 受体阻断药的作用取决于机体去甲肾上腺素能神经张力以及药物对 β 受体亚型的选择性。

（2）支气管平滑肌：非选择性 β 受体阻断药阻断支气管平滑肌的 $β_2$ 受体，收缩支气管平滑肌而增加呼吸道阻力。作用于支气管哮喘或慢性阻塞性肺疾病的患者，有时可诱发或加重哮喘的急性发作。

（3）代谢

1）脂肪代谢：一般认为人类脂肪的分解主要与激动 $β_1$、$β_3$ 受体有关。长期应用非选择性 β 受体阻断药，可增加血浆中 VLDL，中度升高血浆甘油三酯，降低 HDL，而 LDL 浓度无变化，减少游离脂肪酸自脂肪组织的释放，增加冠状动脉粥样硬化性心脏病的危险性。

2）糖代谢：肝糖原的分解与激动 $α_1$ 和 $β_2$ 受体有关，儿茶酚胺增加肝糖原的分解，β受体阻断药与α受体阻断药合用可拮抗肾上腺素的升高血糖的作用。β受体阻断药往往会掩盖低血糖症状如心悸等。

主治语录：普萘洛尔并不影响正常人的血糖水平，也不影响胰岛素的降低血糖作用，但能延缓用胰岛素后血糖水平的恢复。

3）甲亢时，β受体阻断药不仅能对抗机体对儿茶酚胺的敏感性增高，也可抑制甲状腺素（T_4）转变为三碘甲状腺原氨酸（T_3）的过程，有效控制甲亢的症状。

（4）肾素：β受体阻断药可抑制肾素的释放，这可能是其降血压作用原因之一。

2. 内在拟交感活性

（1）概念：有些β肾上腺素受体阻断药除了能阻断β受体外，对β受体具有部分激动作用，也称内在拟交感活性（ISA）。

（2）表现：激动β受体，可致心率加速，心排出量增加等。

3. 膜稳定作用　有些β受体阻断药具有局部麻醉作用和奎尼丁样作用，这两种作用都由于其降低细胞膜对离子的通透性所致，故称为膜稳定作用。因此认为这一作用在常用量时与其治疗作用无明显相关。

4. 眼　降低眼压，治疗青光眼。可能是通过阻断睫状体的β受体，减少cAMP生成，进而减少房水产生。

三、临床应用

1. 心律失常　对多种原因引起的快速型心律失常有效，尤其对运动、激动所致心律失常或因心肌缺血、强心苷中毒引起的心律失常疗效好。

2. 心绞痛和心肌梗死　对心绞痛有良好的疗效。心肌梗死患者早期应用该类药物可降低复发和猝死率。

3. 高血压　β受体阻断药是治疗高血压的基础药物。

4. 充血性心力衰竭　对扩张型心肌病的心力衰竭治疗作用明显。

5. 甲状腺功能亢进　普萘洛尔可有效控制甲状腺功能亢进症状。

6. 其他　噻吗洛尔常局部用药治疗原发性开角型青光眼。β受体阻断药还用于偏头痛、肌震颤及酒精中毒等。

四、不良反应

一般不良反应有恶心、呕吐、轻度腹泻等消化道症状，偶见过敏性皮疹和血小板计数减少等。严重的不良反应，见表11-2-1。

表11-2-1　β肾上腺素受体阻断药的严重不良反应

不良反应	表　现
心血管反应	①抑制心脏功能，特别是心功能不全、窦性心动过缓和房室传导阻滞者，可加重病情，甚至引起重度心功能不全、肺水肿、房室传导完全阻滞以致心脏骤停等。②具有ISA的β受体阻断药较少引起心功能抑制。同时服用维拉帕米或用于抗心律失常时应注意缓慢性心律失常。③对血管平滑肌 β_2 受体阻断作用，可使外周血管收缩甚至痉挛，出现雷诺症状或间歇跛行，甚至脚趾溃烂和坏死
诱发或加剧支气管哮喘	常见于非选择性β受体阻断药，选择性 β_1 受体阻断药及具有内在拟交感活性的药物一般不引起上述的不良反应，但哮喘患者仍应慎重选用
反跳现象	与受体向上调节有关，在病情控制后应逐渐减量直至停药
其他	偶见眼-皮肤黏膜综合征，个别有幻觉、失眠和抑郁症状，少数可出现低血糖及加强降糖药的降血糖作用

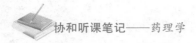

五、禁忌证

禁用于严重左室心功能不全、窦性心动过缓、重度房室传导阻滞和支气管哮喘的患者。心肌梗死患者及肝功能不良者应慎用。

六、非选择性β受体阻断药

（一）普萘洛尔

1. 药理作用

（1）有较强的β受体阻断作用，对β_1和β_2受体的选择性很低，无内在拟交感活性。

（2）用药后心率减慢，心肌收缩力和心输出量减低，冠脉血流量下降，心肌耗氧量明显减少，降低高血压患者的血压，增加支气管阻力。

2. 临床应用　治疗心律失常、心绞痛、高血压、甲状腺功能亢进症等。

（二）纳多洛尔

对β_1和β_2受体的亲和力大致相同，阻断作用持续时间长，缺乏膜稳定性和内在拟交感活性。其他作用与普萘洛尔相似，但强度大，且可增加肾血流量，肾功能不全且需用β受体阻断药者可首选此药。

（三）噻吗洛尔和卡替洛尔

为眼科常用的非选择性β肾上腺素受体阻断药。二者作用机制主要在于减少房水生成。

（四）吲哚洛尔

作用类似普萘洛尔，其强度大，且有较强的内在拟交感活性，主要表现在激动 β_2 受体方面。激动血管平滑肌 β_2 受体所致的舒张血管作用有利于高血压的治疗。

七、选择性 β_1 受体阻断药

（一）美托洛尔

1. 选择性阻断 β_1 受体，缺乏内在拟交感性，对 β_2 受体作用较弱。对哮喘患者仍需慎用。

2. 口服用于治疗各型高血压、心绞痛、心律失常、甲状腺功能亢进、心脏神经症等，近年来也用于伴有左心室收缩功能异常的症状稳定的慢性心力衰竭患者等。

3. 静脉注射用于室上性快速型心律失常、预防和治疗心肌缺血、急性心肌梗死伴快速型心律失常和胸痛的患者。

（二）艾司洛尔

1. 主要作用于心肌 β_1 受体，大剂量可阻断气管和血管平滑肌的 β_2 受体。治疗剂量缺乏内在拟交感性或膜稳定性。

2. 主要用于心房颤动、心房扑动时控制心室率，围术期高血压及窦性心动过速。

第三节　α、β 肾上腺素受体阻断药

一、拉贝洛尔

（一）药理作用

临床应用的拉贝洛尔为消旋混合物，可阻断 α、β 受体。由于对 β_2 受体的内在拟交感活性及药物的直接作用，可使血管舒张，增加肾血流量。

（二）临床应用

多用于中度和重度的高血压、心绞痛，静脉注射可用于高血压危象，一般不降低心排出量，可降低立位血压，引起直立性低血压。

（三）不良反应

常见眩晕、乏力、恶心等。哮喘及心功能不全者禁用。儿童、孕妇及脑出血者忌用静注。注射液不能与葡萄糖盐水混合滴注。

二、阿罗洛尔

（一）药理作用

非选择性阻断α、β受体，降低心肌收缩力，降低心肌耗氧量，减慢心率，减少心排出量。适宜的α受体阻断作用，在不使末梢血管阻力升高的情况下，呈现β受体阻断作用而降压。

（二）临床应用

可用于高血压、心绞痛及室上性心动过速的治疗，对高血压合并冠心病者疗效佳。亦可用于原发性震颤的治疗。

（三）不良反应

乏力、胸痛、头晕、稀便及肝脏转氨酶升高等少见。心悸、心动过缓、心衰加重、周围循环障碍、皮疹、荨麻疹等罕见。孕妇及哺乳期妇女禁用。

三、卡维地洛

（一）药理作用

同时具有 α_1、β_1 和 β_2 受体阻断作用的药物，无内源性拟交感神经活性，高浓度时有钙拮抗作用，还具有抗氧化作用、抑制心肌细胞凋亡、抑制心肌重构等多种作用。

（二）临床应用

治疗充血性心力衰竭，也可用于治疗轻、中度高血压。

历年真题

1. β受体阻断药
   A. 可使心率加快、心输出量增加
   B. 有时可诱发或加重哮喘发作
   C. 促进脂肪分解
   D. 促进肾素分泌
   E. 升高眼内压作用
2. 普萘洛尔的药理作用为
   A. 拮抗交感神经活性
   B. 促进血小板聚集
   C. 松弛支气管平滑肌
   D. 升高眼内压
   E. 促进肾素释放

参考答案：1. B　2. A

第十二章　中枢神经系统药理学概论

核心问题

1. 中枢神经递质及其受体类型。
2. 人类中枢多巴胺（DA）的 4 个通路。

内容精要

中枢神经系统（CNS）在人体生理功能中起主导和协调作用，以维持内环境的稳定和对环境变化作出即时反应。作用于 CNS 的药物主要通过影响中枢突触传递的不同环节，从而改变人体的生理功能。

第一节　中枢神经系统的细胞学基础

一、神经元

神经元是 CNS 的基本结构和功能单位。神经元最主要的功能是传递信息，包括生物电和化学信息。突触是神经元间或神经元与效应器间实现信息传递的部位。典型神经元由树突、胞体和轴索构成。

二、神经胶质细胞

按形态可分为星形胶质细胞（是神经胶质细胞的主要组

分)、少突胶质细胞、小胶质细胞和室管膜细胞。目前证实胶质细胞的功能状态对于神经元的存活至关重要，决定着几乎所有脑疾病的发生、发展和转归。神经胶质细胞已经成为重大脑疾病临床治疗学突破和研发理想治疗药物的重要靶标。

三、神经环路

神经元参与神经调节活动往往都是通过不同神经元组成的各种神经环路进行的，通过这些神经环路对大量繁杂信息进行处理和整合。神经环路中能进行信息传递作用的部位是突触。

四、突触与信息传递

神经元的主要功能是传递信息，神经元之间或神经元与效应细胞之间的信息传递主要通过突触进行。突触分为电突触、化学性突触和混合性突触。以往认为突触传递是单向的，目前已证实脑内存在交互突触。

第二节　中枢神经递质及其受体

一、概念

（一）神经递质

是指神经末梢释放、作用于突触后膜受体、导致离子通道开放并形成兴奋性突触后电位或抑制性突触后电位的化学物质，其特点是传递信息快、作用强、选择性高。

（二）神经调质

由神经元释放，其本身不具有递质活性，大多与 G 蛋白偶联的受体结合后诱发缓慢的突触前或突触后电位，不直接引起突触后生物学效应，但能调制神经递质在突触前的释放及突触后细胞的兴奋性，调制突触后细胞对递质的反应。神经调质的作用慢而持久，但范围较广。

（三）神经激素

是神经末梢释放的化学物质，主要是神经肽类。神经激素释放后，进入血液循环，到达远隔的靶器官发挥作用。

氨基酸类是递质。乙酰胆碱和单胺类既是递质，又是调质。肽类少数是递质，多数是调质或神经激素。

二、中枢神经递质及其受体

1. 乙酰胆碱（ACh）　是第一个被发现的脑内神经递质。绝大多数脑内胆碱能受体是 M 受体，N 受体仅占不到 10%。中枢 ACh 主要涉及觉醒、学习记忆和运动调节。

主治语录：ACh 与多巴胺功能间的平衡失调则会导致严重的神经系统疾患，如帕金森病。

2. γ-氨基丁酸（GABA）　是脑内最重要的抑制性神经递质。脑内 GABA 受体主要是 $GABA_A$受体，此受体是化学门控离子通道受体家族的成员，是镇静催眠药和一些抗癫痫药的作用靶点。

3. 兴奋性氨基酸

（1）谷氨酸（Glu）是 CNS 内主要的兴奋性递质。

（2）Glu 是哺乳动物脑内含量最高的氨基酸，是体内物质代谢的中间产物，也是合成 GABA 的前体物质。

（3）Glu 受体包括 NMDA 受体、AMPA 受体、KA 受体和亲代谢型谷氨酸受体。

4. 去甲肾上腺素（NA）　脑内去甲肾上腺素能突触传递的基本过程包括递质合成、贮存、释放、与受体相互作用和递质的灭活，与外周神经系统相似。

5. 多巴胺（DA）

（1）多巴胺是脑内最重要的神经递质。人类中枢主要的 DA 通路，见表 12-2-1。目前认为 I 型精神分裂症主要与中脑-边缘通路、中脑-皮质通路的功能亢进密切相关。

表 12-2-1　人类中枢主要的 DA 通路

通　　路	作　　用
黑质-纹状体通路	其胞体位于黑质致密区（A_9），主要支配纹状体，是锥体外系运动功能的高级中枢，各种原因减弱该通路的 DA 功能均可导致帕金森病。反之，该通路功能亢进时出现多动症
中脑-边缘通路	其胞体位于顶盖腹侧区（A_{10}），主要支配伏隔核和嗅结节；主要调控情绪反应
中脑-皮质通路	其胞体主要位于顶盖腹侧区，支配如前额叶、扣带回、内嗅脑和梨状回的皮质。主要参与认知、思想、感觉、理解和推理能力的调控
结节-漏斗通路	其胞体主要位于弓状核和室周核，DA 神经末梢终止在漏斗核和正中隆起，主要调控垂体激素的分泌

（2）应用重组 DNA 克隆技术确定脑内存在 5 种 DA 亚型受体，即 D_1、D_2、D_3、D_4和 D_5。

6. 5-羟色胺（5-HT）　5-羟色胺转运体是抗抑郁症药的主要作用靶标，目前临床使用的抗抑郁症药的治疗机制就是抑制 5-HT、DA 和 NA 的再摄取。脑内存在众多的 5-HT 受体亚型，与不同的信号传导系统偶联，受体亚型分布也存在不同的模式。

7. 组胺　脑内组胺的生理作用目前还不清楚。组胺受体被分为 H_1、H_2 和 H_3 受体。H_1 受体可能与觉醒有关。

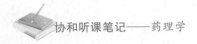

8. 神经肽　目前所知作为激素发挥作用的神经肽仅占少部分，大多数神经肽参与突触信息传递，发挥神经递质或调质的

作用。各种神经肽都有各自的受体及不同的受体亚型。

第三节　中枢神经系统药理学特点

一、药物分类

中枢兴奋药和中枢抑制药。

二、表现

中枢神经兴奋：其兴奋性自弱到强表现为欣快、失眠、幻觉、妄想、躁狂、惊厥等。中枢神经抑制：镇静、抑郁、睡眠、昏迷等。

三、作用方式

绝大多数中枢药物的作用方式是影响突触化学传递的某一环节，引起相应的功能变化。凡是使抑制性递质释放增多或激动抑制性受体，均可引起抑制性效应，反之则引起兴奋。凡是使兴奋性递质释放增多或激动兴奋性受体，引起兴奋效应，反之，则导致抑制。

少数药物只一般地影响神经细胞的能量代谢或膜稳定性。药物的效应除随剂量增加外，还表现为作用范围的扩大。这类药物无竞争性拮抗药或特效解毒药，亦称非特异性作用药物，如全身麻醉药等。

历年真题

帕金森病患者出现震颤麻痹是由于

A. 前庭小脑神经元病变所致

B. 红核神经元病变所致

C. 纹状体神经元病变所致

D. 多巴胺神经递质系统功能受损

E. 乙酰胆碱递质系统功能受损

参考答案：D

第十三章　全身麻醉药

核心问题

常见静脉麻醉药的特点及临床应用。

内容精要

全身麻醉药（简称全麻药）能可逆性抑制中枢神经系统功能，引起暂时性感觉、意识和反射消失，骨骼肌松弛，以便进行外科手术。镇痛作用是全麻药最基本、最重要的作用。

第一节　吸入性麻醉药

吸入性麻醉药是挥发性液体或气体的全麻药，经呼吸道吸入给药。给药后由呼吸道经肺泡吸收，麻醉深度可通过对吸入气体中的药物浓度（分压）进行调节控制，并维持满足手术需要的深度。

一、体内过程

（一）吸收、分布

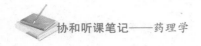

1. 最小肺泡浓度　在一个大气压下，能使 50%患者痛觉消

失的肺泡气体中全麻药的浓度称为最小肺泡浓度（MAC）。各种吸入性全麻药都有恒定的 MAC 数值，数值越低，该药物的麻醉作用越强。肺通气量和肺部的血流量也成正比例影响吸入性麻醉药的吸收量和速率。

2. 全麻药经肺泡吸收入血，再由血液转运到脑组织而发挥作用。

3. 血/气分布系数　全麻药在血液中的溶解度通常用血中药物浓度与吸入气体中药物浓度达到平衡时的比值，即血/气分布系数表示。血/气分布系数大的药物，肺泡、血中和脑内的药物分压上升比较缓慢，麻醉诱导时间长；反之，则麻醉诱导时间较短。

4. 麻醉药吸收后其分布药量和速率依赖于该器官的血流供应量，进入脑组织比进入肌肉和脂肪的速率快。脂溶性高的全麻药容易进入类脂质含量丰富的脑组织，脑/血分配系数大，麻醉效应强而持久。

（二）代谢、排出

当停止给药后，机体组织中未经代谢的原形药物随血流经过肺泡排出，脑/血和血/气分配系数较低的药物易被血液带走，苏醒快，相反则苏醒慢。肺的通气量正常时，麻醉药从肺排出也较快。

二、吸入麻醉分期

以乙醚麻醉分期为例，介绍如下。

（一）第一期（镇痛期）

1. 指从麻醉给药开始到患者意识完全消失，出现镇痛及健忘的麻醉状态。

2. 与大脑皮质和网状结构上行激活系统受到抑制有关。

（二）第二期（兴奋期）

1. 指从意识和感觉消失到外科麻醉期开始。

2. 患者出现兴奋躁动、呼吸不规律、血压不稳定，是皮质下中枢脱抑制的表现。

3. 第一、二期合称麻醉诱导期，此期易出现喉头痉挛、心搏骤停等麻醉意外。

主治语录：麻醉诱导期不宜做任何手术或外科检查。

（三）第三期（外科麻醉期）

1. 患者恢复安静，呼吸和血压平稳为本期开始的标志。

2. 随麻醉加深，皮质下中枢（间脑、中脑、脑桥）自上而下逐渐受到抑制，脊髓则由下而上被抑制。

3. 外科麻醉期可分为四级，一般手术在第三级进行，在临近麻醉的第四级时出现呼吸明显抑制，发绀，血压下降，应立即停药或减量。

（四）第四期（延髓麻醉期）

呼吸停止，血压剧降。出现该状态必须立即停药，进行心肺复苏。

三、常用药物

（一）乙醚

麻醉浓度的乙醚对呼吸功能和血压几乎无影响，对心、肝、肾的毒性也小。尚有箭毒样作用，故肌肉松弛作用较强。诱导期和苏醒期较长，易发生意外，现已少用。

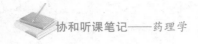

（二）氟烷

1. 血/气分布系数小，MAC 仅为 0.75%，麻醉作用快而强，故诱导期短，苏醒快。

2. 肌肉松弛和镇痛作用较弱；扩张脑血管，升高颅内压；增加心肌对儿茶酚胺的敏感性；松弛子宫平滑肌常致产后出血。

3. 不良反应

（1）诱发心律失常。

（2）反复应用偶致肝炎或肝坏死。

（3）禁用于难产或剖宫产患者。

（三）恩氟烷、异氟烷

1. MAC 稍大，麻醉诱导平稳、迅速和舒适，苏醒快。肌肉松弛良好，不增加心肌对儿茶酚胺的敏感性。反复使用对肝无明显副作用，偶有恶心、呕吐。

2. 主要用于麻醉维持。

（四）地氟烷

1. 麻醉效价强度低于前述同类药物，麻醉诱导期极短，苏醒快。因麻醉诱导期浓度过大，引起咳嗽、呼吸停顿及喉头痉挛。

2. 适用于成人及儿童的麻醉维持。

（五）七氟烷

1. 对心肺功能影响较小，血/气分布系数低，麻醉诱导和苏醒比其他麻醉药快。

2. 广泛用于成人和儿科患者的院内手术及门诊手术的全身麻醉的诱导和维持。

（六）氧化亚氮

1. 镇痛作用强，血/气分布系数低，诱导期短，停药后苏醒较快。对心肌略有抑制作用，对呼吸和肝、肾功能无不良影响。MAC 值超过 100，麻醉效能很低。

2. 主要用于诱导麻醉或与其他全身麻醉药配伍使用。

第二节 静脉麻醉药

一、优缺点

与吸入性麻醉药比较，静脉麻醉药优点是无诱导期，患者迅速进入麻醉状态，对呼吸道无刺激性，麻醉方法简便易行；主要缺点是不易于掌握麻醉深度。

二、常用药物

（一）硫喷妥钠

1. 为超短效的巴比妥类药物。麻醉作用迅速，无兴奋期，作用维持时间短。

2. 镇痛效应差，肌肉松弛不完全，临床主要用于诱导麻醉、基础麻醉和脓肿的切开引流、骨折、脱臼的闭合复位等短时手术。

3. 对呼吸中枢有明显抑制作用，新生儿、婴幼儿禁用。易诱发喉头和支气管痉挛，支气管哮喘者禁用。

（二）氯胺酮

1. 引起意识模糊、短暂性记忆缺失及满意的镇痛效应，但意识并未完全消失，常有梦幻、肌张力增加、血压上升，此状态又称分离麻醉。

2. 体表镇痛作用明显，内脏镇痛作用差，但诱导迅速。用于短时的体表小手术，如烧伤清创、切痂、植皮等。

（三）丙泊酚

1. 药理作用

（1）对中枢神经有抑制作用，镇静、催眠效应好，起效快，苏醒迅速，无蓄积作用。镇痛作用微弱。

（2）抑制咽喉反射，有利于气管插管。

（3）降低颅内压和眼压，减少脑耗氧及脑血流量。

（4）降低外周血管阻力，血压下降。还可抑制呼吸功能。

2. 临床应用　用于门诊短小手术的辅助用药，可作为全麻诱导、维持及镇静催眠辅助用药。

（四）依托咪酯

1. 为强效、超短效、非巴比妥类催眠药，起效快，无明显镇痛作用。

2. 用于诱导麻醉时常需加用镇痛药、肌松药或吸入性麻醉药。

主治语录：依托咪酯对心脏功能影响小，尤其适用于冠心病、瓣膜病和其他心脏功能差的患者。

（五）咪达唑仑

1. 有呼吸抑制、抗焦虑、催眠、抗惊厥、肌松等作用。比地西泮起效快，消除迅速，可引起呼吸抑制。

2. 用于危重患者作为静脉麻醉，也可与镇痛药合用做静脉复合麻醉。

（六）右美托咪定

1. 有中枢性抗交感、抗焦虑、镇静作用。

2. 用于全身麻醉、气管内插管行呼吸机治疗和有创检查，还可用于治疗时的镇静，心血管手术麻醉及围手术期麻醉合并用药。

第三节　复合麻醉

一、复合麻醉

是指同时或先后应用 2 种以上麻醉药物或其他辅助药物，以达到完善的手术中和术后镇痛及满意的外科手术条件。复合麻醉药，见表 13-3-1。

表 13-3-1　复合麻醉药

用药目的	常用药物	用药目的	常用药物
镇静、解除精神紧张	巴比妥类、地西泮	骨骼肌松弛	琥珀胆碱、筒箭毒碱类
短暂性记忆缺失	苯二氮䓬类、氯胺酮东莨菪碱	抑制迷走神经反射	阿托品类
基础麻醉	巴比妥类、水合氯醛	降温	氯丙嗪
诱导麻醉	硫喷妥钠、氧化亚氮	控制性降压	硝普钠、钙通道阻滞药
镇痛	阿片类		

二、临床应用

（一）麻醉前给药

消除患者紧张情绪。

（二）基础麻醉

术前给予较大剂量催眠药可使患者达深睡状态，在此基础上进行麻醉，可使药量减少，麻醉平稳。常用于小儿麻醉。

（三）诱导麻醉

使患者迅速进入外科麻醉期，避免诱导期的不良反应，然后改用其他药物维持麻醉。

（四）合用肌松药

用于满足手术时肌肉松弛的要求。

（五）低温麻醉

用于脑手术和心血管手术。

（六）控制性降压

常用于止血难度大的脑科手术。

（七）神经安定镇痛术

常用氟哌利多及芬太尼按 50∶1 制成的合剂作静脉注射，适用于外科小手术。如同时加用氧化亚氮及肌松药则可达满意的外科麻醉，称为神经安定麻醉。

历年真题

静脉麻醉药硫喷妥钠的特点是

A. 诱导期长

B. 麻醉作用维持时间长

C. 支气管哮喘者可用

D. 无呼吸抑制

E. 镇痛作用和肌肉松弛作用弱

参考答案：E

第十四章　局部麻醉药

核心问题

1. 局麻药的药理作用及作用机制。
2. 普鲁卡因、利多卡因的临床应用。

内容精要

局部麻醉药应用于局部神经末梢或神经干周围，在意识清醒的条件下使局部痛觉等感觉暂时消失，同时对各类组织无损伤性影响。临床常用表面麻醉、浸润麻醉、神经阻滞麻醉等。

一、药理作用及机制

（一）局麻作用

1. 可使神经冲动兴奋阈电位升高、传导速度减慢、动作电位幅度降低，甚至丧失兴奋性及传导性。

2. 一般规律是神经纤维末梢、神经节及中枢神经系统的突触部位对局麻药最为敏感，细神经纤维比粗神经纤维更易被阻断。对无髓鞘的交感副交感神经节后纤维在低浓度时即可显效，对有髓鞘的感觉和运动神经纤维则需高浓度才能产生作用。

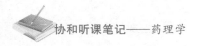

3. 对混合神经产生作用时，首先消失的是持续性钝痛（如

压痛），其次是短暂性锐痛，继之依次为冷觉、温觉、触觉、压觉消失，最后发生运动麻痹。

主治语录：局麻药的作用与神经纤维的直径大小及神经组织的解剖特点有关。

（二）局麻作用机制

1. 局麻药作用机制的学说较多，目前公认的是局麻药阻滞神经细胞膜上的电压门控 Na^+通道，使 Na^+在其作用期间内不能进入细胞内，抑制膜兴奋性，发生传导阻滞，产生局麻作用。

2. 进一步研究认为本类药物是以其非解离型进入神经细胞内，以解离型作用在神经细胞膜的内表面，与 Na^+通道的一种或多种特异性结合位点结合，产生 Na^+通道的阻滞作用。

3. 局麻药的作用具有频率和电压依赖性。

主治语录：处于兴奋状态的神经较静息状态的神经对局麻药敏感。

二、临床应用

具体见表 14-1-1。

表 14-1-1　局麻药的临床应用

分　类	特　点	常用药
表面麻醉	用于眼、鼻、口腔、咽喉、气管、食管和泌尿生殖道黏膜的浅表手术	丁卡因
浸润麻醉	①麻醉效果好，对机体的正常功能无影响。②用量较大，麻醉区域较小，在做较大手术时，因所需药量较大而易产生全身毒性反应	利多卡因、普鲁卡因、布比卡因等
神经阻滞麻醉	常用于口腔科和四肢手术	利多卡因、普鲁卡因和布比卡因等

续 表

分类	特点	常用药
蛛网膜下腔麻醉	①又称脊髓麻醉或腰麻，首先被阻断的是交感神经纤维，其次是感觉纤维，最后是运动纤维。②常用于下腹部和下肢手术。③主要危险是呼吸麻痹和血压下降	布比卡因、罗哌卡因、丁卡因、普鲁卡因等
硬膜外麻醉	用药量大，误入蛛网膜下腔可引起全脊髓麻醉。会引起外周血管扩张、血压下降及心脏抑制，可应用麻黄碱防治	利多卡因、布比卡因及罗哌卡因等
区域镇痛	通常与阿片类药物联合应用，可减少阿片类药物的用量	罗哌卡因（首选药）等

三、不良反应

（一）毒性反应

1. 中枢神经系统　先兴奋后抑制，初期表现为眩晕、惊恐不安、多言、震颤和焦虑，甚至发生神志错乱和阵挛性惊厥。之后中枢过度兴奋可转为抑制，可进入昏迷和呼吸衰竭状态。

主治语录：静脉注射地西泮可防止局麻药引起的惊厥发作。

2. 心血管系统

（1）局麻药对心肌细胞膜具有膜稳定作用，吸收后可降低心肌兴奋性，使心肌收缩力减弱，传导减慢，不应期延长。多数局麻药可使小动脉扩张，在血药浓度过高时可引起血压下降，甚至休克等心血管反应。布比卡因较易发生室性心动过速和心室颤动。

（2）利多卡因具有抗室性心律失常作用。

（二）变态反应

较少见，在少量用药后立即发生类似过量中毒的症状，出现荨麻疹、支气管痉挛及喉头水肿等症状。酯类比酰胺类变态反应发生率高，对酯类过敏者，可改用酰胺类。

（三）其他

局麻药用于椎管内阻滞时浓度过高或时间过长可能诱发神经损害，原有神经系统疾病、脊髓外伤或炎症等可能会加重。

四、常用局麻药

（一）普鲁卡因

1. 毒性较小，是常用的局麻药之一。
2. 属短效酯类局麻药，亲脂性低，对黏膜穿透力弱。
3. 一般不用于表面麻醉，主要局部注射用于浸润麻醉。也可用于损伤部位的局部封闭。
4. 避免与磺胺类药物同时应用。个别患者用药后可出现高铁血红蛋白血症。

主治语录：普鲁卡因用药前应做皮肤过敏试验。

（二）利多卡因

1. 是目前应用最多的局麻药。
2. 起效快、作用强而持久、穿透力强及安全范围较大，同时无扩张血管作用及对组织几乎无刺激性。
3. 可用于多种形式的局部麻醉，有全能麻醉药之称。可用于心律失常的治疗。
4. 蛛网膜下腔麻醉易引起神经损害，应慎用。

（三）丁卡因

1. 麻醉强度和毒性均比普鲁卡因强。对黏膜的穿透力强。

2. 常用于表面麻醉，因毒性大，一般不用于浸润麻醉。

（四）布比卡因

1. 局麻作用持续时间长，可达5~10小时。

2. 主要用于浸润麻醉、传导麻醉和硬膜外麻醉。

3. 可产生严重的心脏毒性，并难以治疗，特别在酸中毒、低氧血症时尤为严重。

（五）罗哌卡因

1. 阻断痛觉的作用较强而对运动的作用较弱，作用时间短，对心肌的毒性比布比卡因小，有明显的收缩血管作用，使用时无须加入肾上腺素。

2. 适用于硬膜外、臂丛阻滞和局部浸润麻醉。对子宫和胎盘血流几乎无影响，适用于产科手术麻醉。

（六）依替卡因

1. 为长效局麻药。起效快，麻醉作用较利多卡因强，对感觉和运动神经阻滞都较好。

2. 主要用于需要肌松的手术麻醉，在分娩镇痛或术后镇痛方面应用有限。局部和全身的毒性均较大。

历年真题

主要用于表面麻醉的药物是

A. 丁卡因

B. 奎尼丁

C. 苯妥英钠

D. 利多卡因

E. 普鲁卡因

参考答案：A

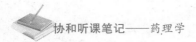

第十五章　镇静催眠药

核心问题

1. 苯二氮䓬类药物的药理作用及临床应用。
2. 巴比妥类的药理作用及不良反应。

内容精要

镇静催眠药小剂量时引起安静或嗜睡的镇静功能，较大剂量时引起类似生理性睡眠的催眠作用。现广泛应用苯二氮䓬类药物（BZ）和新型非苯二氮䓬类镇静催眠药物，除镇静催眠作用外，还有抗焦虑、抗惊厥和抗癫痫作用。

第一节　苯二氮䓬类

一、体内过程

口服吸收迅速而完全，肌内注射吸收缓慢而不规则，临床上急需发挥疗效时应静脉注射给药。地西泮脂溶性高，易透过血脑和胎盘屏障，在肝脏代谢。

二、药理作用与临床应用

（一）抗焦虑

苯二氮䓬类抗焦虑通过对边缘系统中的 BZ 受体的作用而实

现，小剂量能显著改善恐惧、紧张、忧虑、失眠等症状。主要用于焦虑症。

（二）镇静催眠

随剂量加大，出现镇静催眠作用。能明显缩短入睡时间，延长睡眠持续时间，减少觉醒次数。主要延长非快动眼睡眠（NREMS）的第2期，对快动眼睡眠（REMS）的影响较小。缩短第3期和第4期的NREMS睡眠，减少发生于此期的夜惊或梦游症。

（三）抗惊厥、抗癫痫

临床用于辅助治疗破伤风、子痫、小儿高热惊厥和药物中毒性惊厥。地西泮静脉注射是目前用于治疗癫痫持续状态的首选药。

（四）中枢性肌肉松弛作用

可缓解动物的去大脑僵直，也可缓解人类大脑损伤所致肌肉僵直。

（五）其他

较大剂量可致记忆缺失、轻度抑制肺泡换气功能、降低血压、减慢心率。常用作心脏电击复律及各种内镜检查前用药。

三、作用机制

苯二氮䓬类与GABA受体复合物上的BZ受点结合，可诱导受体发生构象变化，促进GABA与$GABA_A$受体结合，增加Cl^-通道开放的频率而增加Cl^-内流，产生中枢抑制效应。

四、不良反应及解救

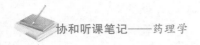

最常见嗜睡、头晕、乏力和记忆力下降。大剂量时偶见共

济失调。静脉注射速度过快可引起呼吸和循环功能抑制，严重者可致呼吸及心搏停止。

与其他中枢抑制药合用时增强中枢抑制作用，严重者致死。长期应用产生耐受性，久服可发生依赖性和成瘾，停药时出现反跳和戒断症状。

五、苯二氮䓬受体拮抗药——氟马西尼

（一）临床应用

1. 主要是苯二氮䓬类药物过量的治疗，能有效地催醒患者和改善苯二氮䓬类药物中毒所致的呼吸和循环抑制。

2. 可用作苯二氮䓬类药物过量的诊断。

3. 还可用于改善酒精性肝硬化患者的记忆缺失等症状。

（二）不良反应

常见恶心、呕吐、烦躁、焦虑不安等症状。长期应用苯二氮䓬类药物者应用氟马西尼可诱发戒断症状。有癫痫病史者可能诱发癫痫。

第二节　巴比妥类

一、药理作用和临床应用

（一）镇静催眠

1. 小剂量可起镇静作用，缓解焦虑、烦躁不安的状态。中等剂量可催眠，即缩短入睡时间，减少觉醒次数和延长睡眠时间。巴比妥类药物可改变正常睡眠模式。

2. 巴比妥类药物在非麻醉剂量时主要抑制多突触反应。

（1）减弱易化，增强抑制，与其激活 $GABA_A$受体有关。

（2）没有 GABA 时，可增加 Cl^-的通透性，使细胞膜超级化。主要延长 Cl^-通道的开放时间。

（3）减弱或阻断谷氨酸导致的兴奋性反应，引起中枢抑制作用。

（二）抗惊厥

临床用于癫痫大发作和癫痫持续状态的治疗。也应用于小儿高热、破伤风、子痫、脑膜炎及中枢兴奋药引起的惊厥。

（三）麻醉

硫喷妥钠可用做静脉麻醉。

二、不良反应

见表 15-2-1。

表 15-2-1　巴比妥类药物的不良反应

剂　量	不良反应
催眠剂量	眩晕、困倦、精细运动不协调。偶可致剥脱性皮炎等严重过敏反应
中等量	轻度抑制呼吸中枢，严重肺功能不全和颅脑损伤致呼吸抑制者禁用
连续久服	产生依赖性、成瘾，成瘾后停药可出现戒断症状，表现为激动、失眠、焦虑，甚至惊厥
其他	其肝药酶诱导作用可加速其他药物的代谢，影响药效

第三节　新型非苯二氮䓬类镇静催眠药

一、唑吡坦

（一）药理作用

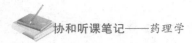

作用类似苯二氮䓬类，但抗焦虑、中枢性骨骼肌松弛和抗

惊厥作用很弱，仅用于镇静和催眠。

（二）特点

后遗效应、耐受性、药物依赖性和停药戒断症状轻微。安全范围大，但与其他中枢抑制药合用可引起严重的呼吸抑制。15 岁以下的儿童、孕妇和哺乳期妇女禁用。

主治语录：唑吡坦中毒时可用氟马西尼解救。

二、佐匹克隆

（一）药理作用

具有镇静、抗焦虑、抗惊厥和肌肉松弛作用。

（二）特点

不良反应少，作用迅速且能有效达 6 小时，使患者入睡快并能保持充足的睡眠深度，后遗效应与宿醉现象更轻。长期使用无明显耐药和停药反跳现象。

三、扎来普隆

（一）药理作用

具有镇静催眠、抗焦虑、抗惊厥和肌肉松弛作用。

（二）临床应用及特点

适用于成人入睡困难的短期治疗，能够有效缩短入睡时间。具有良好的耐受性，长期使用几乎无依赖性。

主治语录：成瘾性比较：苯二氮䓬类>佐匹克隆>唑吡

坦>扎来普隆。

第四节 其他镇静催眠药

一、水合氯醛

(一) 特点

口服吸收迅速，口服 15 分钟起效，催眠作用维持 6~8 小时。不缩短 REMS 时间，无宿醉后遗效应。大剂量有抗惊厥作用。

(二) 临床应用

1. 用于顽固性失眠或对其他催眠药效果不佳的患者。
2. 用于小儿高热、子痫及破伤风等惊厥。

(三) 不良反应

口服不宜用于胃炎及溃疡患者。严重心、肝、肾疾病患者禁用。久用可产生耐药性和成瘾性，戒断症状较严重。

二、丁螺环酮

口服吸收好，首关效应明显。抗焦虑作用与地西泮相似，但无镇静、肌肉松弛和抗惊厥作用。用于焦虑性激动、内心不安和紧张等急慢性焦虑状态。

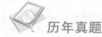

历年真题

1. 苯二氮䓬类药物的作用特点是
   A. 作用部位主要在脑干网状结构
   B. 对大脑损伤引起的肌肉僵直

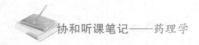

无作用

C. 小剂量药物无抗焦虑作用

D. 停药后代偿性反跳较明显

E. 对快动眼睡眠时相影响较小

2. 治疗脊髓损伤所引起的颈强直的药物是

A. 乙琥胺

B. 地西泮

C. 氯丙嗪

D. 苯妥英钠

E. 异丙嗪

参考答案：1. E　2. B

第十六章　抗癫痫药和抗惊厥药

核心问题

1. 常用抗癫痫药物的作用机制及临床应用。
2. 苯妥英钠的不良反应。
3. 硫酸镁的作用机制及临床应用。

内容精要

癫痫是一种反复发作的神经系统疾病，抗癫痫药的作用机制：①增强 γ-氨基丁酸的作用，拮抗兴奋性氨基酸的作用。②干扰 Na^{+}、Ca^{2+}、K^{+}等离子通道，发挥膜稳定作用。硫酸镁是治疗惊厥的主要代表药。

第一节　抗癫痫药

一、癫痫发作的临床分型

（一）局限性发作

见表 16-1-1。

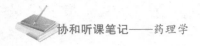

表 16-1-1　局限性发作

分　类	临床特征	用　药
单纯性局限性发作（局灶性癫痫）	局部肢体运动或感觉异常，持续 20~60 秒	卡马西平、苯妥英钠、苯巴比妥、丙戊酸钠、抗痫灵
复合性局限性发作（精神运动性发作）	冲动性神经异常，伴意识障碍，出现无意识的运动，如唇抽动、摇头等。持续 0.5~2 分钟	卡马西平、苯妥英钠、扑米酮、丙戊酸钠

（二）全身性发作

见表 16-1-2。

表 16-1-2　全身性发作

分　类	临床特征	用　药
失神性发作（小发作）	多见于儿童，短暂的意识突然丧失，EEG 呈 3Hz/s 高幅左右对称的同步化棘波，每次发作持续 5~30 秒	乙琥胺、氯硝西泮、丙戊酸钠、拉莫三嗪
肌阵挛性发作	部分肌群发生短暂的（约 1 秒）休克样抽动，意识丧失；EEG 呈现特有的短暂暴发性多棘波	糖皮质激素（首选）、丙戊酸钠、氯硝西泮
强直-阵挛性发作（大发作）	突然意识丧失，全身强直-阵挛性抽搐，口吐白沫，牙关紧闭，继之较长时间的中枢神经系统功能全面抑制，持续数分钟，EEG 呈高幅棘慢波或棘波	卡马西平、苯妥英钠、苯巴比妥、扑米酮、丙戊酸钠
癫痫持续状态	大发作持续状态，反复抽搐，持续昏迷，易危及生命	地西泮、劳拉西泮、苯妥英钠、苯巴比妥

二、抗癫痫药主要作用

主要抑制病灶神经元的异常过度放电；阻止病灶异常放电

向周围正常神经组织扩散，从而控制癫痫发作。

三、常用抗癫痫药物

（一）苯妥英钠

1. 体内过程

（1）苯妥英为一种弱酸，其制剂用钠盐——苯妥英钠，刺激性大。不宜作肌内注射或皮下注射。口服吸收不规则。主要由肝药酶代谢为羟基苯妥英，再与葡萄糖醛酸结合后经肾脏排出，只有不足5%以原形由尿排出。

（2）血药浓度>10μg/ml 时可控制癫痫发作，>20μg/ml 时开始出现毒性反应。

2. 药理作用

（1）不能抑制癫痫病灶异常放电，可阻止它向正常脑组织扩散。

（2）具有膜稳定作用，降低细胞膜对 Na^+ 和 Ca^{2+} 的通透性，抑制 Na^+ 和 Ca^{2+} 的内流，降低细胞膜的兴奋性，导致动作电位不易产生，抑制异常放电向病灶周围正常脑组织扩散。

（3）产生膜稳定作用的机制

1）阻滞电压依赖性钠通道，也是本品具有抗惊厥作用的主要机制。

2）阻滞电压依赖性钙通道。

3）对钙调素激酶系统的影响：抑制钙调素激酶的活性，影响突触传递功能；抑制突触前膜的磷酸化过程，使 Ca^{2+} 依赖性释放过程减弱，减少谷氨酸等兴奋性神经递质的释放；抑制突触后膜的磷酸化，可减弱递质与受体结合后引起的去极化反应，加上对钙通道的阻滞作用，共同产生稳定细胞膜作用。

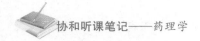

主治语录：膜稳定作用与其抗癫痫作用有关，也是其治

疗三叉神经痛等中枢疼痛综合征和抗心律失常的药理作用基础。

3. 临床作用

（1）治疗大发作和局限性发作的首选药物，静脉注射用于癫痫持续状态，对精神运动性发作亦有效，对小发作（失神发作）无效。

（2）治疗三叉神经痛和舌咽神经痛等中枢疼痛综合征。

（3）抗心律失常。

4. 不良反应　见表16-1-3。

表16-1-3　苯妥英钠的不良反应

类　型	特　　征
局部刺激	口服可引起厌食、恶心、呕吐和腹痛等，宜在饭后服用。静脉注射可发生静脉炎
牙龈增生	服药期间注意口腔卫生，防止牙龈炎。停药后3~6个月自行消退
神经系统反应	过量引起急性中毒时主要影响小脑-前庭功能，表现为眩晕、复视、共济失调和眼球震颤等，严重者可有语言障碍、精神错乱等
血液系统反应	长期用药可致巨幼细胞贫血，宜用甲酰四氢叶酸防治
骨骼系统反应	长期用药可致低钙血症，儿童易发生佝偻病样变，少数成年患者可出现骨软化症及骨关节病。必要时用维生素D预防
过敏反应	可发生皮疹、粒细胞缺乏、血小板计数减少、再生障碍性贫血和肝坏死。长期用药定期检查血常规和肝功能
其他	偶见男性乳房增大，女性多毛等。偶见致畸胎，孕妇慎用。久服骤停可使癫痫发作加剧，甚至诱发癫痫持续状态

5. 药物相互作用

（1）苯二氮䓬类、磺胺类、水杨酸类等可增加本品的游离型血药浓度。

（2）异烟肼、氯霉素等通过抑制肝药酶可提高本品的血药浓度，苯巴比妥等通过肝药酶诱导作用加速本品代谢而降低其血药浓度和药效。

（二）卡马西平

1. 药理作用

（1）能阻滞 Na^+ 通道，降低细胞兴奋性。

（2）抑制 T 型钙通道，降低抑制癫痫灶及其周围神经元放电。

（3）增强中枢性抑制递质 GABA 在突触后的作用。

（4）抗胆碱、抗抑郁及抑制神经肌肉接头传递，还可刺激 ADH 分泌，产生抗利尿作用。

2. 临床应用

（1）系广谱抗癫痫药，是治疗单纯性局限性发作和大发作的首选药物之一，还有抗复合性局限性发作和小发作的作用。

（2）对癫痫并发的精神症状亦有效。治疗神经痛效果优于苯妥英钠。还可治疗尿崩症。

（3）有很强的抗抑郁作用，对锂盐无效的躁狂症、抑郁症有效。

3. 不良反应

（1）常见眩晕、视物模糊、恶心、呕吐、共济失调、手指震颤、水钠潴留，亦可有皮疹和心血管反应。

（2）偶见骨髓抑制、肝损害等。

主治语录：轻微和一般性疼痛不需要卡马西平。饭后立即服药，可减少胃肠道症状。癫痫患者突然停药可引起惊厥或癫痫持续状态。

4. 药物相互作用　本品可诱导肝药酶，增强其他药物的代谢速率。

（三）苯巴比妥

1. 药理作用

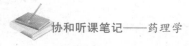

（1）除镇静催眠作用外，其抗癫痫作用强、广谱、起效快。苯巴比妥既能抑制病灶的异常放电，又能抑制异常放电扩散。

（2）抗癫痫作用机制

1）与突触后膜上的GABA-苯二氮䓬大分子受体的一个变构调节单位结合，增加GABA介导的Cl^-内流，导致膜超极化，降低膜兴奋性。

2）阻断突触前膜Ca^{2+}的摄取，减少Ca^{2+}依赖性的神经递质（NE，ACh和谷氨酸等）的释放。在较高浓度时阻断Na^+和Ca^{2+}（L型和N型）通道。

2. 临床应用　主要用于治疗癫痫大发作及癫痫持续状态，对单纯的局限性发作及精神运动性发作也有效，对小发作和婴儿痉挛效果差。

3. 不良反应

（1）初期易出现嗜睡、精神萎靡等，长期使用易产生耐受性。

（2）本药为肝药酶诱导剂，与其他药物联合应用时应注意相互影响。

（四）扑米酮

可增强$GABA_A$受体活性，抑制谷氨酸的兴奋性，作用于钠、钙通道。仅用于其他药物无效的患者。

（五）乙琥胺

1. 作用机制

（1）治疗浓度抑制丘脑神经元低阈值Ca^{2+}电流，从而抑制3Hz异常放电的发生。

（2）高于治疗浓度时，抑制Na^+-K^+-ATP酶，抑制GABA转氨酶。

2. 临床应用　为治疗小发作（失神性发作）的首选药。对其他类型癫痫无效。

3. 不良反应

（1）常见胃肠道反应，其次为中枢神经系统症状。

（2）有神经病史、精神病史者慎用，易引起精神行为异常。

（3）偶见嗜酸性粒细胞缺乏症或粒细胞缺失症，严重者发生再生障碍性贫血。

（六）丙戊酸钠

1. 体内过程　口服吸收迅速而完全，血浆蛋白结合率90%，可通过血-脑屏障、胎盘，也可从乳汁分泌。主要经肝脏代谢。

2. 作用机制

（1）不抑制癫痫病灶放电，但能阻止病灶异常放电的扩散。

（2）抗癫痫作用与 GABA 有关，它是 GABA 转氨酶和琥珀酸半醛脱氨酶抑制剂，能减少 GABA 代谢，增加脑内 GABA 含量；还能提高谷氨酸脱羧酶活性，使 GABA 生成增多，并能提高突触后膜对 GABA 的反应性，从而增强 GABA 能神经突触后抑制作用。

（3）抑制 Na^+通道，减弱 T 型 Ca^{2+}电流，抑制起源于丘脑的 3Hz 异常放电。

3. 临床应用　本品为广谱抗癫痫药，是大发作合并小发作时的首选药物。对其他药物未能控制的顽固性癫痫也有效。

4. 不良反应

（1）常见一过性消化系统症状。中枢神经系统反应少。

（2）多发生肝损害，偶见重症肝炎、急性胰腺炎和高氨血症。

（3）少数出现皮疹、脱发、血小板计数减少和血小板聚集障碍所致的出血时间延长。

5. 药物相互作用

（1）能提高苯妥英钠、苯巴比妥、氯硝西泮和乙琥胺的血药总浓度和抗癫痫作用。

（2）苯妥英钠、苯巴比妥、扑米酮和卡马西平则能降低丙戊酸钠的血药浓度和抗癫痫作用。

（七）苯二氮䓬类

1. 地西泮是治疗癫痫持续状态的首选药物。

2. 硝西泮主要用于癫痫小发作，特别是肌阵挛性发作及婴儿痉挛等，也用于抗惊厥。

3. 氯硝西泮抗癫痫谱较广，对癫痫小发作疗效较地西泮好，对肌阵挛性发作、婴儿痉挛也有疗效。静脉注射还可治疗癫痫持续状态。

（八）奥卡西平

临床主要用于对卡马西平有过敏反应者。对于复杂性部分发作、全身强直阵挛性发作效果较好。对糖尿病性神经病、偏头痛、带状疱疹后神经痛和中枢性疼痛也有效。

（九）氟桂利嗪

临床适用于各型癫痫，尤其对局限性发作、大发作效果较好。

（十）拉莫三嗪

1. 药理作用

（1）为电压敏感性 Na^+ 通道阻滞剂，减少 Na^+ 内流而增加神经元的稳定性。

（2）可作用于电压门控 Ca^{2+} 通道，减少谷氨酸的释放，抑制神经元过度兴奋。

(3) 在体外培养神经元中，可抑制谷氨酸诱发的暴发性放电；阻滞癫痫病灶异常高频放电和神经细胞膜去极化，从而阻止病灶异常放电，但不影响正常神经兴奋传导。

2. 临床应用　可作为成人局限性发作的辅助治疗药。单独使用可治疗全身发作，对失神发作也有效。临床多与其他抗癫痫药合用治疗一些难治性癫痫。

3. 不良反应　多为中枢神经系统反应及胃肠道反应。较少见的为变态反应、弥散性血管内凝血、面部皮肤水肿及光敏性皮炎等。与丙戊酸类合用，出现皮肤反应的风险增加。

四、应用抗癫痫药注意事项

1. 根据发作类型合理选用抗癫痫药物。
2. 单药治疗，小剂量开始，如合并用药则不超过 3 种。
3. 治疗中不宜突然停药，有些病例需终身用药。治疗中不可随便更换药物，需更换药物时，应采用逐渐过渡换药，即在原药基础上加用新药，待其发挥疗效后，再逐渐撤销原药。
4. 长期用药应注意副作用，定期检查血象、肝功能等。
5. 孕妇服用抗癫痫药引起畸胎及死胎概率较高，应注意。

第二节　抗惊厥药

主要介绍硫酸镁。

(一) 药理作用

注射硫酸镁能抑制中枢及外周神经系统，松弛骨骼肌、心肌、血管平滑肌，产生肌松和降压的作用。

(二) 作用机制

Mg^{2+}可竞争拮抗 Ca^{2+}结合位点，拮抗 Ca^{2+}的作用。如干扰运动神经末梢 ACh 的释放，导致骨骼肌松弛；Mg^{2+}作用于中枢神经系统，引起感觉及意识丧失。

主治语录：Mg^{2+}过量中毒时用 Ca^{2+}解救。

（三）临床应用

主要用于缓解子痫、破伤风等惊厥，也常用于高血压危象。常以肌内注射或静脉滴注给药。

（四）不良反应

血镁过高即可抑制延髓呼吸中枢和血管运动中枢，引起呼吸抑制、血压骤降和心脏骤停。肌腱反射消失是呼吸抑制的先兆。中毒时应立即进行人工呼吸，并缓慢注射氯化钙和葡萄糖酸钙加以对抗。

历年真题

1. 癫痫小发作的首选药物是
   A. 乙琥胺
   B. 硫酸镁
   C. 苯巴比妥
   D. 扑米酮
   E. 苯妥英钠
2. 癫痫持续状态首选的治疗药物是
   A. 苯妥英钠
   B. 地西泮
   C. 水合氯醛
   D. 异戊巴比妥
   E. 苯巴比妥钠
3. 既能治疗癫痫发作又无镇静催眠作用的药物是
   A. 地西泮
   B. 苯妥英钠
   C. 扑米酮
   D. 苯巴比妥
   E. 硫喷妥钠

参考答案：1. A　2. B　3. B

第十七章　治疗中枢神经系统退行性疾病药

核心问题

1. 左旋多巴的药理作用及不良反应。
2. 阿尔茨海默病的常用治疗药及作用机制。

内容精要

中枢神经系统退行性疾病是指一组由慢性进行性中枢神经组织退行性变性而产生的疾病的总称。主要包括帕金森病（PD）、阿尔茨海默病（AD）、亨廷顿病（HD）、肌萎缩侧索硬化症（ALS）等。重点介绍PD和AD的治疗药物。

第一节　抗帕金森病药

一、概述

（一）帕金森病

1. 帕金森病（PD）　又称震颤麻痹，是一种主要表现为进行性锥体外系功能障碍的中枢神经系统退行性疾病。典型症状为静止震颤、肌肉强直、运动迟缓和共济失调。

2. PD发病机制——多巴胺学说

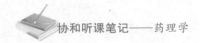

（1）纹状体内多巴胺（DA）减少或缺乏所致，其原发性因素是黑质内多巴胺能神经元退行性病变。

（2）PD 患者黑质-纹状体通路多巴胺能神经功能减弱，胆碱能神经功能相对占优势，出现肌张力增高症状。

（二）抗 PD 药

1. 拟多巴胺类药　通过直接补充 DA 前体物或抑制 DA 降解而产生作用。

2. 抗胆碱药　通过拮抗相对过高的胆碱能神经功能而缓解症状。

二、拟多巴胺类药

（一）多巴胺的前体药——左旋多巴

1. 体内过程

（1）左旋多巴（L-DOPA）口服后经小肠迅速吸收，胃排空延缓、胃酸 pH 偏低等均可降低生物利用度。

（2）口服后极大部分在肠黏膜、肝和其他外周组织被脱羧成为多巴胺，仅 1%左右的左旋多巴能进入中枢系统发挥疗效。

2. 药理作用及作用机制

（1）PD 患者的黑质多巴胺神经元退行性变，酪氨酸羟化酶同步减少，使脑内酪氨酸转化为 L-DOPA 极度减少，但将 L-DOPA转化为多巴胺的能力仍存在。

（2）L-DOPA 是多巴胺的前体，通过血脑屏障后，补充纹状体中多巴胺的不足，而发挥治疗作用。

主治语录：多巴胺因不易通过血脑屏障，不能用于治疗 PD。

3. 临床应用　治疗各种类型的PD患者，但对吩噻嗪类等抗精神分裂症药所引起的帕金森综合征无效。

4. 作用特点

（1）疗效与黑质纹状体病损程度相关，轻症或较年轻患者疗效好，重症或年老体弱者疗效较差。

（2）对肌肉僵直和运动困难的疗效好，对肌肉震颤的疗效差。

（3）起效慢，用药2~3周出现体征改善，用药1~6个月后疗效最强。

5. 不良反应　见表17-1-1。

表17-1-1　左旋多巴的不良反应

分　类	不良反应表现
早期反应	①胃肠道反应，可出现厌食、恶心、呕吐，数周后能耐受，应用氨基酸脱羧酶（AADC）抑制药后可明显减少。②心血管反应，部分患者可出现直立性低血压，还有些出现心律不齐
长期反应	①运动过多症，出现手足、躯体和舌的不自主运动，服用2年以上者发生率达90%。②症状波动，服药3~5年后，有40%~80%患者出现症状快速波动，重则出现“开-关反应”。③精神症状，出现精神错乱、抑郁症等精神病症状

6. 药物相互作用

（1）维生素B_6是多巴脱羧酶的辅基，可增强L-DOPA外周副作用，降低疗效。

（2）抗精神分裂症药物可引起锥体外系运动失调，出现药源性PD，对抗L-DOPA的疗效。

（3）抗抑郁药能引起直立性低血压，加强L-DOPA的副作用。

（二）左旋多巴的增效药

1. 氨基酸脱羧酶（AADC）抑制药——卡比多巴

（1）与 L-DOPA 合用时，L-DOPA 在外周的脱羧作用被抑制。

（2）两者合用，减少左旋多巴剂量，明显减少左旋多巴的不良反应，症状波动减轻，作用不受维生素 B_6 的干扰。

2. MAO-B 抑制药——司来吉兰

（1）抑制纹状体中的 DA 降解，增加多巴胺浓度，有效时间延长。

（2）与 L-DOPA 合用可增加其疗效，降低其用量，减少外周副反应，消除 L-DOPA 的“开-关”反应。

3. COMT 抑制药

（1）硝替卡朋：增加纹状体中 L-DOPA 和多巴胺。

（2）托卡朋和恩他卡朋

1）能延长 L-DOPA 半衰期，稳定血浆浓度，延长症状波动患者“开”的时间。

2）托卡朋是唯一能同时抑制外周和中枢 COMT 的药物。应用时严密监测肝功能。

3）恩他卡朋仅抑制外周 COMT。两者均可明显改善病情稳定的 PD 患者日常生活能力和运动功能，尤适用于伴有症状波动患者。

（三）多巴胺受体激动药

1. 溴隐亭

（1）作用机制：D_2 类受体强激动药。

1）小剂量溴隐亭首先激动结节-漏斗通路 D_2 受体，抑制催乳素和生长激素分泌，用于治疗乳溢闭经综合征和肢端肥大症。

2）增大剂量可激动黑质-纹状体多巴胺通路的 D_2 受体，与 L-DOPA 合用治疗 PD 取得较好疗效，能减少症状波动。

（2）不良反应：恶心、呕吐、直立性低血压、运动功能障碍和精神症状等。

2. 利舒脲

（1）为 D_2 类受体激动药，激动作用比溴隐亭强。

（2）改善运动功能障碍、减少严重的“开-关反应”和 L-DOPA 引起的异常运动亢进（即舞蹈症）。

3. 罗匹尼罗和普拉克索　试验表明，本类药物作为早期治疗用药较 L-DOPA 更少引起症状波动。服药期间禁止从事驾驶等高警觉性工作。

4. 阿扑吗啡　仅用于其他药物如多巴胺受体激动药或 COMT 抑制药对“开-关反应”无效时。

（四）促多巴胺释放药

金刚烷胺

（1）可能加强多巴胺的功能，如促进 L-DOPA 进入脑循环，增加多巴胺合成、释放和减少多巴胺重摄取等。表现出多巴胺受体激动药的作用。近年来认为其作用机制与拮抗 NMDA 受体有关。

（2）对 PD 的肌肉强直、震颤和运动障碍的缓解作用较强。

三、抗胆碱药

（一）苯海索

1. 又称安坦，口服易吸收，抗震颤效果好，也能改善运动障碍和肌肉强直。

2. 临床主要用于早期轻症患者、不能耐受左旋多巴或禁用左旋多巴患者、抗精神病药所致的帕金森综合征。

3. 副作用与阿托品相同，禁用于青光眼和前列腺肥大患者。伴明显痴呆症状的帕金森病患者慎用本类药物。

（二）苯扎托品

作用近似阿托品，具有抗胆碱作用，同时还有抗组胺、局部麻醉作用和大脑皮质抑制作用。

第二节　治疗阿尔茨海默病药

一、概述

（一）阿尔茨海默病（AD）

AD 是一种与年龄高度相关的、以进行性认知障碍和记忆力损害为主的中枢神经系统退行性疾病。

（二）AD 的药物治疗基础

认知和记忆障碍的主要解剖基础为海马组织结构的萎缩，功能基础主要为胆碱能神经兴奋传递障碍和中枢神经系统内胆碱能神经元数目减少等。目前采用的较特异的治疗策略分别是增加中枢胆碱能神经功能和拮抗谷氨酸能神经的功能。改善 AD 认知功能的药物有一定改善精神症状的作用。

二、胆碱酯酶抑制药

（一）多奈哌齐

1. 药理作用　为第二代可逆性中枢 AChE 抑制药。通过抑制 AChE 来增加中枢 ACh 的含量，对丁酰胆碱酯酶无作用。

2. 临床应用　改善认知功能，延缓病情发展。用于轻度至中度 AD 患者。

3. 不良反应　见表 17-2-1。

表 17-2-1　多奈哌齐的不良反应

不良反应	表　现
全身反应	流感样胸痛、牙痛
心血管系统	高血压、血管扩张、低血压、心房颤动等
消化系统	大便失禁、胃肠道出血、腹部胀痛等
神经系统	谵妄、震颤、眩晕、易怒、感觉异常等
其他	脱水、尿失禁、呼吸困难、视物模糊等

（二）利斯的明

1. 属于第二代 AChE 抑制药，可改善 AD 患者胆碱能神经介导的认知障碍，提高认知能力，尚可减慢淀粉样蛋白前体的形成。

2. 适用于伴有心脏、肝脏及肾脏疾病的 AD 患者。

（三）加兰他敏

1. 为第二代 AChE 抑制药。对神经元中的 AChE 有高度选择性，抑制神经元中 AChE 的能力比抑制血液中丁酰胆碱酯酶的能力强。

2. 用于治疗轻、中度 AD，可能成为 AD 治疗的首选药。

（四）石杉碱甲

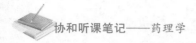

1. 体内过程　口服吸收迅速、完全，生物利用度高，易通

过血-脑屏障。

2. 药理作用　为强效、可逆性胆碱酯酶抑制药，对改善衰老性记忆障碍及老年痴呆患者的记忆功能有良好作用。也有助于改善认知功能。

3. 临床应用　用于老年性记忆功能减退及老年痴呆患者，改善其记忆和认知能力。

4. 不良反应

（1）恶心、头晕、多汗、腹痛、视物模糊等，一般可自行消失，严重者可用阿托品拮抗。

（2）有严重心动过缓、低血压及心绞痛、哮喘、肠梗阻患者慎用。

三、NMDA 受体非竞争性拮抗药

美金刚（美金刚胺）可减少谷氨酸的神经毒性作用，改善记忆过程所需谷氨酸的传递。是第一个用于治疗晚期 AD 的 NMDA 受体非竞争性拮抗药，与 AChE 抑制药同时使用效果更好。

历年真题

1. 左旋多巴在体内的代谢特点是
   A. 外周作用大部分可进入中枢
   B. 口服后胃排空时间与胃内 pH 有关
   C. 口服小肠吸收缓慢
   D. 抑制外周多巴脱羧酶不减少其用量
   E. 血药浓度个体差异较小

（2~3 题共用备选答案）
   A. 抗胆碱药
   B. 多巴胺受体激动药
   C. 复方左旋多巴
   D. 单胺氧化酶（MAO）B 抑制药
   E. 儿茶酚氧位甲基转移酶（COMT）抑制药

2. 司来吉兰（丙炔苯丙胺）属于
3. 溴隐亭属于

参考答案：1. B　2. D　3. B

第十八章　抗精神失常药

核心问题

1. 氯丙嗪的作用机制、药理作用及临床应用。
2. 碳酸锂的使用注意事项。
3. 常见抗抑郁症药的作用机制及临床应用。

内容精要

精神失常包括精神分裂症、躁狂症、抑郁症和焦虑症。抗躁狂症药以碳酸锂为代表。氯丙嗪为抗精神分裂症的常用药物。

第一节　抗精神分裂症药

一、概述

（一）精神分裂症

是一组以思维、情感、行为之间不协调，精神活动与现实脱离为主要特征的最常见的一类精神病。精神分裂症Ⅰ型以阳性症状（幻觉和妄想）为主；Ⅱ型以阴性症状（情感淡漠、主动性缺乏等）为主。

（二）抗精神分裂症作用机制

1. 阻断中脑-边缘系统和中脑-皮层系统多巴胺受体。

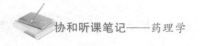

2. 阻断 5-HT 受体。

二、吩噻嗪类

（一）氯丙嗪

1. 作用机制

（1）主要机制为拮抗脑内边缘系统多巴胺（DA）受体。

（2）拮抗肾上腺素 α 受体和 M 胆碱受体，是其长期应用产生严重不良反应的基础。

2. 体内过程　口服吸收慢而不规则，肌内注射吸收迅速，血浆蛋白结合率高。主要在肝脏代谢，经肾排泄。脂溶性高，易蓄积于脂肪组织。给药剂量应个体化。氯丙嗪在体内的消除和代谢随年龄而递减。

3. 药理作用与机制

（1）对中枢神经系统的作用：见表 18-1-1。

表 18-1-1　氯丙嗪对中枢神经系统的作用

作用	机　制
抗精神分裂症	①对中枢神经系统有较强的抑制作用，也称神经安定作用。②精神分裂症患者服用氯丙嗪后，能迅速控制兴奋躁动状态，大剂量连续用药能消除患者的幻觉和妄想等症状，减轻思维障碍，使患者恢复理智，情绪安定，生活自理。③对抑郁无效，甚至可使之加剧
镇吐作用	①小剂量可对抗 DA 受体激动药阿扑吗啡引起的呕吐反应，因其拮抗了延髓第四脑室底部的催吐化学感受区的 D_2 受体。②大剂量直接抑制呕吐中枢。③可治疗顽固性呃逆，因其抑制位于延髓与催吐化学感受区旁呃逆的中枢调节部位。④不能对抗前庭刺激引起的呕吐
调节体温	①抑制下丘脑体温调节中枢。②降低发热机体的体温，也降低正常体温。③降温作用随外界环境温度而变化，环境温度越低其降温作用越明显

（2）对自主神经系统的作用

1）拮抗α受体，可致血管扩张、血压下降。

2）拮抗M胆碱受体，引起口干、便秘、视物模糊。

（3）对内分泌系统的影响

1）结节-漏斗系统中的D_2亚型受体，可促使下丘脑分泌多种激素，如催乳素释放抑制因子、卵泡刺激素释放因子、黄体生成素释放因子和ACTH等。氯丙嗪拮抗D_2亚型受体，增加催乳素的分泌，抑制促性腺激素和糖皮质激素的分泌。

2）抑制垂体生长激素的分泌，可试用于巨人症的治疗。

4. 临床应用

（1）精神分裂症

1）显著缓解如进攻、亢进、妄想、幻觉等阳性症状，但对冷漠等阴性症状效果不显著。

2）主要用于Ⅰ型精神分裂症的治疗，尤其对急性患者效果显著，但需长期用药。

3）对慢性精神分裂症患者疗效较差。对Ⅱ型精神分裂症患者无效甚至加重病情。

4）对其他精神分裂症伴有的兴奋、躁动、紧张、幻觉和妄想等症状也有显著疗效。对各种器质性精神分裂症和症状性精神分裂症的兴奋、幻觉和妄想症状也有效。

主治语录：临床急诊或急性期治疗，首先采取25~50mg氯丙嗪和异丙嗪等量混合给药，可快速控制兴奋和急性精神分裂症状。

（2）呕吐和顽固性呃逆

1）氯丙嗪对多种药物和疾病引起的呕吐有显著镇吐作用。

2）对顽固性呃逆有显著疗效。对晕动症无效。

（3）低温麻醉与人工冬眠

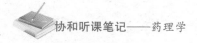

1）配合物理降温：应用氯丙嗪可降低患者体温，用于低温麻醉。

2）氯丙嗪与哌替啶、异丙嗪合用，用于“人工冬眠”。人工冬眠多用于严重创伤、感染性休克、高热惊厥、中枢性高热及甲状腺危象等病症的辅助治疗。

5. 不良反应

（1）常见不良反应：见表 18-1-2。

表 18-1-2　氯丙嗪的常见不良反应

不良反应	表　现
中枢抑制症状	嗜睡、淡漠、无力等
M 受体拮抗症状	视物模糊、口干、无汗、便秘、眼压升高等
α 受体拮抗症状	鼻塞、血压下降、直立性低血压及反射性心动过速等

（2）锥体外系反应：长期大量服用氯丙嗪可出现，见表 18-1-3。

表 18-1-3　氯丙嗪的锥体外系反应

名　称	表　现
帕金森综合征	肌张力增高、面容呆板、动作迟缓、肌肉震颤、流涎等
静坐不能	坐立不安、反复徘徊
急性肌张力障碍	舌、面、颈及背部肌肉痉挛，可出现强迫性张口、伸舌、斜颈、呼吸运动障碍及吞咽困难
迟发性运动障碍	口-面部不自主的刻板运动，广泛性舞蹈样手足徐动症

（3）精神异常：氯丙嗪本身可引起精神异常，如意识障碍、淡漠、兴奋、抑郁、幻觉、妄想等，应与原有疾病加以鉴别，

一旦发生应立即减量或停药。

（4）惊厥与癫痫：有惊厥或癫痫史者更易发生，应慎用，必要时加用抗癫痫药物。

（5）过敏反应：常见皮疹、接触性皮炎。少数出现肝损害、黄疸，可出现粒细胞减少、溶血性贫血和再生障碍性贫血等。

（6）心血管和内分泌系统反应

1）直立性低血压，持续性低血压休克，多见于年老伴动脉硬化、高血压患者，心电图异常及心律失常。

2）长期用药还会引起内分泌系统紊乱，如乳腺增大、泌乳、月经停止、抑制儿童生长等。

（7）急性中毒：出现昏睡、血压下降至休克水平，并出现心肌损害，如心动过速、心电图异常，应立即对症治疗。

6. 药物相互作用

（1）氯丙嗪可增强其他中枢抑制药作用，合用时注意调整剂量。与吗啡、哌替啶等合用时要注意呼吸抑制和血压降低的问题。

（2）此类药物抑制 DA 受体激动药、左旋多巴的作用。氯丙嗪的去甲基代谢物可以拮抗胍乙啶的降压作用。

（3）某些肝药酶诱导剂如苯妥英钠等可加速氯丙嗪的代谢。

7. 禁忌证

（1）有癫痫及惊厥史者禁用，青光眼患者禁用，乳腺增生症和乳腺癌患者禁用。

（2）对冠心病患者易致猝死，应慎用。

（二）其他吩噻嗪类药物

包括奋乃静、氟奋乃静及三氟拉嗪等。

主治语录：氯丙嗪是吩噻嗪类药物的典型代表，也是应用最广泛的抗精神分裂症药物。

三、硫杂蒽类

（一）氯普噻吨

1. 药理作用　有较弱的抗抑郁作用。调整情绪、控制焦虑抑郁的作用较氯丙嗪强。抗幻觉、妄想作用不如氯丙嗪。

2. 临床应用　适用于带有强迫状态或焦虑抑郁情绪的精神分裂症患者、焦虑性神经官能症以及更年期抑郁症患者。

（二）氟哌噻吨

抗精神分裂症作用与氯丙嗪相似，但具有特殊的激动效应，故禁用于躁狂症患者。用于治疗抑郁症或伴焦虑的抑郁症。

四、丁酰苯类

药理作用和临床应用与吩噻嗪类相似，见表 18-1-4。

表 18-1-4　丁酰苯类

名　称	临床应用
氟哌啶醇	能选择性拮抗 D_2 样受体，有很强的抗精神分裂症作用，显著控制各种精神运动兴奋的作用，同时对慢性症状有较好疗效
氟哌利多	主要用于增强镇痛药的作用，也用于麻醉前给药、镇吐、控制精神病患者的攻击行为
匹莫齐特	用于治疗精神分裂症、躁狂症和秽语综合征。有较好的抗幻觉、抗妄想作用，并使慢性退缩被动的患者活跃起来

五、其他抗精神分裂症药物

1. 五氟利多　是口服长效抗精神分裂症药，适用于急、慢性精神分裂症，尤其适用于慢性患者，对幻觉、妄想、退缩均有较好疗效。

2. 舒必利　对紧张型精神分裂症疗效好，奏效也较快，有“药物电休克”之称。有改善患者与周围的接触、活跃情绪、减轻幻觉和妄想的作用。对情绪低落、抑郁等症状也有治疗作用，对长期用其他药物无效的难治性病例也有一定疗效。

六、非典型抗精神分裂症药

（一）氯氮平

1. 概述　氯氮平属于二苯二氮䓬类，是选择性 D_4 亚型受体拮抗药，为新型抗精神分裂症药。

2. 药理作用及应用

（1）氯氮平为广谱神经安定药，抗精神分裂症作用强，也适用于慢性患者；对其他抗精神分裂症药无效的精神分裂症的阴性和阳性症状都有治疗作用。主要用于其他抗精神分裂症药无效或锥体外系反应过强的患者。

（2）可用于长期给予氯丙嗪等抗精神分裂症药物引起的迟发运动障碍，对情感淡漠和逻辑思维障碍的改善较差。

（3）具有抗胆碱作用、抗组胺作用、抗 α 肾上腺素能作用。

3. 不良反应　几乎无锥体外系反应和内分泌紊乱等，可引起粒细胞减少，严重者可致粒细胞缺乏（女性多于男性）。亦有引起染色体畸变的报道。

（二）利培酮

1. 对 5-HT 受体和 D_2 亚型受体均有拮抗作用。

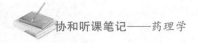

2. 对精神分裂症阳性症状及阴性症状均有良效。适于治疗首发急性患者和慢性患者。对精神分裂症患者的认知功能障碍

和继发性抑郁也有治疗作用。

（三）齐拉西酮

是目前唯一对 NA、5-HT 再摄取都有抑制作用的非典型抗精神分裂症药。

（四）阿立哌唑

临床用于治疗各类型的精神分裂症，对精神分裂症的阳性和阴性症状均有明显疗效。

主治语录：目前在我国许多地区已将氯氮平作为治疗精神分裂症的首选药。

第二节　抗躁狂症药

以碳酸锂为代表，介绍如下。

一、概述

（一）特点

碳酸锂主要是锂离子发挥药理作用，治疗剂量对正常人的精神行为没有明显的影响。

（二）主要治疗机制

1. 在治疗浓度抑制去极化和 Ca^{2+} 依赖的 NA 和 DA 从神经末梢释放，而不影响或促进 5-HT 的释放。

2. 摄取突触间隙中儿茶酚胺，并增加其灭活。

3. 抑制腺苷酸环化酶和磷脂酶 C 所介导的反应。

4. 影响 Na^+、Ca^{2+}、Mg^{2+}的分布，影响葡萄糖的代谢。

二、体内过程

口服吸收快，不与血浆蛋白结合，主要经肾脏排泄，肾小球滤出减少或缺钠可导致体内锂潴留，引起中毒。

三、临床应用

碳酸锂主要用于抗躁狂，但有时对抑郁症也有效，故有情绪稳定药之称。碳酸锂还可用于治疗躁狂抑郁症。长期重复使用碳酸锂不仅可以减少躁狂复发，对预防抑郁复发也有效，但对抑郁的作用不如躁狂显著。

四、不良反应

锂盐安全范围较窄，超过 2mmol/L 即出现中毒症状，轻者出现恶心、呕吐、腹痛、腹泻和细微震颤；较严重的毒性反应涉及神经系统，包括精神紊乱、反射亢进、明显震颤、发音困难、惊厥，直至昏迷与死亡。

主治语录：当锂盐血药浓度升至 1.6mmol/L 时，应立即停药。

第三节 抗抑郁药

一、三环类抗抑郁药（TCAs）

（一）丙米嗪

1. 体内过程　口服吸收良好。在体内以脑、肝、肾及心脏分布较多。主要在肝内经肝药酶代谢。

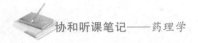

2. 药理作用

（1）对中枢神经系统的作用

1）正常人服用后出现安静、嗜睡、血压稍降、头晕、目眩，并常出现口干、视物模糊等抗胆碱反应，连用数天后这些症状可能加重，甚至注意力不集中和思维能力下降。

2）抑郁症患者连续服药后，出现精神振奋现象，连续2~3周后疗效才显著，使情绪高涨，症状减轻。抗抑郁的作用机制主要是阻断NA、5-HT在神经末梢的再摄取。

（2）对自主神经系统的作用：治疗量丙米嗪有明显拮抗M胆碱受体的作用，表现为视物模糊、口干、便秘和尿潴留等。

（3）对心血管系统的作用：可降低血压，致心律失常，其中心动过速较常见。丙米嗪对心肌有奎尼丁样直接抑制效应，故心血管病患者慎用。

3. 临床应用

（1）用于各种原因引起的抑郁症；对内源性抑郁症、更年期抑郁症效果较好；对精神分裂症的抑郁成分效果较差。抗抑郁药也可用于强迫症的治疗。

（2）治疗遗尿症。

（3）焦虑和恐惧症。

4. 不良反应

（1）常见口干、扩瞳、视物模糊、便秘和心动过速等抗胆碱作用。

（2）多汗、失眠、直立性低血压、共济失调、肝功能异常等。

（3）抗抑郁药易致尿潴留和升高眼压，前列腺肥大、青光眼患者禁用。

5. 药物相互作用

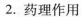

（1）三环类与血浆蛋白的结合能被苯妥英钠、阿司匹林、

东莨菪碱和吩噻嗪竞争而减少。

（2）如与单胺氧化酶抑制剂合用，可引起血压明显升高、高热和惊厥。

（3）三环类还能增强中枢抑制药的作用。

（4）对抗胍乙啶及可乐定的降压作用。

（二）阿米替林

1. 药理学特性及临床应用与丙米嗪极相似，对5-HT再摄取的抑制作用明显强于对NA再摄取的抑制。镇静作用和抗胆碱作用较明显。

2. 不良反应与丙米嗪相似，但比丙米嗪严重，偶有加重糖尿病症状的报道。禁忌证与丙米嗪相同。

（三）氯米帕明

1. 对5-HT再摄取有较强的抑制作用，体内活性代谢物去甲氯米帕明则对NA再摄取有相对强的抑制作用。

2. 用于抑郁症、强迫症、恐怖症和发作性睡眠引起的肌肉松弛。

（四）多塞平

对伴有焦虑症状的抑郁症疗效最佳。也可用于治疗消化性溃疡。

二、NA摄取抑制药

（一）地昔帕明

1. 药理作用

（1）是一种强NA摄取抑制剂，其效率为抑制5-HT摄取的

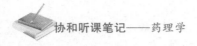

100 倍以上，对 DA 的摄取有一定的抑制作用，对 H_1 受体有强拮抗作用。对 α 受体和 M 受体拮抗作用较弱。

（2）有轻度镇静作用，缩短 REM 睡眠，延长了深睡眠。

（3）血压和心率轻度增加，有时也会出现直立性低血压。

2. 临床应用　对轻、中度的抑郁症疗效好。

3. 不良反应　过量导致血压降低、心律失常、震颤、惊厥、口干、便秘等。

4. 药物相互作用

（1）不能与拟交感胺类药物合用，因会明显增强后者的作用。

（2）与 MAO 抑制剂合用要慎重。

（3）与胍乙啶及作用于肾上腺素能神经末梢的降压药合用会明显降低降压效果。

（二）马普替林

为选择性 NA 再摄取抑制药，对 5-HT 摄取几无影响。治疗抑郁症与丙咪嗪相似。

（三）去甲替林

药理作用与阿米替林相似。抑制 NA 摄取远强于对 5-HT 的摄取。治疗内源性抑郁症效果优于反应性抑郁症，比其他三环类抗抑郁药治疗显效快。

（四）瑞波西汀

1. 药理作用

（1）选择性去甲肾上腺素再摄取抑制剂，提高中枢内 NA 的活性，改善患者情绪。

（2）有较弱的 5-HT 抑制作用，对 M 受体无明显亲和力。

2. 临床应用　主要用于成人抑郁症。

3. 不良反应　常见失眠、口干、心率加快等。服用本药可能出现自残或自杀想法，尤其是18岁以下患者。禁用于妊娠、分娩、哺乳期妇女，有惊厥史者，严重心血管患者。

（五）文拉法辛和度洛西汀

两者为5-HT和NA再摄取抑制药。文拉法辛可用于各种抑郁症和广泛性焦虑症。度洛西汀主要用于重症抑郁或伴有糖尿病周围神经炎的抑郁患者。

三、5-HT再摄取抑制药

（一）氟西汀

1. 药理作用　是一种强效选择性5-HT再摄取抑制药，比抑制NA摄取作用强200倍。氟西汀对肾上腺素受体、组胺受体、$GABA_B$受体、M受体、5-HT受体几乎没有亲和力。对抑郁症的疗效与TCAs相当，耐受性与安全性优于TCAs。

2. 临床应用　治疗抑郁症、神经性贪食症。

3. 不良反应

（1）偶有恶心、呕吐、头痛、头晕、乏力、失眠、惊厥等。

（2）肝病者服用后半衰期延长，须慎用。

（3）肾功能不全者，长期用药须减量，延长服药间隔时间。

（4）与MAO抑制剂合用时须警惕“血清素综合征”的发生。

（5）心血管疾病、糖尿病者应慎用。

（二）帕罗西汀

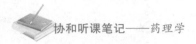

1. 为强效5-HT再摄取抑制剂，增高突触间隙递质浓度而发

挥治疗抑郁症的作用。抗抑郁疗效与 TCAs 相当。

2. 常引起口干、便秘、视物模糊、震颤等。禁与 MAO 抑制剂联用。

(三) 舍曲林

为选择性抑制 5-HT 再摄取抗抑郁药，可用于各类抑郁症的治疗，并对强迫症有效。主要不良反应为口干、恶心、男性射精延迟、震颤等。禁与 MAO 抑制剂合用。

四、其他抗抑郁药

(一) 曲唑酮

1. 具有抗精神失常药物的一些特点，其抗抑郁的作用机制可能与抑制 5-HT 再摄取有关，但目前还不清楚。具有 α_2 受体拮抗药的特点，可翻转可乐定的中枢性心血管效应。

2. 治疗抑郁症，具有镇静作用，适于夜间给药。

(二) 米安舍林

为一种四环类抗抑郁药。对突触前 α_2 肾上腺素受体有阻断作用。通过抑制负反馈而使突触前 NA 释放增多，以治疗抑郁症。疗效与 TCAs 相当。

(三) 米氮平

通过阻断突触前 α_2 肾上腺素受体而增加 NA 的释放，间接提高 5-HT 的更新率而发挥抗抑郁作用，抗抑郁效果与阿米替林相当。

(四) 吗氯贝胺

为单胺氧化酶抑制药，可提高脑内去甲肾上腺素、多巴胺和 5-HT 的水平，起到抗抑郁作用，具有作用快，停药后单胺氧化酶活性恢复快的特点。

历年真题

1. 抗精神病药物的抗精神病作用主要通路是
   A. 锥体外系统
   B. 结节-漏斗系统
   C. 网状上行系统
   D. 中脑-边缘系统
   E. 黑质-纹状体系统
2. 下列对氯丙嗪叙述错误的是
   A. 对刺激前庭引起的呕吐有效
   B. 可使正常人体温下降
   C. 可加强苯二氮䓬类药物的催眠作用
   D. 可阻断脑内多巴胺受体
   E. 可抑制促性腺激素的分泌

（3~5 题共用备选答案）
   A. 对心肌有奎尼丁样作用
   B. 使突触间隙的去甲肾上腺素（NA）浓度下降
   C. 阻断 N 胆碱受体
   D. 阻断 DA 受体
   E. 阻断中枢 5-HT 受体
3. 氯丙嗪的作用机制为
4. 丙米嗪的作用特点为
5. 碳酸锂的作用机制为

参考答案：1. D　2. A　3. D　4. A　5. B

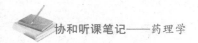

第十九章　镇　痛　药

核心问题

1. 吗啡的药理作用、临床应用及不良反应。
2. 哌替啶的药理作用及临床应用。

内容精要

镇痛药包括麻醉性和非麻醉性镇痛药。麻醉性镇痛药又称阿片类镇痛药，至今仍是主要的镇痛药物之一，易产生药物成瘾性，以吗啡为代表药物。

第一节　阿片受体激动药

一、吗啡

（一）体内过程

1. 口服胃肠道吸收快，首关消除明显，生物利用度约为25%。常注射给药，硬膜外或椎管内注射可快速渗入脊髓发挥作用。

2. 吸收后约1/3与血浆蛋白结合，游离型吗啡迅速分布于全身，血流丰富的组织如肺、肝、肾和脾等浓度最高。

3. 经肾排泄，少量经乳腺排泄，可通过胎盘。

（二）药理作用

1. 中枢神经系统

（1）镇痛作用

1）吗啡有强大的镇痛作用。对绝大多数急性痛和慢性痛的镇痛效果良好。对持续性慢性钝痛作用大于间断性锐痛，对神经性疼痛效果差。

2）主要与其激动脊髓胶质区、丘脑内侧、脑室及导水管周围灰质的阿片受体有关。

（2）镇静、致欣快作用

1）吗啡改善由疼痛所引起的焦虑、紧张、恐惧等情绪反应，产生镇静作用，提高对疼痛的耐受力。

2）吗啡改变情绪的作用机制，可能与激活边缘系统和蓝斑核的阿片受体，以及中脑-边缘叶的中脑腹侧背盖区-伏隔核多巴胺能神经通路与阿片受体/肽系统的相互作用有关。

3）可引起欣快症，表现为满足感和飘然欲仙等。

（3）抑制呼吸

1）治疗量即可抑制呼吸，其中呼吸频率减慢尤为突出，并随剂量增加而作用增强。给药途径对呼吸抑制发生快慢及程度的影响较大。

2）与麻醉药、镇静催眠药及酒精等合用，加重其抑制呼吸。吗啡抑制呼吸的同时，不伴有对延髓心血管中枢的抑制。该作用与其降低脑干呼吸中枢对血液 CO_2 张力的敏感性，以及抑制脑桥呼吸调节中枢有关。

主治语录：呼吸抑制是吗啡急性中毒致死的主要原因。

（4）镇咳

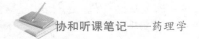

1）直接抑制咳嗽中枢，使咳嗽反射减轻或消失，产生镇咳作用。

2）该作用可能与激动延髓孤束核阿片受体有关。

（5）缩瞳：兴奋支配瞳孔的副交感神经，引起瞳孔括约肌收缩，使瞳孔缩小。吗啡中毒时以针尖样瞳孔为其特征。

（6）其他中枢作用

1）作用于下丘脑体温调节中枢，改变体温调定点，使体温略有降低，但长期大剂量应用，体温反而升高。

2）兴奋延髓催吐化学感受区，引起恶心和呕吐。

3）抑制下丘脑释放促性腺激素释放激素（GnRH）和促肾上腺皮质激素释放激素（CRH），降低血浆促肾上腺皮质激素（ACTH）、黄体生成素（LH）、卵泡刺激素（FSH）等的浓度。

2. 平滑肌　见表 19-1-1。

表 19-1-1　吗啡作用于平滑肌的药理作用

部　位	药理作用
胃肠道平滑肌	①减慢胃蠕动，使胃排空延迟，提高胃窦部及十二指肠上部的张力，易致食物反流，减少其他药物吸收。②提高小肠及大肠平滑肌张力，减弱推进性蠕动，致肠内容物通过延缓和水分吸收增加，并抑制消化腺的分泌。③减弱便意和排便反射，易引起便秘
胆道平滑肌	治疗量吗啡引起胆道奥迪括约肌痉挛性收缩，使胆总管压升高，胆囊内压明显提高，可致上腹不适甚至胆绞痛
其他	①降低子宫张力、收缩频率和收缩幅度，延长产妇分娩时程。②提高膀胱外括约肌张力和膀胱容积，可引起尿潴留。③大剂量可引起支气管收缩，诱发或加重哮喘

3. 心血管系统

1）对心率及节律无明显影响，能扩张血管，降低外周阻力，可引起直立性低血压。治疗量吗啡仅轻度降低心肌氧耗量和左心室舒张末压。吗啡类药物还能模拟缺血性预适应对心肌缺血性损伤的保护作用。

2）吗啡抑制呼吸使体内 CO_2 蓄积，可导致脑血流增加和颅内压增高。

4. 免疫系统

1）抑制淋巴细胞增殖，减少细胞因子的分泌，减弱自然杀伤细胞的细胞毒作用。

2）可抑制人类免疫缺陷病毒（HIV）蛋白诱导的免疫反应。

（三）作用机制

1. 阿片类药物同时通过直接抑制源自脊髓背角的痛觉上行传入通路和激活源自中脑的痛觉下行控制环路来实现镇痛作用。

2. 吗啡通过激动脊髓胶质区、丘脑内侧、脑室及导水管周围灰质等部位的阿片受体，主要是 μ 受体，模拟内源性阿片肽对痛觉的调制功能而产生镇痛作用。

（四）临床应用

1. 疼痛

1）可缓解或消除严重创伤、烧伤、手术等引起的剧痛和晚期癌症疼痛。

2）对内脏平滑肌痉挛引起的绞痛，如胆绞痛和肾绞痛加用 M 胆碱受体阻断药如阿托品可有效缓解。

3）对心肌梗死引起的剧痛，能缓解疼痛和减轻焦虑，扩血管作用可减轻患者心脏负担。对神经压迫性疼痛疗效较差。

主治语录：吗啡久用易成瘾，除癌症剧痛外，一般仅短期应用于其他镇痛药无效时。诊断未明前慎用。

2. 心源性哮喘

(1) 静脉注射吗啡可迅速缓解心源性哮喘患者的气促和窒息感，促进肺水肿液的吸收。

(2) 作用机制

1) 扩张外周血管，降低外周阻力，减轻心脏前、后负荷，有利于急性肺水肿的消除。

2) 镇静作用有利于消除患者的焦虑、恐惧情绪。

3) 降低呼吸中枢对 CO_2 的敏感性，减弱过度的反射性呼吸兴奋，使急促浅表的呼吸得以缓解，有利于心源性哮喘的治疗。

4) 当患者伴有休克、昏迷、严重肺部疾患或痰液过多时禁用。

(3) 对其他原因引起的肺水肿，如尿毒症所致肺水肿，也可应用吗啡。

3. 腹泻　适用于急、慢性消耗性腹泻以减轻症状。如伴有细菌感染，同时服用抗生素。

(五) 不良反应

见表 19-1-2。

表 19-1-2　吗啡的不良反应

不良反应	表　现
一般反应	治疗量吗啡可引起恶心、便秘、呼吸抑制、排尿困难（老年多见）、胆道压力升高甚至胆绞痛、直立性低血压（低血容量者易发生）等。偶见烦躁不安
耐受性及依赖性	长期反复应用阿片类药物易产生耐受性和药物依赖性。剂量越大，给药间隔越短，耐受发生越快越强。停药后出现戒断症状，具有成瘾性
急性中毒	①主要表现为昏迷、深度呼吸抑制及瞳孔极度缩小。常伴血压下降、严重缺氧及尿潴留。②抢救措施为人工呼吸、适量给氧，以及静脉注射阿片受体阻断药纳洛酮

（六）禁忌证

1. 吗啡禁用于分娩镇痛和哺乳期女性镇痛。

2. 禁用于支气管哮喘及肺心病患者。

3. 颅脑损伤所致颅内压增高的患者、肝功能严重减退患者及新生儿和婴儿禁用。

二、可待因

（一）药理作用

与吗啡相似，但作用较吗啡弱，镇痛作用为吗啡的1/10~1/12，镇咳作用为吗啡的1/4，对呼吸中枢抑制也较轻，无明显的镇静作用。

（二）临床应用

用于中等程度疼痛和剧烈干咳。

（三）不良反应

无明显便秘、尿潴留及直立性低血压等副作用，欣快及成瘾性低于吗啡。

三、哌替啶

（一）体内过程

1. 口服易吸收，皮下或肌内注射吸收更迅速，起效更快，临床常用注射给药。

2. 能透过胎盘屏障，进入胎儿体内。

3. 在肝脏代谢，经肾脏排泄。

（二）药理作用

1. 哌替啶主要激动μ型阿片受体，药理作用与吗啡基本相同，镇痛作用弱于吗啡，作用持续时间较短。

2. 镇静、呼吸抑制、致欣快和扩血管作用与吗啡相当。

3. 提高平滑肌和括约肌的张力，作用时间短，较少引起便秘和尿潴留。

4. 大剂量哌替啶可引起支气管平滑肌收缩，无明显中枢性镇咳作用。

5. 有轻微兴奋子宫作用，但不延缓产程。

（三）临床应用

1. 镇痛

（1）可替代吗啡用于创伤、术后及晚期癌症等各种剧痛。

（2）用于内脏绞痛须加用阿托品。

（3）产妇临产前2~4小时内不宜使用。

2. 心源性哮喘　可替代吗啡用于治疗心源性哮喘，且效果良好。其机制与吗啡相同。

3. 麻醉前给药及人工冬眠

（1）麻醉前给予哌替啶，可消除术前紧张和恐惧情绪，减少麻醉药用量及缩短诱导期。

（2）与氯丙嗪、异丙嗪组成冬眠合剂。

（四）不良反应

1. 治疗量可致眩晕、出汗、恶心、心悸和直立性低血压等。

2. 剂量过大可明显抑制呼吸。

3. 偶可致震颤、肌肉痉挛、反射亢进甚至惊厥，中毒解救时可配合抗惊厥药。

4. 久用产生耐受性和依赖性。

5. 禁忌证与吗啡相同。

（五）药物相互作用

1. 与单胺氧化酶抑制药合用可引起谵妄、高热、多汗、惊厥、严重呼吸抑制、昏迷甚至死亡。

2. 氯丙嗪、异丙嗪、三环类抗抑郁药加重哌替啶的呼吸抑制。

3. 可加强双香豆素等抗凝血药的作用，合用时酌情减量。

四、美沙酮

（一）概述

美沙酮为 μ 受体激动药，是左、右旋异构体各半的消旋体，镇痛作用主要为左旋美沙酮。

（二）药理作用

1. 镇痛作用强度与吗啡相当，持续时间较长，镇静作用较弱，耐受性与成瘾性发生较慢，戒断症状略轻。

2. 抑制呼吸、缩瞳、引起便秘及升高胆道内压等作用较吗啡弱。

3. 使吗啡等的成瘾性减弱，并能减少吗啡或海洛因成瘾者自我注射带来的血液传播性疾病的危险。

（三）临床应用

适用于创伤、手术及晚期癌症等所致剧痛，亦可用于吗啡、海洛因等成瘾的脱毒治疗。

（四）不良反应

1. 可致恶心、呕吐、便秘、头晕、口干和抑郁等。

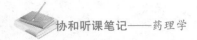

2. 长期用药易致多汗、淋巴细胞数增多、血浆白蛋白和糖蛋白及催乳素含量升高。

3. 皮下注射有局部刺激作用，可致疼痛和硬结。

4. 禁用于分娩镇痛。

主治语录：美沙酮用于阿片成瘾者的替代治疗时，肺水肿是过量中毒的主要死因。

五、芬太尼及其同系物

（一）芬太尼

1. 作用机制及药理作用　μ受体激动药，属短效镇痛药。作用与吗啡相似，镇痛效力为吗啡的100倍。

2. 临床应用

（1）主要用于麻醉辅助用药和静脉复合麻醉，或与氟哌利多合用产生神经阻滞镇痛，适用于外科小手术。

（2）硬膜外或蛛网膜下腔给药治疗急性手术后痛和慢性痛。

（3）芬太尼透皮贴适用于中至重度癌痛的患者。

3. 不良反应

（1）眩晕、恶心、呕吐及胆道括约肌痉挛。

（2）大剂量产生明显肌肉僵直。

（3）静脉注射过快可致呼吸抑制。

（4）反复用药能产生依赖性。不宜与单胺氧化酶抑制药合用。

（5）禁用于支气管哮喘、重症肌无力、颅脑肿瘤或外伤引起昏迷的患者，以及2岁以下小儿。

（二）舒芬太尼和阿芬太尼

主要作用于μ受体，对δ和κ受体作用较弱。舒芬太尼的镇痛作用强于芬太尼，是吗啡的1 000倍，而阿芬太尼弱于芬太尼，是吗啡的40~50倍。两药起效快，作用时间短，为超短效镇痛药。临床常用于心血管手术麻醉。

（三）瑞芬太尼

主要用于全麻诱导及静脉全身麻醉，也可用于术后镇痛和分娩镇痛。

第二节　阿片受体部分激动药和激动-拮抗药

一、喷他佐辛

又名镇痛新。为阿片受体部分激动药，可激动κ受体和拮抗μ受体。

（一）体内过程

1. 口服、皮下和肌内注射均吸收良好，口服首关消除明显，仅20%药物进入体循环，血药浓度与其镇痛作用强度、持续时间相一致。
2. 主要经肝脏代谢，代谢速率个体差异较大。

（二）药理作用

1. 镇痛作用为吗啡的1/3，呼吸抑制作用为吗啡的1/2。
2. 大剂量可产生精神症状，如烦躁不安、梦魇、幻觉，可用纳洛酮对抗；可加快心率和升高血压。
3. 对胃肠道平滑肌的兴奋作用比吗啡弱。

（三）临床应用

适用于各种慢性疼痛，对剧痛的镇痛效果不及吗啡。

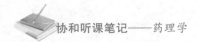

（四）不良反应

1. 常见嗜睡、眩晕、出汗、轻微头痛，恶心、呕吐少见。

2. 剂量增大能引起烦躁、幻觉、血压升高、心率增快、思维障碍和发音困难等。

3. 局部反复注射，可使局部组织产生无菌性脓肿、溃疡和瘢痕形成，应常更换注射部位。

4. 能增加心脏负荷，故不适用于心肌梗死时的疼痛。

5. 经常或反复使用，可产生吗啡样生理依赖性，但戒断症状比吗啡轻，与吗啡合用可加重其戒断症状。

二、布托啡诺

（一）药理作用

1. 为阿片受体部分激动药，激动 κ 受体，对 μ 受体有弱的竞争性拮抗作用。

2. 镇痛效力和呼吸抑制作用强于吗啡，但呼吸抑制程度不随剂量增加而加重。对胃肠道平滑肌兴奋作用较吗啡弱。

3. 增加外周血管、肺血管阻力。

（二）临床应用

用于缓解中、重度疼痛，如术后、外伤和癌症疼痛或胆绞痛等。对急性疼痛的镇痛效果好于慢性疼痛。也可用作麻醉前用药。

（三）不良反应

常见有镇静、乏力、出汗，个别出现嗜睡、眩晕、飘浮感、精神错乱等。久用产生依赖性。

三、丁丙诺啡

以激动μ受体为主，对κ受体有拮抗作用，大剂量对δ受体有拮抗作用。镇痛效力为吗啡25倍。临床主要用于各种术后疼痛、癌性疼痛等中到重度疼痛，常制成透皮贴剂或舌下含服制剂，也可单独或与纳洛酮组成复方制剂用于吗啡或海洛因成瘾的脱毒治疗。

第三节　其他镇痛药

一、曲马多

（一）药理作用

曲马多为合成的可待因类似物，具有较弱的μ受体激动作用，并能抑制去甲肾上腺素和5-HT再摄取。镇痛效力与喷他佐辛相当，镇咳效力为可待因的1/2。呼吸抑制作用弱，对胃肠道无影响，也无明显的心血管作用。

（二）临床应用

适用于中度以上的急、慢性疼痛，如手术、创伤、分娩及晚期癌症疼痛等。

（三）不良反应

多汗、头晕、呕吐、口干等，可引起癫痫。静脉注射过快可有颜面潮红、一过性心动过速。长期应用可成瘾。

（四）药物相互作用

1. 抗癫痫药卡马西平可降低其血药浓度，减弱其镇痛作用。

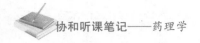

2. 安定类药可增强其镇痛作用，合用时应调整剂量。不能与单胺氧化酶抑制药合用。

二、布桂嗪

镇痛效力约为吗啡的1/3。临床多用于偏头痛、三叉神经痛、炎症性及外伤性疼痛、关节痛、痛经及晚期癌症疼痛。偶有恶心、困倦等神经系统不良反应，停药后即消失。有一定的成瘾性。

三、延胡索乙素及罗通定

具有镇静、安定、镇痛和中枢性肌肉松弛作用。可治疗胃肠及肝胆系统等引起的钝痛、一般性头痛及脑震荡后头痛；用于痛经及分娩镇痛。

第四节　阿片受体拮抗药

主要介绍纳洛酮。

（一）药理作用

对各型阿片受体都有竞争性拮抗作用，作用强度依次为$\mu>\kappa>\delta$受体。

（二）体内过程

口服易吸收，首关消除明显，故常静脉给药。与巴比妥类药物合用或长期饮酒可缩短其血浆半衰期。

（三）临床应用

1. 阿片类药急性中毒

（1）首选用于已知或疑为阿片类药物过量引起的呼吸抑制和昏迷等。对阿片类药物依赖者，可同时促进戒断症状产生，应注意区别。

（2）解除喷他佐辛引起的精神症状。

2. 解除阿片类药物麻醉的术后呼吸抑制及其他中枢抑制症状。

3. 阿片类药物成瘾者的鉴别诊断。

4. 试用于急性酒精中毒、休克、脊髓损伤、脑卒中及脑外伤的救治。

5. 研究疼痛与镇痛的重要工具药。

（四）不良反应

不良反应少，大剂量偶见轻度烦躁不安。

历年真题

1. 某一急性药物中毒患者，表现为昏迷，瞳孔极度缩小，呼吸深度抑制，血压降低。引起上述中毒症状的药物是
   A. 苯巴比妥
   B. 吗啡
   C. 地西泮
   D. 氯丙嗪
   E. 苯妥英钠

2. 吗啡可引起
   A. 瞳孔扩大
   B. 再生障碍性贫血
   C. 共济失调
   D. 急性心力衰竭
   E. 呼吸抑制

参考答案：1. B　2. E

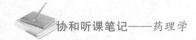

第二十章　解热镇痛抗炎药

核心问题

阿司匹林的药理作用、临床应用及不良反应。

内容精要

解热镇痛抗炎药是一类具有解热、镇痛，且大多数有抗炎、抗风湿作用的药物。又称为非甾体抗炎药（NSAIDs）。阿司匹林是其代表，NSAIDs 主要的作用机制是抑制体内环氧化酶（COX）活性而减少局部组织前列腺素（PG）的生物合成。NSAIDs 主要通过抑制下丘脑 PG 的生成而发挥解热作用。

COX-1 为结构型，主要存在于血管、胃、肾等组织中，COX-2 为诱导型。目前认为，NSAIDs 对 COX-2 的抑制是其发挥药效作用的基础，对 COX-1 的抑制构成了此类药物不良反应的毒理学基础。

第一节　非选择性环氧化酶抑制药

一、水杨酸类

（一）阿司匹林（乙酰水杨酸）

1. 体内过程

（1）口服后迅速被胃肠道黏膜吸收，小部分在胃、大部分在小肠中吸收。水解后以水杨酸盐的形式分布到全身组织，血浆蛋白结合率达80%~90%。

（2）水杨酸盐的排泄量受尿液pH影响，碱性尿排出较多，酸性尿仅排出5%。

2. 药理作用及临床应用

（1）解热镇痛及抗风湿

1）用于头痛、牙痛、肌肉痛、痛经及感冒发热等。

2）能减轻炎症引起的红、肿、热、痛等症状，迅速缓解风湿性关节炎的症状，可作为急性风湿热的鉴别诊断依据。

（2）影响血小板的功能：见表20-1-1。临床常用小剂量阿司匹林治疗缺血性心脏病、脑缺血病、心房颤动、人工心脏瓣膜、动静脉瘘或其他手术后的血栓形成。

表20-1-1 阿司匹林影响血小板的功能

阿司匹林剂量	影响
低浓度	使PG合成酶（COX）活性中心的丝氨酸乙酰化失活，不可逆地抑制血小板环氧化酶，减少血小板中血栓素 A_2（TXA_2）的生成，从而影响血小板的聚集及抗血栓形成，达到抗凝作用
高浓度	直接抑制血管壁中PG合成酶，减少 PGI_2 合成。PGI_2 是 TXA_2 的生理对抗剂，它的合成减少可能促进血栓形成

（3）儿科用于皮肤黏膜淋巴结综合征（川崎病）的治疗。

主治语录：阿司匹林及其代谢物水杨酸对COX-1和COX-2的抑制作用基本相当，具有相似的解热、镇痛、抗炎作用。

3. 不良反应

（1）胃肠道反应

1）最常见。口服可直接刺激胃黏膜，引起上腹不适、恶心、呕吐。血药浓度高则刺激延髓催吐化学感应区（CTZ），也可致恶心及呕吐。

2）较大剂量口服（抗风湿治疗）可引起胃溃疡及无痛性胃出血，原有溃疡病者症状加重。

（2）加重出血倾向

1）能不可逆抑制环氧化酶，对 TXA_2 有强大而持久抑制作用。血管内皮有合成环氧化酶的能力，对前列环素的合成抑制弱而短暂。结果血液中 TXA_2/PGI_2 比率下降，血小板凝集受到抑制，使血液不易凝固，出血时间延长。

2）大剂量可以抑制凝血酶原的形成，引起凝血障碍，加重出血倾向，使用维生素 K 可预防。

3）严重肝病、有出血倾向的疾病如血友病患者、产妇和孕妇禁用。如需手术患者，术前 1 周应停用阿司匹林。

（3）水杨酸反应

1）剂量过大（5g/d）时，可出现头痛、眩晕、恶心、呕吐、耳鸣和视力、听力减退，总称为水杨酸反应，是水杨酸类中毒的表现。

2）严重者可出现过度呼吸、高热、脱水、酸碱平衡失调，甚至精神错乱。

3）严重中毒者应立即停药，静脉滴注碳酸氢钠溶液以碱化尿液，加速水杨酸盐自尿排泄。

（4）过敏反应

1）少数患者可出现荨麻疹、血管神经性水肿和过敏性休克。

2）某些哮喘患者服用阿司匹林或其他解热镇痛药后可诱发哮喘，称为“阿司匹林哮喘”，可用抗组胺药和糖皮质激素治疗。

3）哮喘、鼻息肉及慢性荨麻疹患者禁用阿司匹林。

（5）瑞夷综合征

1）在儿童感染病毒性疾病如流感、水痘、麻疹、流行性腮腺炎等使用阿司匹林退热时，偶可引起急性肝脂肪变性-脑病综合征（瑞夷综合征），以肝衰竭合并脑病为突出表现，少见但预后恶劣。

2）病毒感染患儿不宜用阿司匹林，可用对乙酰氨基酚代替。

（6）对肾脏的影响

1）对正常肾功能无明显影响。

2）少数人，特别是老年人及伴有心、肝、肾功能损害的患者，可引起水肿、多尿等肾小管功能受损的症状。偶见间质性肾炎、肾病综合征，甚至肾衰竭。

4. 药物相互作用

（1）与口服抗凝血药双香豆素合用时易引起出血。

（2）与肾上腺皮质激素合用，易诱发溃疡及出血。

（3）与磺酰脲类口服降糖药合用引起低血糖反应。

（4）与丙戊酸、呋塞米等弱碱性药物合用时，增加各自的游离血药浓度。

（二）双水杨酯

1. 属于非乙酰化水杨酸。抗炎镇痛作用类似阿司匹林，但不具有抑制血小板聚集的作用。对胃肠道刺激较阿司匹林小，与其他非甾体抗炎药发生交叉过敏反应较阿司匹林轻。

2. 可用于缓解各类疼痛，对各类急、慢性关节炎和软组织风湿具有一定疗效。

二、对乙酰氨基酚

（一）药理作用

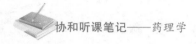

对乙酰氨基酚属于苯胺类，又名扑热息痛，其解热镇痛作

用与阿司匹林相似，但抗炎作用极弱。通常认为在中枢神经系统，对乙酰氨基酚抑制前列腺素合成，产生解热镇痛作用，在外周组织对环氧化酶没有明显的作用，这可能与其无明显抗炎作用有关。

（二）临床应用

主要用于退热和镇痛。本品无明显胃肠刺激作用，对不宜使用阿司匹林的头痛、发热患者，适用本药。

（三）不良反应

短期不良反应轻，常见恶心和呕吐，偶见皮疹、药热和黏膜损害等过敏反应。过量中毒可引起肝损害。肾功能低下者长期大量用药，可加重肾功能损害。

三、吲哚美辛

（一）药理作用及临床应用

1. 是最强的 PG 合成酶抑制药之一，抗炎作用比阿司匹林强。有显著抗炎及解热作用，对炎性疼痛有明显镇痛效果。

2. 不良反应多，仅用于其他药物不能耐受或疗效不显著的病例。

3. 对急性风湿性及类风湿关节炎，多数患者可明显改善。

4. 对关节强直性脊椎炎、骨关节炎有效。

5. 对癌性发热及其他不易控制的发热常能见效。

（二）不良反应

1. 胃肠反应　食欲减退、恶心、腹痛、上消化道溃疡；偶可穿孔、出血、腹泻；还可引起急性胰腺炎。

2. 中枢神经系统　可出现前额头痛、眩晕，偶有精神失常。

3. 造血系统　可引起粒细胞减少、血小板计数减少、再生障碍性贫血等。

4. 过敏反应　常见皮疹，严重者可诱发哮喘等。“阿司匹林哮喘”者禁用本药。

四、双氯芬酸

（一）药理作用

双氯芬酸为环氧化酶抑制药。解热、镇痛、抗炎效应强于吲哚美辛、萘普生等。可以通过改变脂肪酸的释放或摄取，降低白细胞间游离花生四烯酸的浓度。

（二）临床应用

适用于各种中等程度疼痛、类风湿关节炎、粘连性脊椎炎、非炎性关节痛、椎关节炎等引起的疼痛，各种神经痛、手术及创伤后疼痛，以及各种疼痛所致发热等。

（三）不良反应

不良反应轻，除与阿司匹林相同外，偶见肝功能异常，白细胞计数减少。

五、芳基丙酸类

（一）药理作用

布洛芬是第一个应用到临床的丙酸类 NSAIDs，以后又相继出现了萘普生、非诺洛芬、酮洛芬等。本类药物为非选择性 COX 抑制剂，有明显的抗炎、解热、镇痛作用。

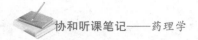

（二）临床应用

主要用于风湿性关节炎、骨关节炎、强直性关节炎、急性肌腱炎、滑液囊炎等，也可用于痛经的治疗。其机制主要是通过抑制环氧化酶来抑制 PG 的产生。

（三）不良反应

胃肠道反应最常见，主要有恶心、上腹部不适，长期使用可引起胃出血，可有头痛、耳鸣、眩晕等中枢神经系统症状。少数患者有皮肤黏膜过敏、血小板计数减少、头痛、头晕及视力障碍等不良反应。

六、烯醇酸类

（一）吡罗昔康

1. 主要用于治疗风湿性及类风湿关节炎；对急性痛风、腰肌劳损、肩周炎、原发性痛经也有一定疗效，其疗效与阿司匹林、吲哚美辛及萘普生相似。

2. 还可抑制软骨中的黏多糖酶和胶原酶活性，减轻炎症反应及对软骨的破坏。只能缓解疼痛及炎症，不能改变关节炎病程的进展，必要时还需联用糖皮质激素进行治疗。

（二）美洛昔康

美洛昔康对 COX-2 的选择性抑制作用比 COX-1 高 10 倍。其适应证与吡罗昔康相同。

七、吡唑酮类

保泰松及其代谢产物羟布宗为吡唑酮类衍生物。具有很强的抗炎抗风湿作用，解热作用较弱。临床主要用于风湿性及类风湿关节炎、强直性脊柱炎，目前少用。

第二节　选择性环氧化酶-2 抑制药

一、塞来昔布

（一）药理作用

具有抗炎、镇痛和解热作用。塞来昔布抑制 COX-2 的作用较 COX-1 强，是选择性的 COX-2 抑制药。在治疗剂量时对人体内 COX-1 无明显影响，也不影响 TXA_2 的合成，但可抑制 PGI_2 合成。

（二）临床应用

治疗风湿性、类风湿关节炎和骨关节炎，也可用于手术后镇痛、牙痛、痛经，治疗家族性腺瘤性息肉。

（三）不良反应

1. 胃肠道不良反应、出血和溃疡发生率均较其他非选择性非甾体抗炎药低。
2. 可能有水肿、多尿和肾损害。
3. 心血管系统不良反应较严重，长期使用可能增加严重心血管血栓性不良事件、心肌梗死和卒中的风险。有血栓形成倾向的患者需慎用。
4. 对磺胺类过敏的患者禁用。

二、罗非昔布

（一）药理作用

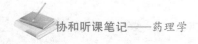

对 COX-2 有高度的选择性抑制作用，具有解热、镇痛和抗

炎作用，但不抑制血小板聚集。

（二）临床应用

主要用于治疗骨关节炎。

主治语录：罗非昔布有增加心肌梗死和心脏猝死发病的危险。

三、尼美舒利

（一）药理作用

是一种新型非甾体抗炎药。具有抗炎、镇痛和解热作用，对 COX-2 的选择性抑制作用较强。因而相比布洛芬、对乙酰氨基酚其抗炎作用强，副作用较小。

（二）临床应用

常用于类风湿关节炎和骨关节炎、腰腿痛、牙痛、痛经的治疗。

主治语录：尼美舒利口服制剂禁用于 12 岁以下儿童。

第三节　抗痛风药

一、概述

痛风是体内嘌呤代谢紊乱所引起的疾病，表现为高尿酸血症，尿酸盐在关节、肾及结缔组织中析出结晶。

二、抗痛风药

（一）别嘌醇

为次黄嘌呤的异构体。可使尿酸生物合成受阻，血浆中尿酸浓度降低，尿中排出减少，使尿酸结晶重新溶解，缓解痛风症状，多用于慢性痛风。

（二）丙磺舒

竞争性抑制肾小管对有机酸的转运、抑制肾小管对尿酸的再吸收，增加尿酸排泄。没有镇痛及抗炎作用，不适用于急性痛风。

（三）苯溴马隆

抑制肾小管对尿酸的再吸收，促进尿酸排泄，降低血中尿酸浓度。适用于长期治疗高尿酸血症及痛风病。

（四）秋水仙碱

1. 对急性痛风性关节炎有选择性抗炎作用。用药后可在12 小时内缓解急性痛风关节炎的症状，对一般性疼痛及其他类型关节炎无效。

2. 不良反应多见，主要为胃肠道反应。中毒时可出现水样腹泻及血便、脱水及休克，对肾及骨髓也有损害作用。

历年真题

1. 既能治疗风湿性关节炎，又有抗血栓形成作用的药物是
   A. 肝素
   B. 布洛芬
   C. 阿司匹林
   D. 喷他佐辛
   E. 哌替啶
2. 解热镇痛药解热作用主要的机制是
   A. 抑制中枢 PG 合成
   B. 抑制外周 PG 合成
   C. 抑制中枢 PG 降解
   D. 抑制外周 PG 降解
   E. 增加中枢 PG 释放

参考答案：1. C　2. A

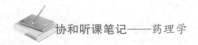

第二十一章　离子通道概论及钙通道阻滞药

核心问题

1. 钙通道的特性。
2. 钙通道阻滞药的药理作用和临床应用。

内容精要

离子通道是细胞膜中的跨膜蛋白质分子，是药物作用的重要靶点。钙通道阻滞药是一类选择性阻滞钙通道，抑制细胞外 Ca^{2+} 内流，降低细胞内 Ca^{2+} 浓度的药物。主要有维拉帕米、硝苯地平、地尔硫䓬。

第一节　离子通道概论

一、离子通道的特性

（一）离子选择性

包括通道对离子大小的选择性及电荷选择性。

（二）门控特性

离子通道一般具有相应的闸门，通道闸门的开启和关闭过程称为门控。通道可表现为激活、失活、关闭3种状态。

二、离子通道的分类

（一）按激活方式分

电压门控离子通道、配体门控离子通道、机械门控离子通道。

（二）按离子选择性分

1. 钠通道　钠通道是选择性允许Na^+跨膜通过的离子通道。为电压门控离子通道，主要功能是维持细胞膜兴奋性及其传导。在心脏、神经和肌肉细胞，动作电位始于快钠通道的激活。

2. 钙通道

（1）钙通道在正常情况下为细胞外Ca^{2+}内流的离子通道。是调节细胞内Ca^{2+}浓度的主要途径。膜上钙离子通道可分为以下两大类。

1）电压门控钙通道：目前已克隆出L、N、T、P、Q和R 6种亚型的电压依赖性钙通道。见表21-1-1。

表21-1-1　几种电压依赖性钙通道亚型特性

亚型	存在部位	钙电流特性
L	心脏、神经	作用持续时间长、激活电压高，电导较大
T	心脏、神经	作用持续时间短，电导小，激活电压低且迅速失活
N	神经	作用持续时间短，激活电压高
P	小脑浦氏细胞	作用持续时间长、激活电压高
Q	小脑颗粒细胞	
R	神经	

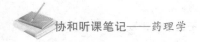

主治语录：L亚型钙通道是细胞兴奋时外钙内流的最主要途径。

2）配体门控钙通道：存在于细胞器如肌质网（SR）和内质网（ER）膜上，是内钙释放进入胞质的途径。

3. 钾通道　广泛分布于骨骼肌、神经、心脏、血管、气管、胃肠道、血液及腺体等细胞。

（1）电压依赖性钾通道

1）外向延迟整流钾通道：与膜的复极化有关。

2）瞬时外向钾通道：参与动作电位1期的复极过程。该通道激活迅速、失活快。

3）起搏电流（I_f）：是窦房结、房室结和希-浦系统的起搏电流之一。

（2）钙依赖性钾通道：是调节血管平滑肌肌源性张力的主要离子通道之一。

（3）内向整流钾通道。

主治语录：钾通道是目前发现亚型最多、作用最复杂的一类离子通道。

4. 氯通道

（1）氯通道包括电压依赖性氯通道、囊性纤维化跨膜转导调节的氯通道、容量调节性氯通道和钙激活的氯通道。

（2）氯通道功能异常可引起肌强直、巴特综合征等疾病。

三、离子通道的生理功能

决定细胞的兴奋性、不应性和传导性；介导兴奋-收缩偶联和兴奋-分泌偶联；调节血管平滑肌的舒缩活动；参与细胞跨膜信号转导过程；维持细胞正常形态和功能完整性。

第二节　作用于钠通道和钾通道的药物

一、作用于钠通道的药物

主要为钠通道阻滞药，临床常用的有局部麻醉药，抗癫痫药和Ⅰ类抗心律失常药。

二、作用于钾通道的药物

作用于钾通道的药物常被称为钾通道调控剂，包括钾通道阻滞药和钾通道开放药。

钾通道开放时，K^+外流，膜超极化，动作电位时程缩短，继而降低钠通道和钙通道的开放概率，降低膜的兴奋性。

钾通道阻滞时，K^+外流受抑制，动作电位时程和有效不应期延长。

第三节　钙通道阻滞药

一、概述

钙通道阻滞药又称钙拮抗药，是一类选择性阻滞钙通道，抑制细胞外 Ca^{2+} 内流，降低细胞内 Ca^{2+} 浓度的药物。

二、分类

（一）选择性作用于 L 型钙通道的药物

根据其化学结构特点，分为以下 3 亚类。

1. 二氢吡啶类　硝苯地平、尼卡地平、尼群地平、尼莫地平等。

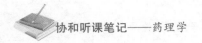

2. 苯并噻氮䓬类　地尔硫䓬、克仑硫䓬、二氯呋利等。

3. 苯烷胺类　维拉帕米、戈洛帕米、噻帕米等。

（二）非选择性钙通道阻滞药

主要有普尼拉明、苄普地尔、卡罗维林和氟桂利嗪等。

三、作用机制

（一）结合位点

L 型钙通道至少含有 3 种不同类的钙通道阻滞药（二氢吡啶类，硫氮䓬类及苯烷胺类）的结合位点，其中苯烷胺类（如维拉帕米）及硫氮䓬类结合位点在细胞膜内侧，它们从细胞膜内侧阻滞钙通道。

（二）效应

钙通道阻滞药与通道相应位点结合后，通过降低通道的开放概率来减少外 Ca^{2+} 内流量。通道开放频率越高，钙通道阻滞药与通道结合力越强。药物与离子通道的相互作用及亲和性与通道所处的状态和药物的理化性质关系密切。

四、药理作用

（一）对心肌的作用

1. 负性肌力作用

（1）钙通道阻滞药使心肌细胞内 Ca^{2+} 量减少，因而呈现负性肌力作用。明显降低心肌收缩性，使心肌兴奋-收缩脱偶联，降低心肌耗氧量。

（2）舒张血管平滑肌降低血压，增高交感神经活性反射性，抵消部分负性肌力作用。

2. 负性频率和负性传导作用

(1) 减慢房室结的传导速度，降低窦房结自律性，减慢心率。

(2) 对心脏的负性频率和负性传导作用以维拉帕米和地尔硫䓬的作用最强；硝苯地平扩张血管作用强，对窦房结和房室结的作用弱，还能反射性加快心率。

(二) 对平滑肌的作用

1. 血管平滑肌

(1) 可明显舒张血管，主要舒张动脉，对静脉影响较小。动脉中又以冠状血管较为敏感，能舒张大的输送血管和小的阻力血管，增加冠脉流量及侧支循环量，治疗心绞痛有效。

(2) 尼莫地平舒张脑血管作用较强，能增加脑血流量。

(3) 舒张外周血管，解除其痉挛，可用于治疗外周血管痉挛性疾病。3 种钙通道阻滞药对心血管作用的比较见表 21-3-1。

表 21-3-1 3 种钙通道阻滞药对心血管效应的比较

	负性肌力	负性频率	冠脉扩张	外周血管扩张
维拉帕米	+	++	+++	++
硝苯地平	–	–	+++	+++
地尔硫䓬	+	+	+++	+

注：+~+++为作用的强弱，–为无作用

主治语录：血管收缩时所需的 Ca^{2+} 主要来自细胞外，故血管平滑肌对钙通道阻滞药的作用较为敏感。

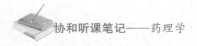

2. 其他平滑肌　对支气管平滑肌的松弛作用较为明显，较

大剂量也能松弛胃肠道、输尿管及子宫平滑肌。

（三）抗动脉粥样硬化作用

1. 减少钙内流，减轻 Ca^{2+} 超载所造成的动脉壁损害。

2. 抑制平滑肌增殖和动脉基质蛋白质合成，增加血管壁顺应性。

3. 抑制脂质过氧化，保护内皮细胞。

4. 硝苯地平可因增加细胞内 cAMP 含量，提高溶酶体酶及胆固醇酯的水解活性，有助于动脉壁脂蛋白的代谢，从而降低细胞内胆固醇水平。

（四）对红细胞和血小板结构与功能的影响

1. 钙通道阻滞药抑制 Ca^{2+} 内流，减轻 Ca^{2+} 超负荷对红细胞的损伤。

2. 地尔硫䓬能抑制 TXA_2 的产生和由 ADP、肾上腺素及 5-HT 等所引起的血小板聚集。

（五）对肾脏功能的影响

1. 钙通道阻滞药舒张血管和降低血压的作用，不伴有水、钠潴留作用。

2. 在高血压患者，二氢吡啶类药物如尼卡地平和非洛地平在降低血压的同时，能明显增加肾血流量，但对肾小球滤过作用影响小。

3. 钙通道阻滞药有排钠利尿作用。

五、临床应用

（一）高血压

1. 二氢吡啶类药物如硝苯地平、氨氯地平、尼卡地平、尼莫地平等扩张外周血管作用较强，为控制高血压的常用药物。维拉帕米和地尔硫䓬可用于轻度及中度高血压。

2. 对兼有冠心病者，以选用硝苯地平为宜；伴有脑血管病的应用尼莫地平；伴有快速型心律失常者最好选用维拉帕米。这些药物可以单用，也可以与其他药物合用。

（二）心绞痛

1. 变异型心绞痛，以硝苯地平疗效最佳。

2. 稳定型（劳累型）心绞痛，3 类钙通道阻滞药均可使用。

3. 不稳定型心绞痛，维拉帕米和地尔硫䓬疗效较好，硝苯地平宜与 β 受体阻断药合用。

（三）心律失常

1. 治疗室上性心动过速及后除极触发活动所致的心律失常有良好效果。

2. 维拉帕米和地尔硫䓬减慢心率作用较明显。硝苯地平不用于治疗心律失常。

（四）脑血管疾病

尼莫地平、氟桂利嗪等可预防由蛛网膜下腔出血引起的脑血管痉挛及脑栓塞。

（五）其他

可用于外周血管痉挛性疾病，预防动脉粥样硬化的发生。也可用于支气管哮喘、偏头痛等。维拉帕米在临床上用做肿瘤耐药性逆转剂。

六、不良反应

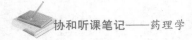

常见颜面潮红、头痛、眩晕、恶心、便秘等。维拉帕米和

地尔硫䓬严重不良反应有低血压及心功能抑制等。

历年真题

1. 属于非二氢吡啶类钙通道阻滞药的是
   A. 硝苯地平
   B. 氨氯地平
   C. 非洛地平
   D. 吲达帕胺
   E. 维拉帕米
2. 钙通道阻滞药的药理作用为
   A. 抗动脉粥样硬化
   B. 增加血液黏滞度
   C. 促进血小板聚集
   D. 使房室结传导加快
   E. 增加胰岛素分泌
3. 对脑血管具有较强扩张作用的钙通道阻滞药是
   A. 维拉帕米
   B. 硝苯地平
   C. 尼莫地平
   D. 地尔硫䓬
   E. 戈洛帕米

参考答案：1. E　2. A　3. C

第二十二章　抗心律失常药

核心问题

1. 抗心律失常药的机制、分类及其代表药。
2. 常用抗心律失常的药物及临床应用。

内容精要

心律失常主要是心动节律和频率异常。药物治疗在抗心律失常方面发挥了重要作用，但抗心律失常药又存在致心律失常的毒副作用。

第一节　心脏的电生理学基础

一、正常心脏电生理特性

（一）正常的心脏冲动

起自窦房结，顺序经过心房、房室结、房室束及浦肯野纤维，最后到达心室肌，引起心脏的节律性收缩。

（二）快反应细胞和慢反应细胞

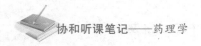

1. 快反应细胞，包括心房肌细胞、心室肌细胞和希-浦细

胞。其动作电位 0 相除极由钠电流介导，速度快、振幅大。多种内向和外向电流参与快反应细胞的动作电位整个时程。

2. 慢反应细胞，包括窦房结和房室结细胞，其动作电位 0 相除极由 L 型钙电流介导，速度慢、振幅小。静息膜电位不稳定、易除极，因此自律性高。

（三）自律细胞

1. 心脏自律细胞有窦房结细胞、房室结细胞和希-浦细胞，可自动发生节律性兴奋。

2. 自律性的产生源于自律细胞动作电位 4 相自动去极化。

3. 动作电位 4 相去极速率、动作电位阈值、静息膜电位水平和动作电位时程的变化，均可影响心肌自律性。

二、心律失常发生机制

冲动形成异常和/或冲动传导异常均可导致心律失常发生。遗传性长 Q-T 间期综合征也是临床常见的心律失常类型。

（一）折返

1. 折返　是指一次冲动下传后，又可沿着另一环形通路折回，再次兴奋原已兴奋过的心肌，是引发快速型心律失常的重要机制之一。

2. 影响

（1）发生于房室结或房室之间的折返，表现为阵发性室上性心动过速。

（2）发生于心房内，可表现为心房扑动或心房颤动。

（3）若心室中存在多个折返环路，则可诱发心室扑动或颤动。

（4）若心脏存在房室连接旁路，在心房、房室结和心室间形成折返，则可引起预激综合征。

主治语录：心肌组织内形成折返、心肌细胞自律性增高和出现后除极是心律失常发生的主要机制。心肌传导功能障碍是诱发折返的重要原因。

3. 自律性升高

（1）交感神经活性增高、低血钾、心肌细胞受到机械牵张时，动作电位4相斜率增加，自律细胞自律性升高。

（2）非自律性心肌细胞如心室肌细胞，在缺血缺氧条件下也会出现异常自律性，这种异常兴奋向周围组织扩布可发生心律失常。

4. 后除极

（1）某些情况下，心肌细胞在一个动作电位后产生一个提前的除极化，称为后除极，后除极的扩布即会触发异常节律，发生心律失常。

（2）分类

1）早后除极（EAD）：常发生在2、3相复极中，动作电位时程（APD）过度延长时易于发生。早后除极所触发的心律失常以尖端扭转型心动过速常见。

2）迟后除极（DAD）：诱发迟后除极的因素有强心苷中毒、心肌缺血、细胞外高钙等。

第二节　抗心律失常药的基本作用机制和分类

一、抗心律失常药的基本作用机制

（一）降低自律性

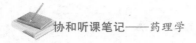

通过降低动作电位4相斜率、提高动作电位的发生阈值、

增加静息膜电位绝对值、延长 APD 等方式降低自律性。

（二）减少后除极

钠通道或钙通道阻滞药可减少迟后除极的发生，缩短 APD 的药物可减少早后除极的发生。

（三）延长有效不应期

药物改变传导性或延长有效不应期可消除折返。如钙通道阻滞药和 β 肾上腺素受体阻断药可减慢房室结传导，从而消除房室结折返所致的室上性心动过速。

主治语录：目前治疗心律失常的主要策略是降低心肌组织的异常自律性、减少后除极、调节传导性或有效不应期以消除折返。

二、抗心律失常药分类

见表 22-2-1。

表 22-2-1　抗心律失常药分类

分　类	机　　制	代表药
Ⅰ类钠通道阻滞药	Ⅰa 类，适度阻滞钠通道，降低动作电位 0 期除极速率，抑制心肌细胞钾及钙通道，延长复极过程，尤其显著延长有效不应期	奎尼丁、普鲁卡因胺
	Ⅰb 类，轻度阻滞钠通道，轻度降低动作电位 0 相上升速率，降低自律性，缩短或不影响 APD	利多卡因、苯妥英钠
	Ⅰc 类，明显阻滞钠通道，显著降低动作电位 0 相除极速率和幅度，明显减慢传导	普罗帕酮、氟卡尼

续 表

分 类	机 制	代表药
Ⅱ类β肾上腺素受体拮抗药	拮抗心脏β受体，抑制交感神经兴奋所致的起搏电流、钠电流和L型钙电流增加，减慢4相舒张期除极速率而降低自律性，降低动作电位0相除极速率而减慢传导性	普萘洛尔
Ⅲ类延长动作电位时程药	阻滞多种钾通道，延长APD和有效不应期	胺碘酮
Ⅳ类钙通道阻滞药	主要抑制L型钙电流，降低窦房结自律性，减慢房室结传导性，抑制细胞内钙超载	维拉帕米和地尔硫䓬

第三节 常用抗心律失常药

一、Ⅰ类钠通道阻滞药

（一）Ⅰa类

1. 奎尼丁

（1）体内过程：口服后几乎全部被胃肠道吸收，生物利用度为70%~80%。血浆蛋白结合率约80%，主要经过CYP_{450}氧化代谢。

（2）药理作用

1）低浓度可阻滞I_{Na}、I_{kr}，较高浓度阻滞I_{ks}、I_{kl}、I_{to}及$I_{Ca(L)}$作用。

2）有明显的抗胆碱作用和拮抗外周血管α受体作用。

3）阻滞激活状态的钠通道，并使通道复活减慢，故显著抑制异位起搏活动和除极化组织的传导性、兴奋性，并延长除极化组织的不应期。

4）阻滞多种钾通道，延长心房、心室和浦肯野细胞的动作电位过程，该作用使奎尼丁在心率减慢和细胞外低钾时易诱发早后除极。

5）减少 Ca^{2+} 内流，有负性肌力作用。

（3）临床应用：为广谱抗心律失常药，适用于心房颤动、心房扑动、室上性和室性心动过速的转复和预防，以及频发室上性和室性期前收缩的治疗。

（4）不良反应

1）腹泻最常见。腹泻引起低血钾可加重奎尼丁所致尖端扭转型心动过速。

2）血浆奎尼丁水平过高，可引起“金鸡纳反应”，表现为头痛、头晕、耳鸣、腹泻、恶心、视物模糊等症状。

3）心脏毒性较严重，中毒浓度可致房室及室内传导阻滞。少数可出现 Q-T 间期延长和尖端扭转型心动过速。

4）α 受体阻断作用使血管扩张、心肌收缩力减弱、血压下降。

5）抗胆碱作用可增加窦性频率，加快房室传导，治疗心房扑动时能加快心室率，因此应先给予钙通道阻滞药、β 肾上腺素受体阻断药或地高辛。

主治语录：心房颤动和心房扑动目前虽多采用电转律法，但奎尼丁仍可用于转律后防止复发。

（5）药物相互作用

1）奎尼丁可使地高辛的肾清除率降低而增加其血药浓度。

2）与双香豆素、华法林合用，可竞争与血浆蛋白的结合，使后者抗凝血作用增强。

3）肝药酶诱导剂苯巴比妥能加速奎尼丁在肝中的代谢。

2. 普鲁卡因胺

（1）药理作用

1）心脏电生理作用与奎尼丁相似，无明显拮抗胆碱或 α 肾上腺素受体作用。

2）阻滞开放状态的钠通道，降低心肌自律性，减慢传导，延长大部分心脏组织的 APD 和有效不应期。

（2）临床应用：对房性、室性心律失常均有效。静脉注射或静脉滴注用于室上性和室性心律失常急性发作的治疗。

主治语录：对急性心肌梗死所致的持续性室性心律失常，普鲁卡因胺不作为首选。

（3）不良反应

1）口服可有胃肠道反应，静脉给药（血药浓度>10μg/ml）可引起低血压和传导减慢。

2）N-乙酰普鲁卡因胺血药浓度>30μg/ml 时可发生尖端扭转型心动过速。

3）过敏反应较常见，还可出现幻觉、精神失常等。

4）长期应用，少数患者出现红斑狼疮综合征。

（二）Ⅰb 类

1. 利多卡因

（1）体内过程：首关消除明显，生物利用度低，只能肠道外用药。血浆蛋白结合率为 70%，体内分布广泛。主要在肝中代谢。

（2）药理作用

1）阻滞钠通道的激活和失活状态，当通道恢复至静息态时，阻滞作用迅速解除，对除极化组织（如缺血区）作用强，对缺血或强心苷中毒所致的除极化型心律失常有较强抑制作用。

2）对房性心律失常疗效差。

3）抑制参与动作电位复极 2 相的少量钠内流，缩短或不影响浦肯野纤维和心室肌的 APD。

4）减小动作电位 4 相除极斜率，提高兴奋阈值，降低自律性。

5）对正常心肌组织的电生理特性影响小。

（3）临床应用：主要治疗室性心律失常，如心脏手术、心导管术、急性心肌梗死或强心苷中毒所致的室性心动过速或心室颤动。

主治语录：利多卡因对正常心肌组织的电生理特性影响小。

（4）不良反应与注意事项

1）肝功能不良患者静脉注射过快，可出现头晕、嗜睡或激动不安、感觉异常等。

2）剂量过大可引起心率减慢、房室传导阻滞和低血压，二、三度房室传导阻滞患者禁用。

3）心力衰竭、肝功能不全者长期滴注后可产生药物蓄积，儿童或老年人应减量。

主治语录：眼球震颤为利多卡因中毒的早期信号。

2. 苯妥英钠

（1）药理作用

1）抑制失活状态的钠通道，降低部分除极的浦肯野纤维 4 相自发除极速率，降低其自律性。

2）与强心苷竞争 Na^+-K^+-ATP 酶，抑制强心苷中毒所致的迟后除极。

（2）临床应用

1）主要用于治疗室性心律失常，特别对强心苷中毒引起的室性心律失常有效。

2）可用于心肌梗死、心脏手术、心导管术等所引发的室性心律失常。

（3）不良反应

1）快速静注容易引起低血压，高浓度可引起心动过缓。

2）常见中枢不良反应有头晕、眩晕、震颤、共济失调等，严重者出现呼吸抑制。

3）低血压时慎用，窦性心动过缓及二、三度房室传导阻滞者禁用。

4）能加速奎尼丁、美西律、地高辛、茶碱、雌激素和维生素 D 的肝脏代谢。

5）孕妇禁用。

3. 美西律

（1）电生理作用与利多卡因相似。用于治疗室性心律失常，特别对心肌梗死后急性室性心律失常有效。不良反应与剂量相关，可出现胃肠道不适，长期口服可出现神经症状。

（2）房室传导阻滞、窦房结功能不全、心室内传导阻滞、有癫痫史、低血压或肝病者慎用。

（三）Ic 类——普罗帕酮

1. 药理作用

（1）具有弱的 β 肾上腺素受体拮抗作用。

（2）可明显阻滞钠通道开放和失活状态。

（3）能减慢心房、心室和浦肯野纤维的传导；抑制钾通道，延长心肌细胞 APD 和有效不应期，但对复极过程的影响弱于奎尼丁。

2. 临床应用　长期口服用于维持室上性心动过速的窦性心律，也治疗室性心律失常。

3. 不良反应

（1）消化道不良反应常见恶心、呕吐、味觉改变等。

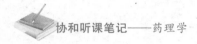

（2）心血管系统不良反应常见折返室性心动过速、加重充血性心力衰竭。

（3）β 肾上腺素受体拮抗作用可致窦性心动过缓和支气管痉挛。

4. 注意事项

（1）肝肾功能不全时应减量。心电图 QRS 延长超过 20%或 Q-T 间期明显延长者，宜减量或停药。

（2）一般不宜与其他抗心律失常药合用。

二、Ⅱ类 β 肾上腺素受体拮抗药

（一）普萘洛尔

1. 体内过程

（1）口服吸收完全，首过效应强，生物利用度为 30%，血浆蛋白结合率达 93%。

（2）主要在肝脏代谢，经肾排泄。

2. 药理作用　能降低窦房结、心房和浦肯野纤维自律性，减少儿茶酚胺所致的迟后除极发生，减慢房室结传导，延长房室交界细胞的有效不应期。在运动及情绪激动时作用明显。

3. 临床应用

（1）主要用于室上性心律失常，对于交感神经兴奋性过高、甲状腺功能亢进及嗜铬细胞瘤等引起的窦性心动过速效果良好。

（2）与强心苷或地尔硫䓬合用，控制心房扑动、心房颤动及阵发性室上性心动过速时的室性频率过快效果较好。

（3）可减少心肌梗死患者心律失常发生，缩小其心肌梗死范围并降低病死率。

（4）用于运动或情绪变动所引发的室性心律失常，减少肥厚型心肌病所致的心律失常。

4. 不良反应

（1）可致窦性心动过缓、房室传导阻滞，低血压、精神抑郁、记忆力减退等，并可诱发心力衰竭和哮喘。

（2）长期应用使脂质代谢和糖代谢异常，故高脂血症、糖尿病患者应慎用。

（3）突然停药可产生反跳现象。

（二）阿替洛尔

1. 药理作用　为长效 β_1 肾上腺素受体拮抗药，抑制窦房结及房室结自律性，减慢房室结传导，对希-浦系统也有抑制作用。

2. 临床应用

（1）治疗室上性心律失常，降低心房颤动和心房扑动时的心室率。

（2）对室性心律失常亦有效。

（3）可用于糖尿病和哮喘患者，但剂量不宜过大。

3. 不良反应　与普萘洛尔相似。

（三）艾司洛尔

1. 为短效 β_1 肾上腺素受体拮抗药，具有心脏选择性，抑制窦房结及房室结的自律性、传导性。

2. 主要用于室上性心律失常，减慢心房扑动、心房颤动时的心室率。

3. 不良反应为低血压、心肌收缩力减弱等。

三、Ⅲ类延长动作电位时程药

（一）胺碘酮

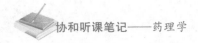

1. 体内过程　脂溶性高，口服、静脉注射均可。在肝脏代

谢，主要代谢物去乙胺碘酮仍有生物活性。停药后作用维持1~3个月。

2. 药理作用

（1）对心脏多种离子通道有抑制作用，降低窦房结、浦肯野纤维的自律性和传导性，明显延长APD和有效不应期，延长Q-T间期和QRS波。

（2）延长APD的作用不依赖于心率的快慢，无翻转使用依赖性，该作用易诱发尖端扭转型室性心动过速。

（3）非竞争性拮抗α、β肾上腺素能受体，舒张血管平滑肌，扩张冠状动脉，增加冠脉流量，减少心肌耗氧量。

3. 临床应用　为广谱抗心律失常药，对心房扑动、心房颤动、室上性心动过速和室性心动过速有效。

4. 不良反应

（1）窦性心动过缓、房室传导阻滞及Q-T间期延长常见，偶见尖端扭转型室性心动过速。静脉给药低血压常见，窦房结和房室结病变患者使用会出现明显心动过缓和传导阻滞。有房室传导阻滞及Q-T间期延长者禁用。

（2）长期应用可见角膜褐色微粒沉着，停药后可逐渐消失。少数发生甲状腺功能亢进或减退及肝坏死。个别患者出现间质性肺炎或肺纤维化。

5. 药物相互作用

（1）西咪替丁可增加胺碘酮血药浓度，利福平降低胺碘酮血药浓度。

（2）胺碘酮可增加地高辛、华法林等的血药浓度。

（二）索他洛尔

1. 药理作用

（1）为非选择性β肾上腺素受体阻断药，并能抑制延迟整流钾电流。

（2）拮抗β受体，可降低自律性，减慢房室结传导。

（3）能阻滞 I_k，延长心房、心室及浦肯野纤维的 APD 和有效不应期。

2. 临床应用　治疗各种严重室性心律失常，维持心房颤动患者的窦性心律。对小儿室上性和室性心律失常也有效。

3. 不良反应　较少，少数 Q-T 间期延长者偶可出现尖端扭转型室性心动过速。

（三）多非利特

是特异性 I_{Kr} 钾通道阻滞药，可维持或恢复心房颤动患者的窦性心律。可诱发尖端扭转型室性心动过速。

四、Ⅳ类钙通道阻滞药

主要介绍维拉帕米。

（一）体内过程

口服吸收迅速而完全。首过效应明显，生物利用度仅10%~30%。在肝脏代谢，肝功能异常患者慎用。

（二）药理作用

1. 抑制激活和失活状态的 L 型钙通道、I_{Kr} 钾通道。

2. 降低窦房结自律性，降低缺血时心房、心室和浦肯野纤维的异常自律性，减少或取消后除极所致触发活动。

3. 减慢房室结传导性，可终止房室结折返，减慢心房扑动、心房颤动时加快的心室率。

4. 延长窦房结、房室结的有效不应期。

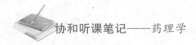

（三）临床应用

治疗室上性和房室结折返性心律失常效果好，为阵发性室上性心动过速首选药。

（四）不良反应

1. 口服可出现便秘、腹胀、腹泻、头痛、瘙痒等。
2. 静脉给药可引起血压降低、暂时窦性停搏。
3. 二、三度房室传导阻滞，心功能不全，心源性休克患者禁用此药，老年人、肾功能低下者慎用。

五、腺苷

（一）药理作用

1. 为内源性嘌呤核苷酸，作用于G蛋白偶联的腺苷受体，激活心房、窦房结、房室结的乙酰胆碱敏感钾通道，缩短APD，降低自律性。
2. 抑制L型钙电流，延长房室结有效不应期，抑制交感神经兴奋所致的迟后除极。
3. 静脉注射后迅速降低窦性频率、减慢房室结传导、延长房室结有效不应期。

（二）临床应用

主要用于迅速终止折返性室上性心律失常。

（三）不良反应

静脉注射速度过快可致短暂心脏停搏。治疗剂量时多数患者会出现胸闷、呼吸困难。

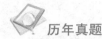

历年真题

1. 属于Ⅰc类的抗心律失常药物是
   A. 奎尼丁
   B. 利多卡因
   C. 普罗帕酮
   D. 胺碘酮
   E. 维拉帕米
2. 具有抗心律失常、抗高血压及抗心绞痛作用的药物是
   A. 可乐定
   B. 普萘洛尔
   C. 氢氯噻嗪
   D. 硝酸甘油
   E. 利多卡因
3. 下列对心房颤动无治疗作用的药物是
   A. 强心苷
   B. 奎尼丁
   C. 利多卡因
   D. 维拉帕米
   E. 普萘洛尔

参考答案：1. C　2. B　3. C

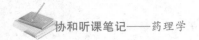

第二十三章　作用于肾素-血管紧张素系统的药物

核心问题

1. 血管紧张素转化酶抑制药的药理作用及临床应用。

2. AT_1 受体拮抗药的临床应用。

内容精要

肾素-血管紧张素系统（RAS）是重要的体液系统，主要由血管紧张素原、肾素、血管紧张素转化酶（ACE）、血管紧张素（Ang）及其相应的受体构成。持续过度的 RAS 激活可诱导高血压、心肌肥大、充血性心力衰竭等病理过程。ACE 抑制药及 AT_1 受体拮抗药已成为治疗高血压、慢性心功能不全等心血管疾病的重要药物。

第一节　肾素-血管紧张素系统

一、血管紧张素的产生

血管紧张素原在肾素的作用下转化成 10 肽的血管紧张素 Ⅰ（Ang Ⅰ），后者在血管紧张素转化酶（ACE）的作用下切去两个氨基酸转化为血管紧张素Ⅱ（AngⅡ）。

除 ACE 能转化 AngⅠ成 AngⅡ外，人的心脏与血管局部的糜蛋白样丝氨酸蛋白酶即糜酶也可将 AngⅠ转化为 AngⅡ。

二、肾素

影响肾素的合成和释放的因素，见表 23-1-1。

表 23-1-1 影响肾素的合成和释放的因素

影响因素	机制
交感神经张力	①交感神经兴奋时，激动球旁细胞的 β_1 受体，肾素释放增加。②β 受体阻断药能减少肾素释放
肾内压力感受器	肾动脉灌注压<85mmHg 时或 NO 释放增加导致肾内压力降低时，球旁细胞的压力感受器被激活，肾素释放增加
致密斑机制	远曲小管中的 Na^+ 浓度降低时，致密斑被激活，肾素分泌增加
化学与药物因素	①ACE 抑制药能通过减少 AngⅡ而促进肾素释放。②扩血管作用的前列腺素与 NO，以及多巴胺、心房肽、缓激肽等促进肾素释放
细胞内 cAMP 机制	①细胞内 cAMP 浓度升高，肾素分泌增加，如使用 β 受体激动药、磷酸二酯酶抑制药等。②细胞内 Ca^{2+} 浓度升高，抑制肾素释放；钙通道阻滞药增加肾素释放

三、血管紧张素转化酶

血管紧张素转化酶（ACE），又称激肽酶Ⅱ，可降解 AngⅠ为 AngⅡ，也可降解缓激肽、P 物质与内啡肽，使之失活。ACE 有细胞型与血浆型两类。

主治语录：血中内源性 AngI 与缓激肽主要在肺血管内皮细胞经 ACE 转化，故血压的调节主要决定于细胞型 ACE 的活性。

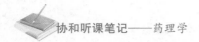

四、血管紧张素及其受体

（一）血管紧张素

血管紧张素原在多种酶的催化下，生成一系列血管紧张素。

（二）受体类型

Ang Ⅰ是Ang Ⅱ的前体，Ang Ⅱ是 RAS 的主要活性肽，其受体有 1 型（AT_1）与 2 型（AT_2）。

1. AT_1 受体

（1）被激活时，对心脏产生正性肌力作用，血管收缩，血压升高。

（2）升压机制

1）兴奋血管平滑肌的 AT_1 受体，直接收缩血管。

2）兴奋肾上腺髓质的 AT_1 受体，促进儿茶酚胺的释放。

3）激活肾上腺皮质的 AT_1 受体，促进醛固酮的释放，增加水钠潴留与血容量。

4）兴奋交感神经末梢突触前膜 AT_1 受体，促进去甲肾上腺素释放。

（3）Ang Ⅱ通过 AT_1 受体对肾脏的血流动力学与肾小球滤过发挥重要的调节作用。

1）高血压或心力衰竭时，RAS 功能亢进，Ang Ⅱ产生过多，作用于肾小球血管 AT_1 受体，收缩出球小动脉，升高灌注压，增加肾小球的滤过率与肾小管对盐和水的重吸收。

2）AT_1 受体又能收缩入球小动脉，减少肾小球血流量与尿量。

2. AT_2 受体

（1）广泛分布于胎儿组织，出生后其表达迅速衰减，与胎儿发育有关。

（2）能激活缓激肽 B_2 受体与 NO 合酶，促进 NO 合成、舒张血管、降低血压。

（3）参与促细胞凋亡，对抗 AT_1 受体的促心血管增殖与重构作用。

第二节　血管紧张素转化酶抑制药

一、化学结构与分类

（一）ACE 抑制药的化学结构和构效关系

1. ACE 的活性部位有两个结合位点，其中含 Zn^{2+} 的结合位点是 ACE 抑制药有效基团的必须结合位点。一旦结合，ACE 的活性消失。

2. 现有的 ACE 抑制药与 Zn^{2+} 结合的基团分 3 类

（1）含有巯基（—SH）：如卡托普利。

（2）含有羧基（—COOH）：如依那普利、雷米普利、培哚普利、贝那普利等。

（3）含有磷酸基（POO—）：如福辛普利。

ACE 抑制药与 Zn^{2+} 的亲和力及与“附加结合点”结合的数目决定 ACE 抑制药的作用强度和作用持续时间。一般来说，含羧基的 ACE 抑制药比其他两类与 Zn^{2+} 结合牢固，故作用也较强、较久。

（二）活性药与前药

许多 ACE 抑制药为前药。如依那普利含有—$COOC_2H_5$，它必须在体内转化为—COOH，成为依那普利酸，才能与 Zn^{2+} 结合起作用。

二、药理作用与应用

（一）基本药理作用

见表 23-2-1。

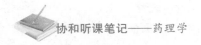

表 23-2-1　ACE 抑制药的基本药理作用

药理作用	机　制
抑制 Ang Ⅱ 的生成	抑制 AngⅡ的生成，减弱 AngⅡ收缩血管、刺激醛固酮释放、增加血容量、升高血压与促心血管肥大增生等作用，有利于高血压、心力衰竭与心血管重构的防治
保存缓激肽活性	①ACE 抑制药抑制 Ang Ⅱ 生成的同时，也抑制缓激肽的降解。②缓激肽可直接扩张血管；还可激活激肽 B_2 受体，增加 NO 和 PGI_2 的生成，后两者有舒张血管、降低血压、抗血小板聚集、抗心血管细胞肥大增生和重构作用
保护血管内皮细胞	ACE 抑制药能减轻高血压、心力衰竭、动脉硬化与高血脂引起的内皮细胞功能损伤，改善内皮细胞依赖性的血管舒张作用
保护心肌细胞功能	ACE 抑制药有抗心肌缺血与梗死作用，能减轻心肌缺血再灌注损伤，拮抗自由基对抗心肌的损伤效应
增敏胰岛素受体	卡托普利及其他多种 ACE 抑制药能增加糖尿病与高血压患者对胰岛素的敏感性

（二）临床应用

1. 治疗高血压

（1）轻中度高血压患者单用 ACE 抑制药常可有效控制血压。

（2）加用利尿药增效，比加大 ACE 抑制药的剂量更有效。

（3）ACE 抑制药治疗肾血管性高血压效果十分显著。

（4）对伴有心衰、糖尿病或肾病的高血压患者，ACE 抑制药为首选药。

2. 治疗充血性心力衰竭与心肌梗死

（1）能降低心力衰竭患者死亡率，改善充血性心力衰竭预后，延长寿命。

（2）能降低心肌梗死并发心力衰竭的病死率，改善血流动力学和器官灌流。

3. 治疗糖尿病肾病和其他肾病

（1）对1型和2型糖尿病，无论有无高血压均能改善或阻止肾功能的恶化。

（2）除多囊肾外，对其他原因引起的肾功能障碍如高血压、肾小球病变、间质性肾炎等也有一定疗效，且能减轻蛋白尿。

（3）其肾脏保护作用是舒张肾小球出球小动脉的结果。对肾动脉阻塞或肾动脉硬化造成的双侧肾血管病，ACE抑制药能加重肾功能损伤。

三、不良反应

偶有恶心、腹泻等消化道反应或头晕、头痛、疲倦等中枢神经系统反应。主要的其他不良反应，见表23-2-2。

表23-2-2 ACE抑制药主要的其他不良反应

不良反应	表现
首剂低血压	多见于口服吸收快、生物利用度高的ACE抑制药，如卡托普利
咳嗽	①无痰干咳较常见，也是患者不能耐受而被迫停药的主要原因。②偶有支气管痉挛性呼吸困难，可不伴咳嗽，吸入色甘酸钠可缓解
高血钾	ACE抑制药减少AngⅡ生成，依赖AngⅡ的醛固酮分泌减少，血钾可升高，多见于肾功能障碍与同时服用保钾利尿药的患者
低血糖	ACE抑制药特别是卡托普利能增强对胰岛素的敏感性，因此常伴有降低血糖的作用
肾功能损伤	ACE抑制药舒张出球小动脉，降低肾灌注压，导致肾滤过率与肾功能降低，停药后常可恢复
对妊娠与哺乳的影响	①用于妊娠第2期与第3期时，可致胎儿畸形、胎儿发育不良甚至死胎。②亲脂性强的ACE抑制药可从乳汁中分泌，故哺乳期妇女忌用
血管神经性水肿	多发于用药的第1个月
其他	含—SH基团的卡托普利可产生味觉障碍、皮疹与白细胞缺乏等与其他含—SH的药物（如青霉胺）相似的反应

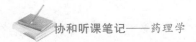

四、常用 ACE 抑制药

（一）卡托普利

1. 体内过程　口服吸收快，生物利用度为 75%，在体内分布较广、消除较快。

2. 药理作用

（1）含有—SH 基团，直接抑制 ACE。

（2）降压作用起效快。

（3）含有—SH 基团，有自由基清除作用，对与自由基有关的心血管损伤有防治作用。

3. 临床应用

（1）高血压。

（2）治疗充血性心力衰竭，降低患者的病死率。

（3）心肌梗死

1）对缺血心肌有保护作用，能减轻缺血-再灌注损伤和由此引起的心律失常。

2）心肌梗死患者在心肌梗死后早期应用卡托普利，能改善心功能和降低病死率。

（4）糖尿病肾病。

4. 不良反应

（1）咳嗽。

（2）青霉胺样反应：皮疹、嗜酸性粒细胞增多、味觉异常或丧失等。

（3）中性粒细胞减少。

（4）禁用于双侧肾动脉狭窄患者和孕妇。

（二）依那普利

1. 药理作用

（1）对 ACE 的抑制作用比卡托普利强约 10 倍。

（2）降压时外周血管阻力降低，心率和心输出量无明显改变，肾血管阻力降低，肾血流量增加，对肾小球滤过率无明显影响。

（3）长期应用能减轻左室肥厚和改善大动脉的顺应性。

（4）对血糖和脂质代谢影响很小。

2. 临床应用　可用于治疗高血压及慢性心功能不全。

3. 不良反应　常见干咳、低血压、血管神经性水肿、高血钾、急性肾衰竭等，一般不影响继续治疗。白细胞减少、味觉障碍等均少见。禁用于双侧肾动脉狭窄患者和孕妇。

（三）赖诺普利

可单用或合用治疗高血压，单用或与利尿药和洋地黄药物合用治疗充血性心力衰竭。肾功能减退患者，老年人与心力衰竭患者应减量。其不良反应与其他 ACE 抑制药相似。

（四）贝那普利

1. 作用强，持续时间长，能增加肾血流、改善肾功能。

2. 对高血压与心力衰竭有效，疗效与依那普利相似或稍强。对多种慢性肾功能衰竭如肾小球肾病、间质性肾炎、肾血管硬化、糖尿病肾病等有效，能降低由轻中度肾功能衰竭发展到末期的危险性。

（五）福辛普利

1. 体内过程　主要在肝脏与肠黏膜水解为福辛普利酸起效。亲脂性强，与血浆蛋白结合达 95%以上。由肝、肾双通道排泄。在乳汁中有分泌，哺乳妇女忌用。

2. 临床应用　适用于轻、中、重度高血压及心力衰竭。

3. 不良反应　常见头晕、咳嗽、上呼吸道症状、胃肠道症状、心悸或胸痛、皮疹或瘙痒、骨骼肌疼痛或感觉异常、疲劳和味觉障碍。

第三节　血管紧张素Ⅱ受体（AT_1 受体）阻断药

一、基本药理作用与应用

（一）基本药理作用

1. AT_1 受体被阻滞后，AngⅡ收缩血管与刺激肾上腺皮质释放醛固酮的作用受到抑制，导致血压降低。

2. 减轻心脏后负荷，治疗充血性心力衰竭。

3. 抑制 AngⅡ介导的促心血管细胞增殖肥大作用，能防治心血管的重构。

4. AT_1 受体被阻滞后，血浆 AngⅡ浓度升高。升高的 AngⅡ通过激活 AT_2 受体，进而激活缓激肽-NO 途径，产生舒张血管、降低血压、抑制心血管重构等作用，有益于高血压与心力衰竭的治疗。

5. AT_1 受体被阻断后醛固酮产生减少，水钠潴留随之减轻。

（二）应用

美国 FDA 先后批准应用的有氯沙坦、缬沙坦、厄贝沙坦、坎地沙坦、依普沙坦与替米沙坦等。

二、常用 AT_1 受体阻断药

（一）氯沙坦

1. 体内过程　口服易吸收，吸收率为 33%，不易透过血脑

屏障。大部分药物在体内被肝代谢。

2. 药理作用

（1）对 AT_1 受体有较强的选择性阻断作用。EXP3174 为氯沙坦的活性代谢物，其阻断 AT_1 受体的作用比氯沙坦强。

（2）能拮抗 AngⅡ对肾脏入球小动脉与出球小动脉的收缩作用。

（3）对高血压、糖尿病合并肾功能不全患者有保护作用，促进尿酸排泄。

（4）长期用药能抑制左室心肌肥厚和血管壁增厚。

3. 临床应用　可用于高血压的治疗。

4. 不良反应　少数患者用药后可出现眩晕，较少发生干咳。禁用于孕妇、哺乳妇女及肾动脉狭窄者。低血压及严重肾功能不全、肝病患者慎用。避免与补钾或留钾利尿药合用。

（二）缬沙坦

1. 药理作用

（1）对 AT_1 受体的亲和力强。

（2）原发性高血压患者口服 80mg，在给药后 4~6 小时获最大降压效果，降压作用可持续 24 小时。

（3）长期给药能减轻左室肥厚和血管壁增厚。

2. 临床应用　可单用或与其他抗高血压药物合用治疗高血压。

3. 不良反应

（1）主要有头痛、头晕、疲乏等。

（2）低钠或血容量不足、肾动脉狭窄、严重肾功能不全、胆汁性肝硬化或胆道梗阻患者，服用缬沙坦可引起低血压。

（3）用药期应慎用留钾利尿药与补钾药。妊娠与哺乳妇女禁用。

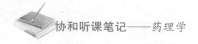

（三）厄贝沙坦

1. 为强效、长效的 AT_1 受体拮抗药，对 AT_1 受体的选择性高。

2. 可单用或与其他抗高血压药物合用治疗原发性高血压；用于高血压合并糖尿病肾病患者能减轻肾损害，减少尿蛋白，增加肌肝清除率。

（四）坎地沙坦

对 AT_1 受体强效、长效、选择性较高。可用于高血压的治疗。长期应用能减轻左心室肥厚，保护肾脏。不良反应较少，禁忌证同其他 AT_1 受体拮抗药。

历年真题

合并糖尿病、蛋白尿的高血压患者降压宜用

A. 二氢吡啶类钙通道阻滞药
B. β受体阻断药
C. α受体阻断药
D. 血管紧张素转化酶抑制药
E. 中枢交感神经抑制药

参考答案：D

第二十四章 利 尿 药

核心问题

常用利尿药的药理作用、临床应用及不良反应。

内容精要

利尿药作用于肾脏，增加溶质和水的排出，产生利尿作用。常用利尿药包括袢利尿药、噻嗪类及类噻嗪类利尿药、保钾利尿药、碳酸酐酶抑制药、渗透性利尿药。

第一节 利尿药作用的生理学基础

一、概述

尿液的生成是通过肾小球滤过、肾小管和集合管的重吸收及分泌而实现的，利尿药通过作用于肾单位的不同部位而产生利尿作用。

二、肾小球滤过

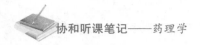

血液中的成分除蛋白质和血细胞外，均可经肾小球滤过而形成原尿。正常人99%的原尿在肾小管被重吸收。强心苷、氨茶碱、多巴胺等药物可通过加强心肌收缩力、扩张肾血管、增加肾血流量和肾小球滤过率，使原尿生成增加，但并不明显增加终尿量，利尿作用很弱。

三、肾小管重吸收

（一）近曲小管

1. 原尿中约 85% $NaHCO_3$、40% NaCl、葡萄糖、氨基酸和其他所有可滤过的有机溶质通过近曲小管特定的转运系统被重吸收，60%的水被动重吸收以维持近曲小管液体渗透压的稳定。

2. 近曲小管重吸收 $NaHCO_3$ 是通过近曲小管顶质膜（管腔面）的 Na^+-H^+交换子所触发的。

3. 与利尿药作用关系最密切的是 $NaHCO_3$、NaCl 的重吸收。

4. 目前利尿药中只有碳酸酐酶抑制药主要在近曲小管中起作用。

（二）髓袢降支细段

1. 降支细段只吸收水。由于此段髓质高渗，水被渗透压驱动而重吸收。

2. 近曲小管和髓袢降支细段上皮细胞顶质膜存在水通道蛋白（AQP），其在细胞膜两侧渗透压差的作用下高度选择性通透水。

（三）髓袢升支粗段髓质和皮质部

1. 原尿中约 35%的 Na^+在此段被重吸收。

2. 髓袢升支粗段对 NaCl 的重吸收依赖于 Na^+-K^+-$2Cl^-$ 共转运子，袢利尿药选择性阻断该转运子。髓袢升支粗段存在 Mg^{2+} 和 Ca^{2+} 的重吸收。

3. 此段不通透水，在稀释和浓缩尿液方面有重要意义。

4. 袢利尿药抑制 NaCl 的重吸收，一方面降低了肾的稀释功能，另一方面由于髓质的高渗无法维持而降低了肾的浓缩功能，排出大量接近于等渗的尿液，产生强大的利尿作用。

（四）远曲小管

1. 滤液中约 10% 的 NaCl 在远曲小管被重吸收，主要通过 Na^+-Cl^- 共同转运子。

2. 远曲小管相对不通透水，NaCl 的重吸收进一步稀释了小管液。

3. 噻嗪类利尿药通过阻断 Na^+-Cl^- 共同转运子而产生作用。

4. Ca^{2+} 通过顶质膜上的 Ca^{2+} 通道和基侧质膜上的 Na^+-Ca^{2+} 交换子而被重吸收。

（五）集合管

1. 重吸收原尿中 2%～5% 的 NaCl。主细胞顶质膜通过分离的通道转运 Na^+ 和排出 K^+，进入主细胞内的 Na^+ 通过基侧质膜的 Na^+-K^+-ATP 酶转运进入血液循环。由于 Na^+ 进入细胞的驱动力超过 K^+ 的分泌，故 Na^+ 的重吸收要超过 K^+ 的分泌，可产生显著的管腔负电位，该负电位驱动 Cl^- 通过旁细胞途径吸收入血。

2. 作用于集合管上游的利尿药，如果增加 Na^+ 的排出则将促进集合管 K^+ 的分泌。如果 Na^+ 的排出是与离子结合的方式，如与 HCO_3^- 结合，Cl^- 则不容易在集合管被重吸收，导致管腔的负电位增加，进一步促进 K^+ 的分泌。

3. 醛固酮增加顶质膜 Na^+ 通道和 K^+ 通道的活性及 Na^+-K^+-ATP 酶的活性，促进 Na^+ 的重吸收及 K^+ 的分泌。醛固酮拮抗药螺内酯及氨苯蝶啶等药物作用于此部位，它们又称为保钾利尿药。

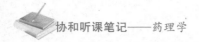

4. 影响尿浓缩的最后关键是抗利尿激素，也称加压素，可

增加集合管对水的通透性。

第二节　常用利尿药

一、袢利尿药

（一）概述

本类药物主要作用部位在髓袢升支粗段，选择性地抑制 NaCl 的重吸收，是目前最强效的利尿药。常用药物有呋塞米（速尿）、依他尼酸、布美他尼。

（二）体内过程

本类药物能被迅速吸收，消除主要通过近曲小管有机酸排泌或肾小球滤过，随尿以原形排出。半衰期长短受肾功能影响。

（三）药理作用

1. 利尿作用

（1）特异性地与 Cl^- 结合位点结合而抑制分布在髓袢升支管腔膜侧的 Na^+-K^+-$2Cl^-$ 共转运子，因而抑制 NaCl 的重吸收，降低肾脏的稀释与浓缩功能，排出大量接近于等渗的尿液。

（2）袢利尿药可使尿中 Na^+、K^+、Cl^-、Mg^{2+}、Ca^{2+} 排出增多。大剂量呋塞米可以抑制近曲小管的碳酸酐酶活性，使 HCO_3^- 排出增加。

（3）促进肾脏前列腺素的合成。

2. 对血管的调节作用

（1）对心力衰竭的患者，其利尿作用发生前就能产生有效的血管扩张作用。

（2）呋塞米和依他尼酸能迅速增加全身静脉血容量，降低左室充盈压，减轻肺淤血。

（3）呋塞米能增加肾血流量，改变肾皮质内血流分布。

（四）临床应用

1. 急性肺水肿和脑水肿　静脉注射呋塞米能迅速扩张容量血管，使回心血量减少，在利尿作用发生之前即可缓解急性肺水肿。同时由于利尿，使血液浓缩，血浆渗透压增高，也有利于消除脑水肿，对脑水肿合并心衰者尤为适用。

2. 其他严重水肿　可治疗心、肝、肾性水肿等各类水肿。主要用于其他利尿药无效的严重水肿患者。

3. 急、慢性肾功能衰竭

（1）急性肾衰竭时，袢利尿药可增加尿量和 K^+ 的排出，冲洗肾小管，减少肾小管的萎缩和坏死，但不延缓肾衰竭的进程。

（2）大剂量呋塞米可治疗慢性肾衰竭，增加尿量，在其他药物无效时仍然能产生作用。

4. 高钙血症　本类药可以抑制 Ca^{2+} 的重吸收，降低血钙。

5. 加速某些毒物的排泄　主要用于某些经肾排泄的药物中毒的抢救，如长效巴比妥类、水杨酸类、溴剂等。

（五）不良反应

1. 水与电解质紊乱　常为过度利尿所引起，表现为低血容量、低血钾、低血钠、低氯性碱血症，长期应用还可引起低镁血症。

主治语录：低血钾可增强强心苷对心脏的毒性，对肝硬化患者可能诱发肝性昏迷。故应注意及时补充钾盐或加服保钾利尿药。

2. 耳毒性

（1）表现为耳鸣、听力减退或暂时性耳聋，呈剂量依赖性。

（2）肾功能不全或同时使用其他耳毒性药物，如并用氨基糖苷类抗生素时较易发生耳毒性。

（3）依他尼酸最易引起，且可能发生永久性耳聋。布美他尼耳毒性最小，对听力有缺陷及急性肾衰者宜选用布美他尼。

3. 高尿酸血症

（1）与利尿后血容量降低、细胞外液容积减少、导致尿酸经近曲小管的重吸收增加有关；本类药和尿酸竞争有机酸分泌途径也是原因之一。

（2）长期用药时多数可出现高尿酸血症，但临床痛风发生率较低。

4. 其他

（1）可引起高血糖（但很少导致糖尿病）；升高 LDL 胆固醇和甘油三酯、降低 HDL 胆固醇；有恶心、呕吐，大剂量时尚可出现胃肠出血。

（2）少数可发生白细胞、血小板减少。

（3）可发生过敏反应，偶有间质性肾炎等，停药后可迅速恢复。对磺胺过敏者对呋塞米、布美他尼和托拉塞米可发生交叉过敏反应。

二、噻嗪类及类噻嗪类

（一）体内过程

1. 本类药脂溶性高，口服吸收迅速而完全，以有机酸的形式从肾小管分泌，与尿酸分泌产生竞争，使尿酸的分泌速率降低。

2. 氯噻嗪相对脂溶性小，吸收缓慢，且作用时间较长。

3. 吲达帕胺主要经胆汁排泄，但仍有足够的活性形式经过肾清除，在远曲小管发挥利尿作用。

（二）药理作用及机制

见表 24-2-1。

表 24-2-1　噻嗪类利尿药的药理作用及机制

药理作用	机　制
利尿作用	①增强 NaCl 和水的排出，产生温和持久的利尿作用，作用机制为抑制远曲小管近端 Na^+-Cl^- 共转运子，抑制 NaCl 的重吸收。②尿中 K^+ 的排泄增多，长期服用可引起低血钾。③对碳酸酐酶有一定抑制作用，略增加 HCO_3^- 的排泄。④促进远曲小管由 PTH 调节的 Ca^{2+} 重吸收过程，减少尿 Ca^{2+} 含量，减少 Ca^{2+} 在管腔中的沉积
抗利尿作用	明显减少尿崩症患者的尿量及口渴症状，主要因排 Na^+ 使血浆渗透压降低而减轻口渴感
降压作用	①用药早期通过利尿、减少血容量而降压。②长期用药通过扩张外周血管而产生降压作用

（三）临床应用

1. 水肿

（1）可用于各种原因引起的水肿。

（2）对轻、中度心源性水肿疗效较好，是慢性心功能不全的主要治疗药物之一。

（3）对肾性水肿的疗效与肾功能损害程度有关，受损较轻者效果较好。

（4）肝性水肿在应用时要注意防止低血钾诱发肝昏迷。

2. 高血压病　是治疗高血压的基础药物之一，多与其他降压药合用，可减少后者的剂量，减少副作用。

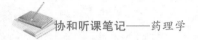

3. 其他

(1) 可用于肾性尿崩症及加压素无效的垂体性尿崩症。

(2) 可用于高尿钙伴肾结石者，以抑制高尿钙引起的肾结石的形成。

(四) 不良反应

1. 电解质紊乱　如低血钾、低血钠、低血镁、低氯性碱血症等，合用保钾利尿药可防治。

2. 高尿酸血症　痛风者慎用。

3. 代谢变化　可导致高血糖、高脂血症。糖尿病、高脂血症患者慎用。

4. 过敏反应　本类药为磺胺类药物，与磺胺类有交叉过敏反应。可见皮疹、皮炎（包括光敏性皮炎）等；偶见严重的过敏反应如溶血性贫血、血小板减少、坏死性胰腺炎等。

三、保钾利尿药

(一) 概述

此类药为低效能利尿药。可分为醛固酮受体拮抗药（如螺内酯）、肾小管上皮细胞 Na^+通道抑制药（如氨苯蝶啶和阿米洛利），均主要作用于远曲小管远端和集合管。

(二) 醛固酮受体拮抗药

1. 螺内酯

(1) 药理作用

1) 是醛固酮的竞争性拮抗药，产生拮抗醛固酮的作用。

2) 也能干扰细胞内醛固酮活性代谢物的形成，影响醛固酮作用的充分发挥，表现为排钠保钾的利尿作用。

（2）临床应用

1）治疗与醛固酮升高有关的顽固性水肿：对肝硬化和肾病综合征水肿患者较为有效。

2）充血性心力衰竭。

（3）不良反应

1）少数可引起头痛、困倦与精神紊乱等。

2）久用可引起高血钾，尤其当肾功能不良时，故肾功能不全者禁用。

3）性激素样作用，可引起男子乳房女性化和性功能障碍、妇女多毛症等。停药可消失。

2. 依普利酮　是选择性醛固酮受体拮抗剂，副作用较小，对高血压、心力衰竭等的疗效较好。

（三）氨苯蝶啶和阿米洛利

1. 体内过程　氨苯蝶啶在肝脏代谢，从肾脏排泄，消除途径广泛。阿米洛利则主要以原形经肾脏排泄。

2. 药理作用与机制

（1）均作用于远曲小管末端和集合管，通过阻滞管腔 Na^+ 通道而减少 Na^+ 的重吸收。

（2）减少 Na^+ 的重吸收，抑制 K^+ 的分泌，产生排钠保钾、利尿作用。

（3）阿米洛利在高浓度时，阻滞 Na^+-H^+ 和 Na^+-Ca^{2+} 反向转运子，可能抑制 H^+ 和 Ca^{2+} 的排泄。

3. 临床应用　临床上常与排钾利尿药合用治疗顽固性水肿。

4. 不良反应

（1）长期服用可致高钾血症，严重肝、肾功能不全及有高钾血症倾向者禁用。

（2）偶见嗜睡、恶心等消化道症状。

（3）有报道氨苯蝶啶和吲哚美辛合用可引起急性肾功能衰竭。

四、碳酸酐酶抑制药

主要介绍乙酰唑胺。

（一）药理作用与机制

1. 抑制碳酸酐酶的活性而抑制 HCO_3^- 的重吸收。
2. 主要造成尿中 HCO_3^-、K^+ 和水的排出增多。
3. 还抑制肾脏以外部位（如眼、脑）碳酸酐酶依赖的 HCO_3^- 的转运，减少房水和脑脊液的生成量及 pH。

（二）临床应用

1. 治疗青光眼　减少房水生成，降低眼内压，对多种类型的青光眼有效，是乙酰唑胺应用最广的适应证。
2. 急性高山病　乙酰唑胺减少脑脊液的生成和降低脑脊液及脑组织的 pH，减轻症状，改善机体功能。在开始攀登前 24 小时口服乙酰唑胺可起到预防作用。
3. 碱化尿液　可促进尿酸、胱氨酸和弱酸性物质（如阿司匹林）的排泄。只在使用初期有效，长时间服用要注意补充给予碳酸氢盐。
4. 纠正代谢性碱中毒　心力衰竭患者在使用过多利尿剂造成代谢性碱中毒时，可使用乙酰唑胺，其微弱的利尿作用也对心衰有益；可迅速纠正呼吸性酸中毒继发的代谢性碱中毒。
5. 其他　可用于癫痫的辅助治疗、伴有低血钾症的周期性麻痹，也可用于严重高磷酸盐血症。

（三）不良反应

见表 24-2-2。

表 24-2-2　乙酰唑胺的不良反应

不良反应	机制及表现
过敏反应	本品为磺胺的衍生物，可能会造成骨髓抑制、皮肤毒性、磺胺样肾损害、对磺胺过敏的患者易对本药产生过敏反应
代谢性酸中毒	长期用药后，体内贮存的 HCO_3^- 减少可导致高氯性酸中毒
尿结石	①减少 HCO_3^- 的作用会导致磷酸盐尿和高钙尿症。②长期用药会引起肾脏排泄可溶性物质（如枸橼酸盐）的能力下降，且钙盐在碱性 pH 条件下易形成肾结石
失钾	给予 KCl 补充可以纠正
其他毒性	较大剂量常引起嗜睡和感觉异常；肾衰患者使用该药物可造成中枢神经系统毒性

五、渗透性利尿药

（一）概述

1. 本类药又称脱水药，包括甘露醇、山梨醇、高渗葡萄糖、尿素等。

2. 该类药物特点

（1）静脉注射后不易通过毛细血管进入组织。

（2）易经肾小球滤过。

（3）不易被肾小管再吸收。

（二）甘露醇

1. 药理作用和临床应用

（1）脱水作用

1）静脉注射后，能迅速提高血浆渗透压，使组织间液向血浆转移而产生组织脱水作用，可降低颅内压和眼内压。

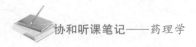

2）口服可造成渗透性腹泻，可用于从胃肠道消除毒性物质。

3）用于治疗脑水肿、降低颅内压。可用于青光眼急性发作和患者术前应用以降低眼内压。

（2）利尿作用

1）静脉注射甘露醇后，血浆渗透压升高，血容量增加，血液黏滞度降低，并通过稀释血液而增加循环血容量及肾小球滤过率。

2）在肾小球滤过后不被重吸收，升高肾小管和集合管内渗透压，减少水在近曲小管和髓袢升支和集合管的重吸收，产生利尿作用。

3）排尿速率的增加，可使几乎所有电解质的重吸收减少。如抑制髓袢升支对 Na^+ 的重吸收，可降低髓质高渗区的渗透压，进而抑制集合管水的重吸收。

4）可用于预防急性肾功能衰竭。在少尿时，及时应用甘露醇可减轻肾间质水肿。同时渗透性利尿效应可保护肾小管免于坏死。改善急性肾衰竭早期的血流动力学变化，对肾功能衰竭伴低血压者效果较好。

主治语录：甘露醇是治疗脑水肿、降低颅内压安全而有效的首选药物。

2. 不良反应　注射过快时可引起一过性头痛、眩晕、畏寒和视物模糊。慢性心功能不全者禁用。活动性颅内出血者禁用。

（三）山梨醇

作用与临床应用同甘露醇，作用较弱。易溶于水，一般可制成25%的高渗液使用。

（四）高渗葡萄糖

50%的高渗葡萄糖也有脱水及渗透性利尿作用，部分从血管弥散进入血管中，易被代谢，故其作用弱而持久。主要用于脑水肿和急性肺水肿，一般与甘露醇合用。

历年真题

1. 心力衰竭合并肾衰竭患者利尿药物首选
   A. 阿米洛利
   B. 氨苯蝶啶
   C. 呋塞米
   D. 螺内酯
   E. 氢氯噻嗪
2. 女，50岁。心源性水肿，用地高辛和氢氯噻嗪治疗，2周后患者出现多源性室性期前收缩。其主要原因是
   A. 低钾血症
   B. 低氯碱血症
   C. 低钠血症
   D. 高镁血症
   E. 低钙血症

（3~5题共用备选答案）
   A. 维拉帕米
   B. 硝酸甘油
   C. 氯沙坦
   D. 氢氯噻嗪
   E. 卡托普利
3. 通过抑制血管紧张素转化酶（ACE）而发挥降压及抗心力衰竭作用的药物是
4. 具有利尿作用的降压药是
5. 通过抗 AT_1 受体（血管紧张素Ⅱ受体）而发挥降压作用的药物是

参考答案：1. C　2. A　3. E　4. D　5. C

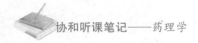

第二十五章　抗高血压药

核心问题

1. 抗高血压药的分类。
2. 抗高血压药的代表药物、临床应用。

内容精要

原发性高血压的发病机制不明，但已知体内有许多系统与血压的调节有关，抗高血压药可作用于不同的环节，降低血压。第一线抗高血压药物包括利尿药、钙通道阻滞药、β受体阻断药、ACE抑制药和AT_1受体阻断药。

第一节　抗高血压药物的分类

一、概述

形成动脉血压的基本因素是心输出量和外周血管阻力。前者受心脏功能、回心血量和血容量的影响，后者主要受小动脉紧张度的影响。交感神经系统和肾素-血管紧张素系统（RAS）调节着上述2种因素，使血压维持在一定的范围内。

二、抗高血压药物的分类

见表25-1-1。

表25-1-1　抗高血压药物的分类

分　类	药物举例
利尿药	氢氯噻嗪
交感神经抑制药	①中枢性降压药：可乐定。②神经节阻断药：樟磺咪芬。③去甲肾上腺素能神经末梢阻断药：利血平。④肾上腺素受体阻断药：普萘洛尔
肾素-血管紧张素系统抑制药	①ACE抑制药：卡托普利。②AT_1阻断药：氯沙坦。③肾素抑制药：阿利吉仑
钙通道阻滞药	硝苯地平
血管扩张药	肼屈嗪和硝普钠

第二节　常用抗高血压药物

一、利尿药

（一）降压作用

1. 各类利尿药单用即有降压作用，并可增强其他降压药的作用。

2. 用药初期，利尿药可减少细胞外液容量及心输出量。

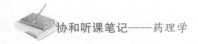

3. 长期使用可降低血管阻力，其机制是持续地降低体内Na^+浓度及降低细胞外液容量。平滑肌细胞内Na^+浓度降低可能导致细胞内Ca^{2+}浓度降低，从而使血管平滑肌对缩血管物质的

反应性减弱。

（二）应用

1. 噻嗪类利尿药最常用。可降低高血压并发症如脑卒中和心力衰竭的发病率和死亡率。单用噻嗪类降压药治疗，尤其是长期使用时，应合并使用留 K^+ 利尿药或合用 ACE 抑制药以减少 K^+ 的排出。

2. 对合并有氮质血症或尿毒症的高血压患者、高血压危象患者可选用高效利尿药呋塞米。

3. 伴有高脂血症的患者可用吲达帕胺代替噻嗪类利尿药。

二、钙通道阻滞药

（一）作用机制

钙通道阻滞药通过减少细胞内 Ca^{2+} 含量而松弛血管平滑肌，进而降低血压。

（二）分类

二氢吡啶类对血管平滑肌具有选择性，较少影响心脏，常用硝苯地平、尼群地平和氨氯地平等。非二氢吡啶类包括维拉帕米等，对心脏和血管均有作用。

1. 硝苯地平

（1）药理作用

1）作用于细胞膜 L 型钙通道，抑制 Ca^{2+} 从细胞外进入细胞内，降低细胞内 Ca^{2+} 浓度，导致小动脉扩张，总外周血管阻力下降，从而降低血压。

2）由于周围血管扩张，可引起交感神经活性反射性增强而引起心率加快。

（2）临床应用

1）对轻、中、重度高血压均有降压作用。

2）适用于合并有心绞痛或肾脏疾病、糖尿病、哮喘、高脂血症及恶性高血压患者。

2. 尼群地平　作用与硝苯地平相似，但对血管松弛作用较硝苯地平强，降压作用温和而持久。适用于各型高血压。

3. 拉西地平　血管选择性强，不易引起反射性心动过速和心输出量增加，具有抗动脉粥样硬化作用。用于轻、中度高血压。

4. 氨氯地平　作用与硝苯地平相似，但降压作用较硝苯地平平缓，持续时间较硝苯地平显著延长。

三、β肾上腺素受体阻断药

（一）普萘洛尔（心得安）

1. 药理作用　为非选择性β受体阻断药。可通过减少心输出量、抑制肾素释放、在不同水平抑制交感神经系统活性（中枢部位、压力感受性反射及外周神经水平）和增加前列环素的合成等产生降压作用。

2. 临床应用

（1）用于各种程度的原发性高血压。

（2）可作为抗高血压的首选药单独应用，也可与其他抗高血压药合用。

（3）对心输出量及肾素活性偏高者疗效较好，高血压伴有心绞痛、偏头痛、焦虑症等选用β受体阻断药较为合适。

（二）阿替洛尔

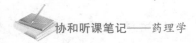

1. 降压机制与普萘洛尔相同，但对心脏β_1受体有较大选择

性，而对血管及支气管的 $β_2$ 受体的影响较小。较大剂量时对血管及支气管平滑肌的 $β_2$ 受体也有作用。

2. 无膜稳定作用，无内在拟交感活性。

3. 口服用于治疗各种程度高血压。

（三）拉贝洛尔

1. 阻断 $β_1$ 和 $β_2$ 受体的作用强度相似，对 $α_1$ 受体作用较弱，对 $α_2$ 受体无作用。

2. 适用于各种程度的高血压及高血压急症、妊娠期高血压、嗜铬细胞瘤、麻醉或手术时高血压。

3. 大剂量可致直立性低血压。

（四）卡维地洛

1. α、β 受体阻断药，阻断 β 受体的同时具有舒张血管作用。

2. 用于治疗轻度及中度高血压或伴有肾功能不全、糖尿病的高血压患者。

四、ACE 抑制药

（一）概述

1. 药理作用

（1）抑制 ACE 活性，使血管紧张素Ⅱ（AngⅡ）的生成减少以及缓激肽的降解减少，扩张血管，降低血压。

（2）具有器官保护作用。亦作为伴有糖尿病、左心室肥厚、左心功能障碍及急性心肌梗死的高血压患者的首选药物。

（3）阻断醛固酮，可增强利尿药的作用。

主治语录：ACE 抑制药有轻度潴留 K^+ 的作用，有高血钾倾向的患者使用时应注意。

2. 不良反应　血管神经性水肿，顽固性咳嗽等。

（二）代表药

1. 卡托普利

（1）药理作用及机制

1）有轻至中等强度的降压作用，可降低外周血管阻力，增加肾血流量，不伴反射性心率加快。

2）抑制 ACE，使 Ang Ⅰ 变为 Ang Ⅱ 减少，从而舒张血管；同时减少醛固酮分泌，以利于排钠；特异性肾血管扩张加强排钠作用。

3）抑制缓激肽的水解，使缓激肽增多；亦可抑制交感神经系统活性。

（2）临床应用

1）用于各型高血压。尤适用于合并有糖尿病及胰岛素抵抗、左心室肥厚、心力衰竭、急性心肌梗死的高血压患者。

2）卡托普利与利尿药合用于重型或顽固性高血压疗效较好。

2. 依那普利　抑制 ACE 的作用较卡托普利强。降低总外周血管阻力，增加肾血流量。降压作用强而持久。临床主要用于高血压的治疗。

五、AT_1 受体阻断药

（一）药理作用

AT_1 受体阻断药具有良好的降压作用和器官保护作用。可阻断几乎所有血管紧张素 Ⅱ 的有害作用，几乎不出现干咳、血管神经性水肿不良反应。

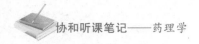

（二）氯沙坦

可竞争性阻断 AT_1 受体，对抗 Ang Ⅱ 的绝大多数药理学作用，从而产生降压作用。可用于各型高血压。若 3~6 周后血压下降仍不理想，可加用利尿药。

第三节　其他经典抗高血压药物

一、中枢性降压药

（一）可乐定

1. 体内过程　本品口服易吸收，口服生物利用度为 71%~82%。能透过血脑屏障。

2. 药理作用

（1）降压作用中等偏强，抑制胃肠分泌及运动，对中枢神经系统有明显的抑制作用。

1）通过兴奋延髓背侧孤束核突触后膜的 α_2 受体，抑制交感神经中枢的传出冲动，扩张外周血管，降低血压。

2）作用于延髓嘴端腹外侧区的咪唑啉受体（I_1 受体），使交感神经张力下降，外周血管阻力降低，从而产生降压作用。

（2）过大剂量的可乐定可兴奋外周血管平滑肌上的 α_2 受体，引起血管收缩，使降压作用减弱。

3. 临床应用

（1）治疗中度高血压，常用于其他药无效时，不影响肾血流量和肾小球滤过率，可用于高血压的长期治疗。

（2）与利尿药合用有协同作用，可用于重度高血压。

（3）口服用于预防偏头痛或作为治疗吗啡类镇痛药成瘾者的戒毒药。还可用于戒烟。

（4）溶液剂滴眼用于治疗开角型青光眼。

4. 不良反应

（1）常见口干和便秘。

（2）嗜睡、抑郁、眩晕、血管性水肿、腮腺肿痛、恶心等。

（3）有停药反跳现象。

（4）不宜用于高空作业或驾驶机动车辆的人员。

5. 药物相互作用

（1）能加强其他中枢神经系统抑制药的作用，合用时应慎重。

（2）三环类化合物如丙咪嗪等药物在中枢可与可乐定发生竞争产生拮抗，取消可乐定的降压作用，不宜合用。

（二）莫索尼定

1. 为中枢性降压药，作用与可乐定相似，但对咪唑啉 I_1 受体的选择性比可乐定高。降压效能略低于可乐定。

2. 不良反应少，无显著镇静作用，无停药反跳现象。长期用药也有良好的降压效果，并能逆转高血压患者的心肌肥厚。用于治疗轻、中度高血压。

二、血管平滑肌扩张药

（一）药理作用

通过直接扩张血管而产生降压作用。

1. 肼屈嗪等主要扩张小动脉药物

（1）主要扩张小动脉，降低外周阻力而降低血压，对容量血管无明显作用。

（2）通过压力感受性反射，兴奋交感神经，加快心率、增强心肌收缩力，增加心排出量，从而部分对抗了其降压效力。

有心悸、诱发心绞痛等不良反应。

（3）反射性增加肾脏醛固酮分泌，导致水钠潴留；可能增加高血压患者的心肌肥厚程度。

2. 硝普钠等对小动脉和静脉均有扩张作用，扩张静脉，减少回心血量，不增加心排出量，但也反射性兴奋交感神经。

3. 血管平滑肌扩张药不会引起直立性低血压及阳痿等。

主治语录：直接扩张血管平滑肌的药物不良反应较多，一般不单独用于治疗高血压，仅在其他降压药无效时才加用该类药物。

（二）硝普钠

1. 体内过程　口服不吸收，静脉滴注给药起效快。经肾排泄。

2. 药理作用

（1）直接松弛小动脉和静脉平滑肌，属硝基扩张血管药。

（2）在血管平滑肌内代谢产生具有强大的舒张血管平滑肌作用的一氧化氮（NO）。

（3）NO可激活鸟苷酸环化酶，促进cGMP的形成，从而产生血管扩张作用。

（4）属于非选择性血管扩张药，很少影响局部血流分布。一般不降低冠脉血流、肾血流及肾小球滤过率。

3. 临床应用

（1）适用于高血压急症的治疗和手术麻醉时的控制性低血压。

（2）可用于高血压合并心力衰竭或嗜铬细胞瘤发作引起的血压升高。

4. 不良反应

（1）静滴时可出现恶心、呕吐、精神不安、肌肉痉挛、头痛、皮疹、出汗等。

（2）大剂量或连续使用（特别在肝肾功能损害的患者），可引起血浆氰化物或硫氰化物浓度升高而中毒，可导致甲状腺功能减退。用药时须严密监测血浆氰化物浓度。

三、神经节阻断药

1. 药理作用

（1）交感神经对血管的支配占优势，用神经节阻断药后，血管尤其是小动脉扩张明显，总外周阻力下降，加上静脉扩张，回心血量和心排出量减少，血压显著下降。

（2）肠道、眼、膀胱等平滑肌和腺体以副交感神经占优势，用药后常出现便秘、扩瞳、口干、尿潴留等。

2. 临床应用　本类药降压作用过强过快，仅限用于一些特殊情况，如高血压危象、主动脉夹层动脉瘤、外科手术中的控制性低血压等。如樟磺咪芬、美卡拉明、六甲溴铵等。

四、α_1 肾上腺素受体阻断药

1. 药理作用　用于抗高血压治疗的 α 受体阻断药具有 α_1 受体阻断作用，不影响 α_2 受体。

2. 作用机制

（1）可降低动脉血管阻力，增加静脉容量，增加血浆肾素活性，不易引起反射性心率增加。

（2）长期使用后扩血管作用仍存在，但肾素活性可恢复正常。

主治语录：α_1 肾上腺素受体阻断药最大的优点是对代谢没有明显的不良影响，对血脂代谢有良好作用。

3. 临床应用　可用于各种程度的高血压治疗，对轻、中度

高血压有明确疗效，与利尿药及β受体阻断药合用可增强其降压作用。如哌唑嗪、特拉唑嗪、多沙唑嗪。

4. 不良反应　主要为首剂现象（低血压），一般服用数次后这种现象即可消失。可出现水钠潴留。

五、去甲肾上腺素能神经末梢阻滞药

主要通过影响儿茶酚胺的贮存及释放产生降压作用。利血平作用较弱，不良反应多，不单独应用。胍乙啶易引起肾、脑血流量减少及水钠潴留，主要用于重症高血压。

六、钾通道开放药（钾外流促进药）

1. 药理作用

（1）可使钾外流增多，细胞膜超极化，膜兴奋性降低，Ca^{2+}内流减少，血管平滑肌舒张，血压下降。降压时常伴有反射性心动过速和心输出量增加。

（2）血管扩张见于冠状动脉、胃肠道血管和脑血管，而不扩张肾和皮肤血管。

2. 临床应用　如米诺地尔、吡那地尔、尼可地尔等。与利尿药和/或β受体阻断药合用，可纠正其水钠潴留和/或反射性心动过速的副作用。

七、肾素抑制药

（一）作用机制

肾素抑制剂抑制肾素活性，减少血管紧张素Ⅰ的生成，进而降低血管紧张素Ⅱ，降低血压。

（二）阿利吉仑

1. 体内过程　口服吸收快，生物利用度低，大多数通过胆汁入肠道经粪便以原形排泄。

2. 药理作用　选择性抑制人的肾素活性，剂量依赖性地降低血管紧张素Ⅱ水平，从而降低血压。用药后也可使血浆肾素浓度异常升高，但肾素活性是被抑制的。

3. 临床应用　适用于各型高血压。单用的降压疗效与AT受体阻断药相当，略优于ACE抑制药。降压疗效持久，控制血压较好。阿利吉仑与氢氯噻嗪或氨氯地平合用降压疗效增强，也可三药合用。

4. 不良反应　可出现腹泻，但无干咳、血管神经性水肿不良反应。避免与AT_1受体阻断药或ACE抑制药合用。

主治语录：阿利吉仑是目前用于临床的唯一肾素抑制剂。

第四节　高血压药物治疗的新概念

一、有效治疗与终身治疗

所谓有效的治疗，是将血压控制在140/90mmHg以下。在高血压的治疗中需强调终身治疗。

二、保护靶器官

高血压的靶器官损伤包括心肌肥厚、肾小球硬化和小动脉重构等。在抗高血压治疗中必须考虑逆转或阻止靶器官损伤，目前认为对靶器官的保护作用比较好的药物是ACE抑制药、长效钙拮抗药和AT_1受体阻断药。

三、平稳降压

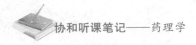

在血压水平相同的高血压患者中，血压波动性高者靶器官损伤严重。使用短效的降压药常使血压波动增大，24小时有效

的长效制剂较好。

四、联合用药

常用的药物如利尿药、β 受体阻断药、二氢吡啶类钙通道阻滞药和 RAS 抑制药，任何两类药物的联用都是可行的。以 β 受体阻断药加二氢吡啶类钙拮抗药和 RAS 抑制药加钙通道阻滞药的联用效果较好。

历年真题

1. 下列不属于 ACEI 作用机制的是
   A. 使血液及组织中的血管紧张素Ⅱ水平下降
   B. 提高血液中的缓激肽水平
   C. 使醛固酮的分泌减少
   D. 拮抗血管紧张素Ⅱ受体
   E. 具有抗交感神经作用
2. 男，70 岁。高血压 20 年，血压最高 180/80mmHg，服用福辛普利血压控制在 150～160/60～70mmHg。为了有效控制血压，最佳的联合用药方案是
   A. 利尿药+β 受体阻断药
   B. β 受体阻断药+钙通道阻滞药
   C. ACE 抑制药+钙通道阻滞药
   D. α 受体阻断药+β 受体阻断药
   E. 利尿药+钙通道阻滞药

（3～4 题共用备选答案）
   A. β 受体阻断药
   B. 利尿药
   C. α 受体阻断药
   D. 血管紧张素Ⅱ受体阻断药
   E. 钙通道阻滞药
3. 冠心病不稳定型心绞痛合并高血压首选
4. 糖尿病肾病合并高血压首选

参考答案：1. D 2. C 3. E 4. D

第二十六章　治疗心力衰竭的药物

核心问题

1. 治疗心力衰竭的药物分类、代表药。
2. 强心苷类药物的作用机制及临床应用。

内容精要

心力衰竭（HF）是由各种心脏疾病导致心功能不全的一种临床综合征。心力衰竭时通常伴有体循环和/或肺循环的被动性充血，故又称充血性心力衰竭（CHF）。治疗药物包括肾素-血管紧张素-醛固酮系统抑制药、利尿药、β 肾上腺素受体阻断药、正性肌力药、扩血管药、钙增敏药及钙通道阻滞药。

第一节　心力衰竭的病理生理学及治疗心力衰竭药物的分类

一、心力衰竭时心肌功能及结构变化

（一）心肌功能变化

1. 大多以收缩功能障碍为主，表现为心肌收缩力减弱，心输出量减少，射血分数明显下降，组织灌流量不足。

2. 舒张功能障碍，主要为心室的充盈异常，心室舒张受限和不协调，心室顺应性降低，心室舒张末期压增高，体循环及/或肺循环淤血。射血分数下降不明显甚至可维持正常。

3. 贫血、甲状腺功能亢进等所致的心力衰竭，心输出量并不减少，甚至有时增高，表现为高输出量心力衰竭。用本章讨论的治疗心力衰竭的药物难以奏效。

（二）心脏结构变化

1. 心肌缺血、缺氧、心肌细胞能量生成障碍，心肌过度牵张。

2. 心肌细胞内 Ca^{2+} 超载等病理生理改变引发心肌细胞肥大，心肌细胞凋亡，心肌细胞外基质（ECM）堆积，胶原量增加，胶原网受到破坏，心肌组织纤维化等，心肌组织发生重构，表现为心肌肥厚、心腔扩大，心脏的收缩功能和舒张功能障碍。

二、心力衰竭时神经内分泌变化

1. 交感神经系统激活

（1）HF 时，心肌收缩力减弱、心输出量下降，交感神经系统活性会反射性增高。

（2）长期的交感神经系统激活可增加心肌后负荷及耗氧量，促进心肌肥厚，诱发心律失常甚至猝死。

（3）高浓度的去甲肾上腺素可直接导致心肌细胞凋亡、坏死，使病情恶化。

2. 肾素-血管紧张素-醛固酮系统（RAAS）激活

（1）HF 时肾血流量减少，RAAS 被激活。

（2）长期的 RAAS 激活，使全身小动脉强烈收缩，促进肾上腺皮质释放醛固酮而致水钠潴留、低钾，增加心脏的负荷而加重 HF。

（3）RAAS 的激活可引起心肌肥厚、心室重构。

3. 精氨酸加压素（AVP）增多 可终致收缩血管，增加心脏负荷。

4. 血液及心肌组织内皮素（ET）增多 产生强烈收缩血管作用和正性肌力作用；有明显的促生长作用而引起心室重构。

5. 心房钠尿肽（ANP）和脑钠肽（BNP）分泌增多、肾上腺髓质素分泌增多，产生舒血管、减少水钠潴留等作用，有益于改善心力衰竭的病理变化。

主治语录：BNP 具有强大的利钠、利尿、扩血管、降血压的作用，小于 100pg/ml 可排除心力衰竭。

三、心力衰竭时心肌肾上腺素β受体信号转导的变化

交感神经长期激活可致心肌β受体信号转导发生β_1受体下调、β_1受体与兴奋性 Gs 蛋白脱偶联或减敏、G 蛋白偶联受体激酶（GRKs）活性增加。

主治语录：CHF 时最早且最常见的变化是交感神经系统的激活。

四、治疗心力衰竭药物的分类

见表 26-1-1。

表 26-1-1 治疗心力衰竭的药物分类

分类	代表药
肾素-血管紧张素-醛固酮系统抑制药	①ACE 抑制药，如卡托普利。②AT_1 拮抗药，如氯沙坦。③醛固酮拮抗药，如螺内酯
利尿药	氢氯噻嗪、呋塞米等

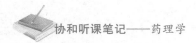

续　表

分　类	代 表 药
β受体阻断药	美托洛尔、卡维地洛等
正性肌力药	①强心苷类：地高辛。②非苷类正性肌力药：米力农、维司力农
扩血管药	硝普钠、硝酸异山梨酯、肼屈嗪、哌唑嗪
钙增敏药及钙通道阻滞药	钙通道阻滞药，如氨氯地平等

第二节　肾素-血管紧张素-醛固酮系统抑制药

一、ACE 抑制药

（一）作用机制

1. 降低外周血管阻力，降低心脏后负荷

（1）抑制 ACE，抑制 AngⅠ向 AngⅡ转换，降低血液中 AngⅡ含量，减弱 AngⅡ收缩血管的作用。

（2）抑制缓激肽的降解，缓激肽可促进 NO 和 PGI_2 生成，扩张血管，降低心脏后负荷。

2. 减少醛固酮生成　减轻水钠潴留，降低心脏前负荷。

3. 抑制心肌及血管重构　小量 ACE 抑制药可减少 AngⅡ及醛固酮的形成。防止和逆转心肌与血管重构，改善心功能。

4. 对血流动力学的影响

（1）降低全身血管阻力，增加心输出量，降低左室充盈压、左室舒张末压，降低室壁肌张力，改善心脏的舒张功能。

（2）降低肾血管阻力，增加肾血流量。

5. 抑制交感神经活性作用

（1）AngⅡ促进去甲肾上腺素释放，促进交感神经节的神经传递功能；促进中枢交感神经的冲动传递，加重心肌负荷及心肌损伤。

（2）ACE 抑制药通过减少 Ang Ⅱ，发挥其抗交感作用进一步改善心功能。

（二）临床应用

1. ACE 抑制药既能消除或缓解 CHF 症状、提高运动耐力、改进生活质量，又能防止和逆转心肌肥厚、降低病死率。

2. 延缓早期心功能不全者（尚未出现症状）的进展，延缓心力衰竭的发生。

3. 现已作为治疗心力衰竭的一线药物广泛用于临床。

二、血管紧张素Ⅱ受体（AT_1）拮抗药

1. 常用的有氯沙坦、缬沙坦及厄贝沙坦。

2. 对 CHF 的作用与 ACE 抑制药相似，不易引起咳嗽、血管神经性水肿等。

3. 常作为对 ACE 不耐受者的替代品。

三、抗醛固酮药

1. 在常规治疗的基础上，加用螺内酯可明显降低 CHF 病死率，防止左室肥厚时心肌间质纤维化，改善血流动力学和临床症状。

2. 与 ACE 抑制药合用则可同时降低 AngⅡ及醛固酮水平，既能进一步减少患者的病死率，又能降低室性心律失常的发生率。

第三节　利　尿　药

一、作用机制

促进钠、水的排泄，减少血容量，降低心脏前负荷，消除

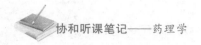

或缓解静脉淤血及其所引发的肺水肿和外周水肿。对 CHF 伴有水肿或有明显淤血者尤为适用。

二、临床应用

对轻度 CHF，单独应用噻嗪类利尿药效果良好。对中、重度 CHF，可口服袢利尿药或与噻嗪类和保钾利尿药合用。对严重 CHF、慢性 CHF 急性发作、急性肺水肿或全身水肿者，噻嗪类药物常无效，宜静脉注射呋塞米。保钾利尿药作用较弱，多与其他利尿药如袢利尿药等合用。

三、不良反应

1. 大剂量利尿药可减少有效循环血量，进而降低心排血量，故大量的利尿常可加重心力衰竭。

2. 大剂量利尿药可减少血容量而导致反射性交感神经兴奋，减少肾血流量，加重组织器官灌流不足，加重肝肾功能障碍，导致心力衰竭恶化。

3. 引起电解质平衡紊乱，尤其是排钾利尿药引起的低钾血症，是 CHF 时诱发心律失常的常见原因之一，必要时应补充钾盐或合用保钾利尿药。

第四节　β 肾上腺素受体阻断药

一、治疗 CHF 的作用机制

（一）拮抗交感神经作用

1. 交感神经系统与 RAAS 的激活是 CHF 时最重要的神经-体液变化。

2. 通过阻断心脏 β 受体、拮抗过量儿茶酚胺对心脏的毒性作用，拮抗交感神经对心脏的作用，避免心肌细胞坏死；改善心肌重构；减少肾素释放，防止高浓度 AngⅡ对心脏的损害。

3. 上调心肌 β 受体的数量，恢复其信号转导能力；改善 β 受体对儿茶酚胺的敏感性。

4. 卡维地洛兼有阻断 α_1 受体、抗氧化等作用，表现出较全面的抗交感神经作用。

（二）抗心律失常与抗心肌缺血作用

抗心肌缺血作用也是其降低 CHF 病死率和猝死的重要机制。

二、临床应用

对扩张型心肌病及缺血性 CHF，可阻止临床症状恶化、改善心功能、降低猝死及心律失常的发生率。应用时宜从小剂量开始，并与强心苷合并应用，以消除其负性肌力作用。

三、注意事项

β 肾上腺素受体阻断药以扩张型心肌病 CHF 的疗效最好。应长期应用，从小剂量开始，合并使用其他抗 CHF 药。对严重心动过缓、严重左室功能减退、明显房室传导阻滞、低血压及支气管哮喘者慎用或禁用。

第五节　正性肌力药物

一、强心苷类

常用的有地高辛，其他尚有洋地黄毒苷、毛花苷 C 和毒毛花苷 K。

（一）体内过程

见表 26-5-1。

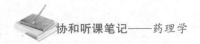

表 26-5-1　强心苷类药物的体内过程

名　称	体内过程
洋地黄毒苷	属于长效药，脂溶性高、吸收好，半衰期长达 5~7 天，作用维持时间也较长
地高辛	属于中效药，口服生物利用度个体差异大，临床应用时应注意调整剂量。半衰期 33~36 小时，多以原形经肾脏排出，肾功能不良者应适当减量
毛花苷 C 及毒毛花苷 K	属于短效药，口服不吸收，需静脉用药，显效快，绝大部分原形经肾脏排出，作用维持时间短

（二）药理作用

1. 对心脏的作用

（1）正性肌力作用

1）强心苷对心脏具有高度的选择性，能显著加强衰竭心脏的收缩力，增加心输出量，从而解除心衰的症状。

2）强心苷的正性肌力作用特点：①加快心肌纤维缩短速度，使心肌收缩敏捷，舒张期相对延长。②加强衰竭心肌收缩力，增加心输出量，不增加心肌耗氧量，甚至使心肌耗氧量有所降低。

3）正性肌力作用的机制：①强心苷与心肌细胞膜上的强心苷受体 Na^+-K^+-ATP 酶结合并抑制其活性，导致钠泵失灵。②细胞内 Na^+量增多后，通过 Na^+-Ca^{2+}双向交换机制或使 Na^+内流减少，Ca^{2+}外流减少，或使 Na^+外流增加，Ca^{2+}内流增加，最终导致心肌细胞内 Ca^{2+}增加，心肌的收缩加强。

（2）减慢心率作用（负性频率）

1）对心率加快及伴有房颤的心功能不全者则可显著减慢心率。

2）减慢心律的机制：①强心苷可增加心输出量，反射性地兴奋迷走神经，抑制窦房结从而减慢心率。②增加心肌对迷走

神经的敏感性

主治语录：强心苷过量所引起的心动过缓和传导阻滞可用阿托品对抗。

（3）对传导组织和心肌电生理特性的影响

1）治疗剂量下，缩短心房与心室的动作电位时程（APD）和有效不应期（ERP）；强心苷通过反射性地兴奋迷走神经及其对迷走神经中枢的兴奋作用，可降低窦房结自律性，减慢房室传导。强心苷可因兴奋迷走神经，促进 K^+外流，使心房肌细胞静息电位加大，加快心房的传导速度。

2）高浓度时，强心苷可过度抑制 Na^+-K^+-ATP 酶，使细胞失钾，最大舒张电位减小（负值减小），使自律性提高，K^+外流减少而使 ERP 缩短，细胞内 Ca^{2+}增加进而引起 Ca^{2+}振荡、早后除极、迟后除极等。

3）中毒剂量下，强心苷也可增强中枢交感活动。故中毒时可出现各种心律失常，以室性期前收缩、室性心动过速多见。

2. 对神经和内分泌系统的作用

（1）中毒剂量可兴奋延髓极后区催吐化学感受区而引起呕吐；兴奋交感神经中枢，增加交感神经冲动发放，引起快速型心律失常。

（2）减慢心率和抑制房室传导也与其兴奋脑干副交感神经中枢有关。

（3）降低 CHF 患者血浆肾素活性，减少血管紧张素Ⅱ及醛固酮含量，对心功能不全时过度激活的 RAAS 产生拮抗作用。

3. 利尿作用

（1）对心功能不全患者有明显的利尿作用，主要是心功能改善后增加了肾血流量和肾小球的滤过能力。

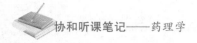

（2）直接抑制肾小管 Na^+-K^+-ATP 酶，减少肾小管对 Na^+的

重吸收，促进钠和水的排出。

4. 对血管的作用

（1）直接收缩血管平滑肌，增加外周血管阻力。

（2）CHF 患者用药后，交感神经活性降低的作用超过直接收缩血管的效应，血管阻力下降、心排血量及组织灌流增加、动脉压不变或略升。

（三）临床应用

1. 治疗心力衰竭

（1）对伴有心房颤动或心室率快的心力衰竭疗效最佳。

（2）对瓣膜病、风湿性心脏病（高度二尖瓣狭窄除外）、冠状动脉粥样硬化性心脏病和高血压心脏病所导致的心力衰竭疗效较好。

（3）对肺源性心脏病、活动性心肌炎或严重心肌损伤疗效较差，易发生中毒。

（4）对扩张型心肌病、心肌肥厚、舒张性心力衰竭者不应选用强心苷，而应首选 β 受体阻断药、ACE 抑制药。

2. 治疗某些心律失常　见表 26-5-2。

表 26-5-2　强心苷治疗某些心律失常

类　型	药理作用
心房颤动	通过兴奋迷走神经或对房室结的直接作用，减慢房室传导及心室率，增加心排血量，改善循环障碍，但对多数患者并不能终止心房颤动
心房扑动	强心苷是治疗心房扑动最常用的药物，可缩短心房的有效不应期，使扑动变为颤动，在心房颤动时更易增加房室结隐匿性传导而减慢心室率。部分患者在转为心房颤动后停用强心苷可恢复窦性心律
阵发性室上性心动过速	增强迷走神经功能，降低心房的兴奋性而终止阵发性室上性心动过速的发作

（四）不良反应

1. 不良反应　见表26-5-3。

表26-5-3　强心苷类药物的不良反应

不良反应	表　现
心脏反应	①快速型心律失常：室性期前收缩（强心苷中毒最多见和最早见）、二联律、三联律、心动过速、室颤。②房室传导阻滞。③窦性心动过缓：一般作为停药指征之一
胃肠道反应	是最常见的早期中毒症状，剧烈呕吐可导致失钾而加重强心苷中毒
中枢神经系统反应	主要有眩晕、头痛、谵妄等症状及视觉障碍，如黄视、绿视症及视物模糊等。视觉异常通常是强心苷中毒的先兆，可作为停药的指征

主治语录：心脏反应是强心苷最严重、最危险的不良反应。

2. 防治　见表26-5-4。

表26-5-4　强心苷类药物不良反应的防治

治疗药物	应　用
氯化钾	治疗由强心苷中毒所致的快速性心律失常的有效药物
苯妥英钠	治疗心律失常严重者
利多卡因	治疗强心苷中毒所引起的室性心动过速和心室颤动
阿托品	治疗强心苷中毒所引起的心动过缓和房室传导阻滞等缓慢型心律失常，不宜补钾

主治语录：强心苷中毒后防止低血钾比治疗补钾更重要。

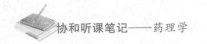

（五）药物相互作用

1. 奎尼丁能使地高辛的血药浓度增加 1 倍，两药合用时应减少地高辛用量。

2. 胺碘酮、钙通道阻滞药、普罗帕酮等能提高地高辛血药浓度。如地高辛与维拉帕米合用时，可使地高辛的血药浓度升高 70%，引起缓慢型心律失常。

3. 苯妥英钠能增加地高辛的清除而降低地高辛血药浓度。

4. 拟肾上腺素药可使心肌对强心苷的敏感性增高，导致强心苷中毒。

5. 排钾利尿药可致低血钾而加重强心苷的毒性。

二、非苷类正性肌力药

（一）儿茶酚胺类

1. 多巴胺

（1）作用机制

1）小剂量：激动 D_1、D_2 受体，扩张肾、肠系膜及冠状血管，增加肾血流量和肾小球滤过率，促进排钠。

2）稍大剂量：激动 β 受体，并促使 NE 释放，抑制其摄取，故能增加外周血管阻力、加强心肌收缩性、增加心输出量。

3）大剂量：激动 α 受体，致血管收缩，心脏后负荷增高。

（2）临床应用：多巴胺多用于急性心力衰竭，常做静脉滴注。

2. 多巴酚丁胺

（1）作用机制：主要激动心脏 β_1 受体，对 β_2 受体及 α_1 受体作用较弱，明显增强心肌收缩性，降低血管阻力，增加心排血量。

（2）临床应用：主要用于对强心苷反应不佳的严重左室功能

不全和心肌梗死后心功能不全者，但血压明显下降者不宜使用。

3. 异布帕明　可激动 D_1、D_2、β 和 α_1 受体。加强心肌收缩性，减低外周血管阻力，增加心排血量，有显著的利尿、改善肾功能的作用。

（二）磷酸二酯酶抑制药

1. 作用机制和药理作用　通过抑制 PDE-Ⅲ而明显提高心肌细胞内的 cAMP 含量，增加细胞内钙浓度，通过发挥正性肌力和血管舒张双重作用，缓解心衰症状，属正性肌力扩血管药。

2. 临床应用　主要用于心衰时作短时间的支持疗法，尤其是对强心苷、利尿药及血管扩张药反应不佳的患者。

3. 代表药

（1）氨力农和米力农：现仅供短期静脉给药治疗急性心力衰竭。

（2）维司力农：临床应用可缓解心衰患者的症状，提高生活质量。

（3）匹莫苯：可在不增加 Ca^{2+} 量的前提下加强心肌收缩力，避免引起心律失常和细胞损伤甚至死亡，属于“钙增敏药”。对中度和重度心力衰竭患者有效。

主治语录：非苷类正性肌力药可能增加心衰患者的病死率，故不宜作常规治疗用药。

第六节　扩血管药

一、作用机制

（一）扩张静脉

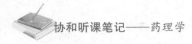

使静脉回心血量减少，降低心脏的前负荷，进而降低肺楔

压、左心室舒张末压（LVEDP）等，缓解肺部淤血症状。

（二）扩张小动脉

降低外周阻力，降低心脏的后负荷，增加心排出量，增加动脉供血，缓解组织缺血症状，并可弥补或抵消因小动脉扩张而可能发生的血压下降和冠状动脉供血不足等不利影响。

二、代表药

见表 26-6-1。

表 26-6-1　治疗 CHF 的扩血管代表药物

代表药	药理作用及临床应用
硝酸甘油、硝酸异山梨酯	①扩张静脉，增加静脉容量，降低右房压力，减轻淤血及呼吸困难。②选择性地舒张心外膜的冠状血管，在缺血性心肌病时增加冠脉血流，提高其心室的收缩和舒张功能，解除心衰症状
肼屈嗪	①扩张小动脉，降低后负荷，增加心输出量，肾血流量明显增加。②主要用于肾功能不全或对 ACE 抑制药不能耐受的 CHF 者
硝普钠	①扩张小静脉和小动脉，降低前、后负荷。静脉滴注作用快，快速控制危急的 CHF。②适用于需迅速降低血压和肺楔压的急性肺水肿、高血压危象等危重病例
哌唑嗪	选择性 α_1 受体阻断药，能扩张动、静脉，降低心脏前、后负荷，增加心输出量
奈西立肽	利尿，松弛血管平滑肌，降低动、静脉张力，抑制去甲肾上腺素、肾素释放，拮抗醛固酮
波生坦	临床用于肺动脉高压的治疗

第七节　钙增敏药及钙通道阻滞药

一、钙增敏药

（一）作用机制

1. 调节肌丝对 Ca^{2+} 的敏感性。

2. 激活 ATP 敏感的钾通道，扩张血管，改善心脏供血供氧，减轻心脏负荷，降低心肌耗氧量。在 CHF 治疗中具有正性肌力和血管扩张作用，可增加患者的运动耐量并改善 CHF 症状。

（二）不良反应

类似米力农，可降低 CHF 患者的生存率。

二、钙通道阻滞药

（一）作用机制

1. 较强的扩张外周动脉作用，可降低总外周阻力，减轻心脏后负荷。

2. 降压、扩张冠脉，对抗心肌缺血。

3. 缓解钙超载，改善心室的松弛性和僵硬度，改善舒张期功能障碍。

（二）代表药

长效钙通道阻滞药如氨氯地平、非洛地平。

主治语录：短效钙通道阻滞药如硝苯地平、地尔硫䓬等可使 CHF 症状恶化，增加病死率，不适用于 CHF 的治疗。

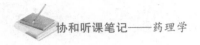

（三）临床应用

1. 最佳适应证是继发于冠心病、高血压病及舒张功能障碍的心力衰竭，尤其是用其他药物无效的病例。

2. 对于 CHF 伴有房室传导阻滞、低血压、左室功能低下伴后负荷低，以及有严重收缩功能障碍的患者，不宜使用钙通道阻滞药。

历年真题

1. 洋地黄中毒时心脏毒性最常见的临床表现是
   A. 心律失常
   B. 胸痛
   C. 黄视或绿视
   D. 恶心
   E. 咳粉红色泡沫痰
2. 治疗慢性心功能不全和逆转心肌肥厚并能降低病死率的药物是
   A. 强心苷
   B. 哌唑嗪
   C. 硝酸甘油
   D. 酚妥拉明
   E. 卡托普利

（3~4 题共用备选答案）
   A. 降低心室前负荷
   B. 降低心室后负荷
   C. 增加心肌收缩力
   D. 减弱心肌收缩力
   E. 同时降低心室前后负荷
3. 硝普钠的作用是
4. 呋塞米（速尿）的作用是

参考答案：1. A　2. E　3. E　4. A

第二十七章　调血脂药与抗动脉粥样硬化药

核心问题

1. HMG-CoA 还原酶抑制剂的药理作用、临床应用及不良反应。

2. 贝特类药物的药理作用及调血脂机制。

内容精要

根据作用机制的不同，目前临床上常用的防治动脉粥样硬化药物分为调血脂药和抗动脉粥样硬化药。

第一节　调血脂药

一、主要降低总胆固醇（TC）和 LDL 的药物

（一）他汀类

1. 药理作用

（1）调血脂作用及作用机制

1）他汀类有明显的调血脂作用。在治疗剂量下，对 LDL-C 的降低作用最强，TC 次之，降 TG 作用很弱，HDL-C 略有升高。用药 2 周疗效明显，4~6 周达高峰，长期应用可保持疗效。

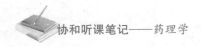

2）他汀类药物或其代谢产物与底物 HMG-CoA 的化学结构相似，且对 HMG-CoA 还原酶的亲和力比 HMG-CoA 高，对该酶发生竞争性抑制作用，从而使胆固醇合成受阻；通过负反馈调节机制，引起肝细胞表面 LDL 受体代偿性合成增加或活性增强，血浆中大量的 LDL 被摄取，经 LDL 受体途径代谢为胆汁酸而排出体外，降低血浆 LDL 水平；继而引起 VLDL 代谢加快，再加上肝合成及释放 VLDL 减少，也导致 VLDL 及 TG 相应下降。HDL 的升高可能是由于 VLDL 减少的间接结果。

（2）非调血脂作用

1）改善血管内皮功能，提高血管内皮对扩血管物质的反应性。

2）抑制血管平滑肌细胞（VSMCs）的增殖和迁移，促进 VSMCs 凋亡。

3）降低血浆 C 反应蛋白，减轻动脉粥样硬化过程的炎性反应。

4）抑制单核-巨噬细胞的黏附和分泌功能。

5）抑制血小板聚集和提高纤溶活性发挥抗血栓作用。

6）抗氧化作用：粥样斑块内的 LDL 极易发生氧化修饰，他汀类可清除氧自由基，发挥抗氧化作用，加强斑块稳定性。

7）减少动脉壁巨噬细胞及泡沫细胞的形成，使动脉粥样硬化斑块稳定和缩小，有助于抗动脉粥样硬化。

（3）肾保护作用

1）他汀类可纠正因代谢异常引起的慢性肾损害。

2）具有抗细胞增殖、抗炎症、抗骨质疏松等作用，减轻肾损害的程度。

2. 临床应用　见表 27-1-1。

3. 不良反应及注意事项

（1）大剂量应用时偶可出现胃肠反应、皮肤潮红、头痛等暂时性反应。

表 27-1-1　他汀类药物的临床应用

临床应用	作　用
调节血脂	①主要用于杂合子家族性和非家族性 $Ⅱ_a$、$Ⅱ_b$ 和Ⅲ型高脂蛋白血症，也可用于 2 型糖尿病和肾病综合征引起的高胆固醇血症。②对冠心病一级和二级预防有效而安全
肾病综合征	可保护和改善肾功能，调节血脂，可能抑制肾小球系膜细胞增殖、延缓肾动脉硬化
预防心脑血管急性事件	能增加粥样斑块的稳定性或使斑块缩小
其他	抑制血管成形术后再狭窄、缓解器官移植后的排斥反应、治疗骨质疏松症等

（2）偶见无症状性转氨酶升高，停药后即恢复正常。超大剂量他汀类可引起犬的白内障，人体用药应注意。

（3）孕妇、儿童、哺乳期妇女及肝、肾功能异常者不宜使用。有肝病史者慎用。

主治语录：他汀类药物可引起肌肉不良反应，表现为肌痛、肌炎和横纹肌溶解症。

4. 药物相互作用　见表 27-1-2。

表 27-1-2　他汀类的药物相互作用

合用药物	相互作用
胆固醇吸收抑制药	产生良好的协同作用
胆汁酸结合树脂类	增强降低血清 TC 及 LDL-C 的效应
贝特类或烟酸	增强降低 TG 的效应，但可提高肌病的发生率
环孢素或某些大环内酯类等	增加肌病的危险性
香豆素类抗凝药	有可能使凝血酶原时间延长，注意检测凝血酶原时间

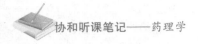

5. 代表药　见表 27-1-3。

表 27-1-3　他汀类的代表药

名称	药理作用及临床应用
洛伐他汀	对肝有高度选择性。调血脂作用稳定可靠，呈剂量依赖性
辛伐他汀	调血脂作用较洛伐他汀强。长期应用可在有效调血脂的同时，显著延缓动脉粥样硬化病变进展和病情恶化，减少心脏事件和不稳定型心绞痛的发生
普伐他汀	①降脂作用，还通过抗炎作用减少心血管疾病。②急性冠脉综合征早期应用，可迅速改善内皮功能，减少冠脉再狭窄和心血管事件的发生
氟伐他汀	①抑制 MVA 生成胆固醇，发挥调血脂作用。②增加 NO 活性，抗血管平滑肌细胞增殖，预防斑块形成。③降低血浆 Lp（a）水平，抑制血小板活性和改善胰岛素抵抗
阿托伐他汀	降 TG 作用较强，大剂量对纯合子家族性高胆固醇血症有效
瑞舒伐他汀	明显降低 LDL-C，升高 HDL-C。治疗高脂血症和高胆固醇血症

（二）胆汁酸结合树脂

主要介绍考来烯胺和考来替泊。

1. 作用机制　在肠道通过离子交换与胆汁酸结合后发生下列作用。

（1）被结合的胆汁酸失去活性，减少食物中脂类（包括胆固醇）的吸收。

（2）阻滞胆汁酸在肠道的重吸收。

（3）大量胆汁酸丢失，肝内胆固醇经 7α-羟化酶的作用转化为胆汁酸。

（4）肝细胞中胆固醇减少，导致肝细胞表面 LDL 受体增加或活性增强。

（5）LDL-C 经受体进入肝细胞，使血浆 TC 和 LDL-C 水平降低。

（6）HMG-CoA 还原酶可有继发活性增加，但不能补偿胆固醇的减少，若与他汀类联合应用，有协同作用。

2. 药理作用　降低 TC 和 LDL-C，其强度与剂量有关，也相应降低 Apo B，但对 HDL 几无影响，对 TG 和 VLDL 的影响较小。

3. 临床应用

（1）适用于 $Ⅱ_a$ 及 $Ⅱ_b$ 及家族性杂合子高脂蛋白血症，对纯合子家族性高胆固醇血症无效。

（2）对 $Ⅱ_b$ 型高脂蛋白血症者，应与降 TG 和 VLDL 的药物配合应用。

4. 不良反应

（1）常见便秘、腹胀、嗳气和食欲缺乏等胃肠道症状，便秘时间过久应停药。

（2）偶可出现短时的转氨酶升高、高氯酸血症或脂肪痢等。

5. 药物相互作用　在肠腔内与他汀类、氯噻嗪、保泰松、苯巴比妥、洋地黄毒苷、甲状腺素、口服抗凝药、脂溶性维生素（A、D、E、K）、叶酸及铁剂等结合，影响这些药物的吸收，应尽量避免伍用。

（三）胆固醇吸收抑制药

主要介绍依折麦布。

1. 药理作用

（1）通过与小肠上的 NPC1L1 蛋白结合，抑制饮食及胆汁中胆固醇的吸收，不影响胆汁酸和其他物质的吸收。

（2）与他汀类合用有良好的调血脂作用。

（3）他汀类基础上使用该药品可进一步降低心血管事件

发生。

主治语录：NPC1L1蛋白在肠道吸收胆固醇过程中起关键作用。

2. 不良反应　轻微且多为一过性，与他汀类合用可致头痛、乏力、腹痛、便秘、腹泻、腹胀、恶心、ALT 和 AST 升高、肌痛。

（四）酰基辅酶A胆固醇酰基转移酶（ACAT）抑制药

甲亚油酰胺：抑制ACAT，阻滞细胞内胆固醇向胆固醇酯的转化，减少外源性胆固醇的吸收阻滞胆固醇在肝形成VLDL，并且阻滞外周组织胆固醇酯的蓄积和泡沫细胞的形成，有利于胆固醇的逆向转运，使血浆及组织胆固醇降低。适用于Ⅱ型高脂蛋白血症。

二、主要降低TG及VLDL的药物

（一）贝特类

1. 体内过程　口服吸收快而完全，在血液中与血浆蛋白结合，不易分布到外周组织。大部分在肝与葡萄糖醛酸结合，少量以原形经肾排出。

2. 药理作用

（1）调血脂作用：降低血浆TG、VLDL-C、TC、LDL-C，升高HDL-C，吉非罗齐、非诺贝特和苯扎贝特作用较强。

（2）非调脂作用：抗凝血、抗血栓和抗炎作用等，共同发挥抗动脉粥样硬化的效应。

3. 调血脂作用机制

（1）目前认为贝特类是PPARα的配体，通过激活PPARα

调节脂蛋白脂酶（LPL）、Apo C Ⅲ、Apo A Ⅰ等基因的表达，降低 Apo C Ⅲ转录，增加 LPL 和 Apo A Ⅰ的生成和活性有关；同时促进肝脏摄取脂肪酸，并抑制 TG 的合成，使含 TC 的脂蛋白减少。

（2）PPARα 活化后还能增加诱导型一氧化氮合酶（iNOS）活性，NO 含量升高，从而抑制巨噬细胞表达 MMP-9，与动脉粥样硬化斑块稳定有关。

（3）PPARα 也是一种炎症调节因子，激活后除能调节血脂外，还能降低 AS 过程中的炎症反应，抑制血管平滑肌细胞增殖和血管成形术的再狭窄。

（4）贝特类具有降低某些凝血因子的活性，减少纤溶酶原激活物抑制物（PAI-1）的产生等非调血脂作用。

4. 临床应用

（1）主要用于以 TG 或 VLDL 升高为主的原发性高脂血症，如$Ⅱ_b$、Ⅲ、Ⅳ型高脂血症。

（2）可用于低 HDL 和高动脉粥样硬化性疾病风险（如 2 型糖尿病）的高脂蛋白血症。

5. 不良反应

（1）主要为消化道反应，如食欲不振、恶心、腹胀等。其次为乏力、头痛、失眠、皮疹、阳痿等。

（2）偶有肌痛、尿素氮增加、转氨酶升高，停药后可恢复。

（3）肌炎一旦发生可导致横纹肌溶解症，出现肌红蛋白尿症和肾衰竭。

（4）患肝胆疾病、孕妇、儿童及肾功不全者禁用。

主治语录：贝特类与他汀类药联合应用，可能增加肌病的发生。

6. 代表药

（1）吉非贝齐

1）降低血浆 TG 和 VLDL 起效快、稳定，对血浆 TG 明显增高和伴有 HDL 降低或 LDL 升高类型的高脂血症疗效最好。

2）长期应用可明显降低冠心病的死亡率。

（2）非诺贝特

1）有调血脂作用，能明显地降低血浆纤维蛋白原和血尿酸水平，降低血浆黏稠度，冠脉造影证明能阻止冠脉腔的缩小。

2）肾功不全者慎用。

（3）苯扎贝特

1）肾功能不全者应慎用。

2）作用及应用同吉非贝齐，用于伴有血脂升高的 2 型糖尿病，调血脂还可降低空腹血糖。并降低血浆 FFA、纤维蛋白原和糖化血红蛋白，抑制血小板聚集。

3）长期应用可使血浆 Lp（a）水平降低。

（二）烟酸

1. 体内过程　口服吸收迅速而完全，生物利用度 95%。血浆蛋白结合率低，原形及代谢产物经肾排出。

2. 药理作用

（1）属 B 族维生素，大剂量能降低血浆 TG 和 VLDL。可升高血浆 HDL。

（2）与胆汁酸结合树脂伍用作用增强，再加他汀类作用更强。

3. 作用机制

（1）降低细胞 cAMP 的水平，降低激素敏感脂肪酶的活性，脂肪组织中的 TG 不易分解出 FFA，肝脏合成 TG 的原料不足，VLDL 的合成和释放减少，也使 LDL 来源减少。

（2）烟酸升高 HDL，是因 TG 浓度降低，导致 HDL 分解代谢减少所致。HDL增加有利于胆固醇的逆向转运，阻止动脉粥样硬化病变的发展。

（3）抑制TXA_2的生成，增加PGI_2的生成，发挥抑制血小板聚集和扩张血管的作用。

4. 临床应用

（1）广谱调血脂药，对$Ⅱ_b$和Ⅳ型高血脂作用最好。

（2）适用于混合型高脂血症、高TG血症、低HDL血症及高Lp（a）血症。

（3）与他汀类或贝特类合用，可提高疗效。

5. 不良反应及注意事项

（1）最常见有皮肤潮红及瘙痒等。

（2）刺激胃黏膜，加重或引起消化道溃疡，餐时或餐后服用可减轻。

（3）偶有肝脏损害、血尿酸增多、糖耐量降低、棘皮症等。

（4）溃疡病、糖尿病及肝功异常者禁用。

主治语录：阿司匹林能缓解烟酸所致皮肤血管扩张，延长其半衰期，防止烟酸所致尿酸浓度升高。

6. 阿昔莫司

（1）化学结构、药理作用类似烟酸。可明显降低血浆TG，HDL升高，与胆汁酸结合树脂伍用可加强其降LDL-C作用，作用较强而持久。还可降低血浆纤维蛋白和全血黏度。

（2）用于$Ⅱ_b$、Ⅲ和Ⅳ型高脂血症，也适用高Lp（a）血症及2型糖尿病伴有高脂血症患者。

三、降低Lp（a）的药物

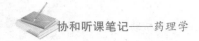

血浆Lp（a）升高是动脉粥样硬化的独立危险因素，也是经皮穿刺腔内冠状动脉成形术后再狭窄的危险因素。烟酸、烟

酸戊四醇酯、烟酸生育酚酯、阿昔莫司等可降低血浆 Lp（a）水平。

第二节　抗氧化剂

一、概述

（一）氧自由基

氧自由基在动脉粥样硬化的发生和发展中发挥重要作用。防止氧自由基对脂蛋白的氧化修饰，已成为阻止动脉粥样硬化发生和发展的重要措施。

（二）氧化型 LDL（ox-LDL）对动脉粥样硬化的影响

1. 损伤血管内皮，促进单核细胞向内皮黏附并向内皮下转移。

2. 阻止进入内皮下的单核细胞所转化的巨噬细胞返回血流。

3. 巨噬细胞无限制地摄取 ox-LDL 而成为泡沫细胞。

4. 促进内皮细胞释放血小板衍化生长因子等，导致血管平滑肌细胞增殖和迁移。

5. 泡沫细胞的脂质积累形成脂质条纹和斑块。

6. 被损伤的内皮细胞还可导致血小板聚集和血栓形成。

二、代表药

（一）普罗布考

1. 体内过程　口服吸收低且不规则，饭后服用可增加吸收，主要蓄积于脂肪组织和肾上腺。

2. 药理作用　见表 27-2-1。

表 27-2-1 普罗布考的药理作用

作用	表现
抗氧化作用	能抑制 ox-LDL 的生成及其引起的一系列病变过程
调血脂作用	可使血浆 TC 和 LDL-C 下降，HDL-C 及 Apo AⅠ同时明显下降，对血浆 TG 和 VLDL 一般无影响；与他汀类或胆汁酸结合树脂伍用，可增强调血脂作用
对动脉粥样硬化病变的影响	较长期应用可使冠心病发病率降低，已形成的动脉粥样硬化病变停止发展或消退，黄色瘤明显缩小或消除

3. 作用机制

（1）抗氧化作用强，进入体内分布于各脂蛋白，减缓动脉粥样硬化病变的一系列过程。

（2）抑制 HMG-CoA 还原酶，使 Ch 合成减少，通过受体及非受体途径增加 LDL 的清除，血浆 LDL-C 水平降低。

（3）通过提高胆固醇酯转移蛋白和 Apo E 的血浆浓度，使 HDL 颗粒中 Ch 减少，HDL 颗粒变小，提高 HDL 数量和活性，增加 HDL 的转运效率，使 Ch 逆转运清除加快。

4. 临床应用

（1）用于各型高胆固醇血症，包括纯合子和杂合子家族性高胆固醇血症及黄色瘤患者。

（2）对继发于肾病综合征或糖尿病的Ⅱ型高脂蛋白血症有效。

（3）较长期服用，可使肌腱黄色瘤消退，冠心病发病率降低。可预防 PTCA 后的再狭窄。

5. 不良反应

（1）以胃肠道反应为主。

（2）偶有嗜酸性粒细胞增多、肝功能异常、高尿酸血症、高血糖、血小板减少、肌病等。

（3）极少见的严重不良反应为Q-T间期延长，室性心律失常、Q-T间期延长、血钾过低者禁用，不宜与延长Q-T的药物同用。

（4）近期有心肌损伤者禁用。孕妇及小儿禁用。

（二）维生素E

有很强的抗氧化作用，能防止脂蛋白的氧化修饰及其所引起的一系列动脉粥样硬化病变过程。

第三节　多烯脂肪酸类

主要介绍n-3型多烯脂肪酸。

一、概述

二十碳五烯酸（EPA）和二十二碳六烯酸（DHA），为n-3型多烯脂肪酸。

二、药理作用与机制

见表27-3-1。

表27-3-1　n-3型多烯脂肪酸的药理作用与机制

药理作用	机　制
调血脂作用	EPA和DHA有明显的调血脂作用，降低TG及VLDL-TG的作用较强，升高HDL-C，Apo AⅠ/Apo AⅡ比值明显加大
非调血脂作用	①较强的抗血小板聚集、抗血栓形成和扩张血管的作用。②抗血小板，抑制血小板衍生生长因子的释放，从而抑制VSMCs的增殖和迁移。③红细胞膜上的EPA和DHA可增加红细胞的可塑性，改善微循环。④抑制黏附分子的活性等

三、临床应用

适用于高 TG 性高脂血症。对心肌梗死患者的预后有明显改善。可用于糖尿病并发高脂血症等。

四、不良反应

长期或大剂量应用，可使出血时间延长，免疫反应降低。

第四节　黏多糖和多糖类

一、概述

黏多糖和多糖类为保护动脉内皮的主要用药，黏多糖的典型代表为肝素。

二、代表药

（一）低分子量肝素（LMWH）

1. 特点

（1）分子量低，生物利用度较高。

（2）与血浆、血小板、血管壁蛋白结合的亲和力较低，抗凝血因子 X_a 活力大于抗凝血因子 $Ⅱ_a$ 活力。

（3）抗凝血作用较弱，抗血栓形成作用强。

2. 临床应用　主要用于不稳定型心绞痛、急性心肌梗死及 PTCA 后再狭窄。

（二）天然类肝素

1. 天然类肝素是存在于生物体的类似肝素结构的一类物质，如硫酸乙酰肝素、硫酸皮肤素、硫酸软骨素及冠心舒等。

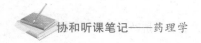

2. 冠心舒有调血脂、降低心肌耗氧量、抗血小板、保护血管内皮和阻止 AS 斑块形成等作用，用于心及脑缺血性病症。

3. 海洋酸性糖酯类如藻酸双酯钠等也具有肝素样的药理特性，能调血脂、抗血栓形成、保护动脉内皮及阻止 AS 病变的发展等。临床用于缺血性心脑血管疾病。

历年真题

1. 关于洛伐他汀的叙述，错误的是
   A. 是 HMG-CoA 还原酶抑制药
   B. 糖尿病性、肾型高脂血症的首选药
   C. 杂合子家族性高胆固醇血症的首选药
   D. 可降低纯合子家族性高胆固醇血症的 LDL-C
   E. 原发性高胆固醇血症、Ⅱ型高脂蛋白血症的首选药

2. 可引起肌酸磷酸激酶升高和肌肉触痛的药物是
   A. 苯氧酸类
   B. 多不饱和脂肪酸类
   C. 胆汁酸结合树脂
   D. HMG-CoA 还原酶抑制药
   E. 抗氧化剂

参考答案：1. E 2. D

第二十八章　抗心绞痛药

核心问题

1. 心绞痛的类型。
2. 硝酸甘油的药理作用、临床应用及不良反应。

内容精要

心绞痛是因冠状动脉供血不足引起的心肌急剧的、暂时的缺血与缺氧综合征。心绞痛持续发作不能及时缓解则可能发展为急性心肌梗死，故应采取有效的治疗措施及时缓解心绞痛。代表药物是硝酸甘油。

第一节　常用的抗心绞痛药物

一、概述

（一）心绞痛的主要病理生理机制

心肌需氧与供氧的平衡失调，致心肌暂时性缺血缺氧，代谢产物（乳酸、丙酮酸、组胺、类似激肽样多肽、K^+等）聚积心肌组织，刺激心肌自主神经传入纤维末梢引起疼痛。

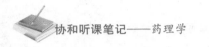

（二）心绞痛的类型

见表28-1-1。临床常将初发型、恶化型及自发性心绞痛通称为不稳定型心绞痛。

表28-1-1　心绞痛的类型

分类	特点	分型
劳力性心绞痛	由劳累、情绪波动或其他增加心肌耗氧量的因素所诱发，休息或舌下含服硝酸甘油可缓解	稳定型、初发型及恶化型心绞痛
自发性心绞痛	心绞痛发作与心肌耗氧量无明显关系，多发生于安静状态，发作时症状重、持续时间长，且不易被硝酸甘油缓解	卧位型（休息或熟睡时发生）、变异型（为冠脉痉挛所诱发）、中间综合征和梗死后心绞痛
混合型心绞痛	在心肌需氧量增加或无明显增加时都可能发生	—

（三）心绞痛的主要病理生理基础

1. 心绞痛的主要病理生理基础是冠状血管病变，尤其是动脉粥样硬化，引起的心肌组织供血障碍，导致氧的供需失衡。任何引起心肌组织对氧的需求量增加或/和冠脉狭窄、痉挛致心肌组织供血供氧减少的因素都可成为诱发心绞痛的诱因。

2. 心肌的氧供取决于动、静脉的氧分压差及冠状动脉的血流量。

3. 决定心肌耗氧量的主要因素是心室壁张力、心率和心室收缩力。

二、硝酸酯类

（一）硝酸甘油

1. 体内过程

（1）硝酸甘油口服因受首过效应等因素的影响，生物利用度仅为8%，故临床不宜口服用药。

（2）因其脂溶性高，舌下含服极易通过口腔黏膜吸收，血药浓度很快达峰值，含服后1~2分钟即可起效，疗效持续20~30分钟，$t_{1/2}$为2~4分钟。

硝酸甘油也可经皮肤吸收，用2%硝酸甘油软膏或黏膜剂睡前涂抹在前臂皮肤或贴在胸部皮肤，可持续较长时间的有效浓度。

（3）二硝酸代谢物具有较弱的舒张血管作用，仅为硝酸甘油的1/10。

2. 药理作用　硝酸甘油的基本药理作用是松弛平滑肌，但具有组织器官的选择性，以对血管平滑肌的作用最显著。

（1）降低心肌耗氧量

1）最小有效量：可明显扩张静脉血管，特别是较大的静脉血管，从而减少回心血量，降低心脏的前负荷，使心腔容积缩小，心室内压减小，心室壁张力降低，射血时间缩短，心肌耗氧量减少。

2）稍大剂量：可显著舒张动脉血管，特别是较大的动脉血管，动脉血管的舒张降低了心脏的射血阻力，从而降低左室内压和射血时心脏后负荷而降低心肌耗氧量。

3）但血管舒张同时使血压下降、心率加快和收缩力加强反致心绞痛加重。因此，需合理控制用量。

（2）扩张冠状动脉，增加缺血区血液灌注

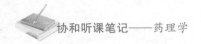

1）硝酸甘油选择性扩张较大的心外膜血管、输送血管及侧支血管，尤其在冠状动脉痉挛时更为明显，而对阻力血管的舒张作用较弱。

2）当冠状动脉因粥样硬化或痉挛而发生狭窄时，缺血区的阻力血管已因缺氧和代谢产物的堆积而处于舒张状态。这样，非缺血区阻力就比缺血区大，用药后血液将顺压力差从输送血管经侧支血管流向缺血区，从而增加缺血区的血液供应。

（3）降低左室充盈压，增加心内供血，改善左室顺应性

1）冠状动脉从心外膜呈直角分支，贯穿心室壁成网状分布于心内膜下。因此，内膜下血流易受心室壁肌张力及室内压力的影响。

2）当心绞痛发作时，因心肌组织缺血缺氧、左室舒张末压增高，降低了心外膜血流与心内膜血流的压力差，使心内膜下区域缺血更为严重。硝酸甘油可增加心外膜向心内膜的有效灌注压，有利于血液从心外膜流向心内膜缺血区。

（4）保护缺血的心肌细胞，减轻缺血损伤

1）硝酸甘油释放一氧化氮，促进内源性的 PGI_2、降钙素基因相关肽等物质的生成与释放，这些物质对心肌细胞均具有直接保护作用。

2）硝酸甘油可保护心肌，减轻缺血损伤，缩小心肌梗死范围，改善左室重构，提高室颤阈，消除折返，改善房室传导等，减少心肌缺血导致的并发症。

3. 作用机制

（1）硝酸甘油作为一氧化氮（NO）供体，在平滑肌细胞内经谷胱甘肽转移酶的催化释放出 NO。

（2）硝酸甘油通过与内源性血管内皮舒张因子（EDRF，即 NO）相同的作用机制松弛平滑肌而又不依赖于血管内皮细胞。在内皮有病变的血管仍可发挥作用。硝酸甘油扩血管作用中还

有 PGI_2 和细胞膜超极化的机制参与。

（3）硝酸甘油通过产生 NO 而抑制血小板聚集、黏附，有利于冠心病的治疗。

4. 临床应用

（1）舌下含服硝酸甘油能迅速缓解各种类型心绞痛。

（2）在预计可能发作前用药也可预防发作。

（3）对急性心肌梗死者，多静脉给药，不仅能降低心肌耗氧量、增加缺血区供血，还可抑制血小板聚集和黏附，从而缩小梗死范围。

（4）硝酸甘油也用于心衰的治疗。

（5）用于急性呼吸衰竭及肺动脉高压的治疗。

5. 不良反应及注意事项

（1）多数由其血管舒张作用所引起，如面颊部皮肤潮红，脑膜血管舒张引起搏动性头痛，眼内血管扩张则可升高眼内压等。

（2）大剂量可出现直立性低血压及晕厥。剂量过大使血压过度下降，冠状动脉灌注压过低，反射性兴奋交感神经、增加心率、加强心肌收缩性，使耗氧量增加而加重心绞痛发作。

（3）超剂量引起高铁血红蛋白血症，表现为呕吐、发绀等。

（4）耐受性

1）连续应用 2 周左右可出现耐受性，用药剂量大或反复应用过频易产生耐受性。

2）不同类的硝酸酯之间存在交叉耐受性，停药 1~2 周后耐受性可消失。

3）出现耐受性后，轻者必须增加用量，但会加重不良反应，重者即使增加用量也无法达到满意疗效。

（二）硝酸异山梨酯和单硝酸异山梨酯

1. 硝酸异山梨酯（消心痛）

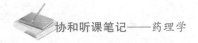

（1）药理作用及作用机制：与硝酸甘油相似，但作用较弱，起效较慢，作用维持时间较长。

（2）不良反应：剂量大时易致头痛及低血压等副作用。缓释剂可减少不良反应。

（3）临床应用：主要口服用于心绞痛的预防和心肌梗死后心衰的长期治疗。

2. 单硝酸异山梨酯　作用及应用与硝酸异山梨酯相似。

三、β 肾上腺素受体阻断药

（一）抗心绞痛作用

1. 降低心肌耗氧量　β 受体阻断药通过拮抗 β 受体使心肌收缩力减弱、心肌纤维缩短速度减慢、心率减慢及血压降低，可明显减少心肌耗氧量。但它抑制心肌收缩力可增加心室容积，同时因收缩力减弱心室射血时间延长，导致心肌耗氧增加，总效应是减少心肌耗氧量。

2. 改善心肌缺血区供血

（1）冠脉血管 β 受体阻断后致血管收缩，尤其在非缺血区明显。增加缺血区血流量。

（2）由于减慢心率，心舒张期相对延长，有利于血液从心外膜血管流向易缺血的心内膜区。

（3）可增加缺血区侧支循环，增加缺血区血液灌注量。

3. 增加组织供氧

（1）阻断 β 受体，可抑制脂肪分解酶活性，减少心肌游离脂肪酸含量。

（2）改善心肌缺血区对葡萄糖的摄取和利用，改善糖代谢，减少耗氧。

（3）促进氧合血红蛋白结合氧的解离而增加组织供氧。

（二）临床应用

1. 对硝酸酯类不敏感或疗效差的稳定型心绞痛，可使发作次数减少；对伴有心律失常及高血压者尤为适用。长期使用能缩短仅有缺血心电图改变而无症状的心绞痛患者的缺血时间。

2. 对冠状动脉痉挛诱发的变异型心绞痛不宜应用，因其β受体被阻断，α受体相对占优势，易致冠状动脉收缩。

3. 对心肌梗死也有效，能缩小梗死区范围，但因抑制心肌收缩力，故应慎用。

（三）β受体阻断药和硝酸酯类合用

常合用普萘洛尔与硝酸异山梨醇酯。

1. 优点

（1）两药能协同降低耗氧量。

（2）β受体阻断药能对抗硝酸酯类所引起的反射性心率加快和心肌收缩力增强。

（3）硝酸酯类可缩小β受体拮抗药所致的心室前负荷增大和心室射血时间延长。

（4）两药合用可互相取长补短，合用时用量减少，副作用也减少。

2. 注意事项

（1）β受体阻断药和硝酸酯类都可降压，如血压下降过多，冠脉流量减少，对心绞痛不利。

（2）一般宜口服给药，从小量开始逐渐增加剂量。

（3）停用β受体拮抗药时应逐渐减量，如突然停用可导致心绞痛加剧或诱发心肌梗死。对心功能不全、支气管哮喘、哮喘既往史及心动过缓者不宜应用。本类药物禁用于血脂异常的患者。

四、钙通道阻滞药

（一）抗心绞痛作用及机制

1. 降低心肌耗氧量　使心肌收缩力减弱，心率减慢，血管平滑肌松弛，血管扩张，血压下降，心脏负荷减轻，从而使心肌耗氧量减少。

2. 舒张冠状血管

（1）对冠脉中较大的输送血管及阻力小的血管均有扩张作用，特别是对处于痉挛状态的血管有显著的解除痉挛作用，从而增加缺血区的血液灌注。

（2）可增加侧支循环，改善缺血区的供血和供氧。

3. 保护缺血心肌细胞　Ca^{2+}通道阻滞药通过抑制外钙内流，减轻缺血心肌细胞的 Ca^{2+} 超负荷而保护心肌细胞，对急性心肌梗死者，能缩小梗死范围。

4. 抑制血小板聚集　钙通道阻滞药阻滞 Ca^{2+} 内流，降低血小板内 Ca^{2+}浓度，抑制血小板聚集。

此外，有报道表明钙通道阻滞药还具有促进血管内皮细胞产生及释放内源性 NO 的作用。

（二）临床应用

1. 有松弛支气管平滑肌作用，故更适合心肌缺血伴支气管哮喘者。

2. 有强大的扩张冠状动脉作用，变异型心绞痛是最佳适应证。显著解除冠状动脉痉挛的作用，对变异型心绞痛疗效显著。

3. 抑制心肌作用较弱，特别是硝苯地平还具有较强的扩张外周血管、降低外周阻力作用且血压下降后反射性加强心肌收缩力，可部分抵消对心肌的抑制作用，因而较少诱发心衰。

4. 扩张外周血管，恰好适用于心肌缺血伴外周血管痉挛性疾病患者的治疗。

5. 对稳定型心绞痛及急性心肌梗死等也有效。

（三）硝苯地平

1. 临床应用　对变异型心绞痛最有效，对伴高血压患者尤为适用。对稳定型心绞痛也有效，对急性心肌梗死患者能促进侧支循环，缩小梗死区范围。与β受体阻断药合用，增加疗效。

2. 有报道称可增加发生心肌梗死的危险，应引起重视。

（四）维拉帕米

1. 临床应用　扩张冠状动脉作用较弱，对变异型心绞痛多不单独使用本药。对稳定型心绞痛有效，疗效近似普萘洛尔。

2. 禁忌证　抑制心肌收缩力、抑制窦房结和房室结的传导，对伴心衰、窦房结或明显房室传导阻滞的心绞痛患者应禁用。

（五）地尔硫䓬

1. 临床应用　对变异型、稳定型和不稳定型心绞痛都可应用。

2. 禁忌证　对伴房室传导阻滞或窦性心动过缓者应慎用，又因其抑制心肌收缩力，对心衰患者也应慎用。

（六）钙通道阻滞药与β受体阻断药合用

1. 联合应用可以治疗心绞痛，特别是硝苯地平与β受体阻断药合用更为安全。

2. 二者合用对降低心肌耗氧量起协同作用，β受体阻断药可消除钙通道阻滞药引起的反射性心动过速，后者可抵消前者收缩血管作用。

3. 对心绞痛伴高血压及运动时心率显著加快者最适宜。

第二节　其他抗心绞痛药物

一、ACE 抑制剂

不仅用于高血压和心衰的治疗，也可通过扩张动、静脉血管减低心脏前后负荷，从而减低心脏耗氧量，舒张冠状血管增加心肌供氧，以及对抗自由基，减轻其对心肌细胞的损伤和阻止血管紧张素Ⅱ所致的心脏和血管重构作用。

二、卡维地洛

是去甲肾上腺素能神经受体阻断药。既能阻断 β_1、β_2 和 α 受体，又具有一定的抗氧化作用，用于心绞痛、心功能不全和高血压的治疗。

三、尼可地尔

是 K^+ 通道激活药，可引起血管平滑肌松弛，冠状血管扩张，冠状动脉供血增加，减轻 Ca^{2+} 超载对缺血心肌细胞的损害。主要适用于变异型心绞痛和慢性稳定型心绞痛。

四、吗多明

其代谢产物作为 NO 的供体，释放 NO，扩张容量血管及阻力血管，降低心肌耗氧量，改善侧支循环，改善心肌供血。舌下含服或喷雾吸入用于稳定型心绞痛或心肌梗死伴高充盈压患者。

五、雷诺嗪

用于对其他抗心绞痛药物治疗无效者的慢性心绞痛治疗。

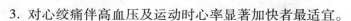

其抗心绞痛作用机制尚不清楚。需注意在使用中本药可影响心脏的电传导并延长心脏 Q-T 间期，部分患者出现头晕、恶心和乏力等。

历年真题

1. 硝酸甘油抗心绞痛的作用机制是
   A. 增加心肌供氧量
   B. 抑制心肌收缩力
   C. 收缩外周血管
   D. 减慢房室传导
   E. 释放 NO
2. 硝酸甘油与普萘洛尔合用产生的协同作用是
   A. 增加心肌收缩力
   B. 加快心率
   C. 增大心室容积
   D. 降低心肌耗氧量
   E. 延长射血时间

参考答案：1. E 2. D

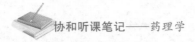

第二十九章　作用于血液及造血器官的药物

核心问题

1. 肝素的药理作用、临床应用及不良反应。
2. 阿司匹林的临床应用。
3. 右旋糖酐的药理作用、临床应用。

内容精要

生理状态下，机体内血液凝固、抗凝和纤维蛋白溶解过程维持动态平衡，一旦平衡被打破，就会出现血栓或出血性疾病。本章主要介绍抗凝血药、抗血小板药、纤维蛋白溶解药、促凝血药、抗贫血药及造血细胞生长因子和血容量扩充药。

第一节　抗凝血药

一、概述

血液凝血因子，见表 29-1-1。

表 29-1-1　血液凝血因子

因　子	同 义 名
Ⅰ	纤维蛋白原
Ⅱ	凝血酶原
Ⅲ	组织凝血激酶
Ⅳ	Ca^{2+}
Ⅴ	前加速素
Ⅶ	前转变素
Ⅷ	抗血友病因子
Ⅸ	血浆凝血激酶
Ⅹ	Struart-Prower 因子
Ⅺ	血浆凝血激酶前质
Ⅻ	接触因子
XIII	纤维蛋白稳定因子

二、凝血酶间接抑制药

（一）肝素

1. 化学　肝素为一种硫酸化的葡萄糖胺聚糖混合物，是由D-葡糖胺、L-艾杜糖醛酸及D-葡萄糖醛酸交替组成的黏多糖硫酸酯，分子量为5～30kD，平均分子量约12kD。因其分子中含有大量硫酸根和羧基而带有大量负电荷和具强酸性。

2. 体内过程

（1）肝素是极性很高的大分子物质，不易通过生物膜，口服不吸收，肌内注射易引起局部出血和刺激症状，临床常静脉注射给药。

（2）以肝素降解产物或原形经肾排出。

（3）肝素抗凝活性 $t_{1/2}$ 因给药剂量而异。肺气肿、肺栓塞及肝肾功能严重障碍患者，$t_{1/2}$ 明显延长。

3. 药理作用及机制

（1）强大抗凝作用

1）肝素在体内、外均有强大抗凝作用。静脉注射后，抗凝作用立即发生，可使多种凝血因子灭活。

2）静脉注射后 10 分钟内血液凝固时间及部分凝血酶时间（APTT）均明显延长，对凝血酶原时间影响弱。作用维持 3～4 小时。

（2）增强抗凝血酶Ⅲ（AT-Ⅲ）的活性

1）AT-Ⅲ是血浆中正常存在的蛋白质，可抑制内源性及共同通路中活化的凝血因子，是凝血因子 $Ⅱ_a$（凝血酶）及 $Ⅸ_a$、$Ⅹ_a$、$Ⅺ_a$、$Ⅻ_a$ 等含丝氨酸残基蛋白酶的抑制剂。

2）AT-Ⅲ与这些凝血因子通过精氨酸-丝氨酸肽键结合，形成 AT-Ⅲ-凝血因子复合物而使因子灭活，肝素可使此反应速率加快千倍以上。

3）在肝素存在时，肝素分子与 AT-Ⅲ赖氨酸残基结合形成可逆性复合物，使 AT-Ⅲ构型改变，精氨酸活性部位充分暴露，并迅速与因子 $Ⅱ_a$、$Ⅸ_a$、$Ⅹ_a$、$Ⅺ_a$、$Ⅻ_a$ 等的丝氨酸活性中心结合，加速凝血因子灭活。

4）肝素通过 AT-Ⅲ灭活因子 $Ⅸ_a$/$Ⅱ_a$ 时，必须同时与 AT-Ⅲ和凝血因子结合形成三元复合物，而灭活因子 $Ⅹ_a$ 时，仅需与 AT-Ⅲ结合。一旦肝素-AT-Ⅲ-凝血酶复合物形成，肝素即从复合物上解离，再与另一分子 AT-Ⅲ结合而反复利用。

5）研究表明，肝素的抗凝作用可能与激活肝素辅助因子Ⅱ和促进纤溶系统激活等途径有关。

（3）其他作用：调血脂作用；抗炎作用；抑制血管平滑肌

细胞增殖，抗血管内膜增生；抑制血小板聚集。

4. 临床应用

（1）血栓栓塞性疾病

1）主要用于防治血栓形成和栓塞，如深静脉血栓、肺栓塞和周围动脉血栓栓塞等。

2）也用于防治心肌梗死、脑梗死、心血管手术及外周静脉术后血栓形成。

（2）弥散性血管内凝血（DIC）：用于各种原因引起的DIC，这是肝素的适应证。应早期应用，可防止因纤维蛋白和凝血因子的消耗而引起的继发性出血。

（3）体外抗凝：如心导管检查、体外循环及血液透析等。

5. 不良反应

（1）出血

1）是肝素的主要不良反应，表现为各种黏膜出血、关节腔积血和伤口出血等。肝素常致老年妇女和肾衰竭患者出血。

2）应仔细观察患者控制剂量及监测凝血时间或部分凝血活酶时间（PTT）。

3）肝素轻度过量，停药即可，如严重出血，可缓慢静脉注射鱼精蛋白解救。

（2）血小板减少症：发生率可达5%。一般是肝素引起的一过性血小板聚集作用所致，多数发生在给药后7~10天，与免疫反应有关。停药后约4天可恢复。

（3）其他

1）偶有过敏反应，如哮喘、荨麻疹、结膜炎和发热等。

2）长期应用可致骨质疏松和骨折。

3）孕妇应用可致早产及死胎。

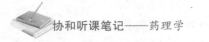

6. 禁忌证　对肝素过敏、有出血倾向、血友病、血小板功能不全和血小板减少症、紫癜、严重高血压、细菌性心内膜炎、

肝肾功能不全、溃疡病、颅内出血、活动性肺结核、孕妇、先兆流产、产后、内脏肿瘤、外伤及术后等禁用。

7. 药物相互作用

（1）肝素为酸性药物，不能与碱性药物合用；与阿司匹林等非甾体类抗炎药、右旋糖酐、双嘧达莫等合用，可增加出血危险。

（2）与糖皮质激素类、依他尼酸合用，可致胃肠道出血。

（3）与胰岛素或磺酰脲类药物合用能导致低血糖。

（4）静脉同时给予肝素和硝酸甘油，可降低肝素活性。

（5）与 ACE 抑制剂合用可引起高血钾。

（二）低分子量肝素

1. 概述　低分子量肝素（LMWH）是短链制剂，一般分子量低于 7kD。LMWH 具有选择性抗凝血因子 X_a 活性，而对凝血酶及其他凝血因子影响较小。LMWH 使抗血栓作用与致出血作用分离，保持了肝素的抗血栓作用而降低了出血的危险。

2. 临床应用中 LMWH 的优点

（1）抗凝剂量易掌握，个体差异小。

（2）一般不需要实验室监测抗凝活性。

（3）毒性小，安全。

（4）作用时间长，皮下注射每日只需 1~2 次。

（5）可用于门诊患者。

3. 不良反应　出血、血小板减少症、低醛固酮血症伴高钾血症、皮肤坏死、过敏反应和暂时性 ALT、AST 升高等。LMWH 引起的出血，也可用硫酸鱼精蛋白来治疗。

4. 临床应用

（1）常用制剂有依诺肝素、替地肝素等。

（2）主要用于深静脉血栓和肺栓塞的预防与治疗、外科手术后预防血栓形成、急性心肌梗死、不稳定型心绞痛和血液透析、体外循环等。

（三）依诺肝素

1. 药理作用　抗因子X_a与因子$Ⅱ_a$活性比值超过4，具有强大而持久的抗血栓形成作用。

2. 临床应用　临床主要用于深部静脉血栓、外科手术和整形外科（如膝、髋人工关节置换手术）后静脉血栓形成的防治，血液透析时防止体外循环发生凝血。

3. 与普通肝素相比，抗凝剂量较易掌握，不良反应轻，作用持续时间长。

（四）合成肝素衍生物

磺达肝癸钠是一种以抗凝血酶肝素结合位点结构为基础合成的戊多糖。经抗凝血酶介导对因子X_a发挥抑制作用，不抑制凝血酶，发生血小板减少症的风险明显降低。

三、凝血酶抑制药

（一）凝血酶直接抑制药

1. 分类　根据药物对凝血酶的作用位点可分为：双功能凝血酶抑制药（如水蛭素可与凝血酶的催化位点和阴离子外位点结合）；阴离子外位点凝血酶抑制药。

2. 水蛭素

（1）体内过程：口服不吸收，静脉注射后进入细胞间隙，不易透过血脑屏障。主要以原形经肾脏迅速排出。

（2）药理作用与机制

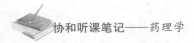

1）水蛭素是强效、特异的凝血酶抑制剂，以1∶1分子比

直接与凝血酶的催化位点和阴离子外位点结合，抑制凝血酶活性，减少纤维蛋白的生成。

2）水蛭素也抑制凝血酶引起的血小板聚集和分泌，产生抗血栓作用。

（3）临床应用：用于预防术后血栓形成、经皮冠状动脉成形术后再狭窄、不稳定型心绞痛、急性心肌梗死后溶栓的辅助治疗、DIC、血液透析及体外循环等。

（4）注意事项：肾衰竭患者慎用。用药期间体内通常可形成抗水蛭素的抗体，从而延长 APTT，建议每日监测 APTT。目前尚无有效的水蛭素解毒剂。

3. 阿加曲班

（1）为合成的精氨酸衍生物。

（2）与凝血酶的催化部位结合，抑制凝血酶所催化和诱导的反应，阻碍纤维蛋白凝块的形成，并抑制凝血酶诱导的血小板聚集及分泌作用，最终抑制纤维蛋白的交联并促使纤维蛋白溶解。

（3）本品常与阿司匹林合用于临床。本品还可局部用于移植物上，以防血栓形成。

（二）维生素 K 拮抗药

1. 概述　维生素 K 是凝血因子Ⅱ、Ⅶ、Ⅸ、Ⅹ活化必需的辅助因子，具有拮抗维生素 K 作用的药物为香豆素类抗凝药，口服吸收后参与体内代谢发挥抗凝作用，又称口服抗凝药。包括双香豆素、华法林和醋硝香豆素等，以华法林最常用。

2. 体内过程

（1）华法林

1）口服后吸收快而完全，其钠盐的生物利用度几乎为100%，吸收后99%以上与血浆蛋白结合，表观分布容积小，可通过胎盘屏障。

2）主要在肝中代谢，最后以代谢物形式由肾排出。

（2）双香豆素：口服吸收慢且不规则，吸收后几乎全部与血浆蛋白结合。主要分布于肺、肝、脾及肾，经肝药酶羟基化失活后自尿中排出。

3. 药理作用及机制

（1）香豆素类抑制维生素 K 在肝由环氧化物向氢醌型转化，阻止维生素 K 的反复利用。

（2）维生素 K 是 γ-羧化酶的辅酶，其循环受阻则影响含有谷氨酸残基的凝血因子Ⅱ、Ⅶ、Ⅸ、Ⅹ的前体、抗凝血蛋白 C 和抗凝血蛋白 S 的 γ-羧化作用，使这些因子停留于无凝血活性的前体阶段，从而影响凝血过程。

（3）对已经 γ-羧化的上述因子无抑制作用。香豆素类体外无效，在体内也须在原有的凝血因子Ⅱ、Ⅶ、Ⅸ、Ⅹ、抗凝血蛋白 C 和 S 耗竭后才发挥抗凝作用。

4. 临床应用

（1）华法林口服用于防治血栓栓塞性疾病（如心房颤动和心脏瓣膜病所致血栓栓塞），接受心脏瓣膜修复手术的患者需长期服用华法林；髋关节手术患者应用可降低静脉血栓形成的发病率。

（2）防治静脉血栓和肺栓塞一般采用先用肝素或者先与肝素合用，后用香豆素类维持治疗的序贯疗法。

（3）与抗血小板药合用，可减少外科大手术、风湿性心脏病、人工瓣膜置换术后的静脉血栓发生率。

5. 不良反应

（1）过量易致自发性出血，最严重者为颅内出血。使用药物期间必须测定凝血酶原（PT）时间。

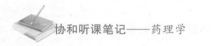

（2）华法林能通过胎盘屏障，可引起出血性疾病；还可影

响胎儿骨骼和血液蛋白质的 γ-羧化作用，影响胎儿骨骼正常发育，孕妇禁用。

（3）“华法林诱导的皮肤坏死”罕见。

主治语录：用量过大引起出血时，应立即停药并缓慢静脉注射大量维生素 K 或输新鲜血。

6. 药物相互作用

（1）阿司匹林、保泰松等使血浆中游离香豆素类浓度升高，抗凝作用增强。

（2）降低维生素 K 生物利用度的药物或各种病理状态导致胆汁减少均可增强香豆素类的作用。

（3）广谱抗生素抑制肠道产生维生素 K 的菌群，减少维生素 K 的生成，增强香豆素类的作用。

（4）肝病时，因凝血因子合成减少也可增强其作用。

（5）苯巴比妥、苯妥英钠、利福平等能加速香豆素类的代谢，降低其抗凝作用，胺碘酮等可增强其凝血作用。

（三）新型口服抗凝药

1. 主要包括 $Ⅱ_a$ 因子抑制剂达比加群酯与 X_a 因子抑制药利伐沙班等。

2. 主要临床应用为替代华法林，用于非瓣膜病性房颤患者。

第二节　抗血小板药

一、抑制血小板代谢的药物

（一）环氧化酶抑制药

主要介绍阿司匹林。

1. 药理作用

（1）对胶原、ADP、抗原-抗体复合物以及某些病毒和细菌引起的血小板聚集有明显的抑制作用，可防止血栓形成。

（2）阿司匹林能部分拮抗纤维蛋白原溶解导致的血小板激活，还可抑制 t-PA 的释放。

2. 作用机制

（1）阿司匹林与血小板内 COX-1 活性部位多肽链 529 位丝氨酸残基的羟基结合使之乙酰化，不可逆地抑制 COX-1 的活性，减少 PGG_2 和 PGH_2 的生成，从而抑制血小板 TXA_2 的合成，发挥抗血小板作用。

（2）小剂量阿司匹林可显著减少血小板中 TXA_2 水平，而对血管内皮的 COX-1（催化生成 PGI_2 的酶之一）的抑制作用仅持续 1～1.5 天，故对 PGI_2 的合成无明显影响。在较大剂量（300mg）时，阿司匹林也能抑制血管内皮 COX-1 的活性，减少 PGI_2 的合成，抵消部分抗血小板作用。

3. 临床应用　小剂量用于冠状动脉硬化性疾病、心肌梗死、脑梗死、深静脉血栓形成和肺梗死等，作为溶栓疗法的辅助抗栓治疗，能减少缺血性心脏病发作和复发的危险，也可使一过性脑缺血发作患者的卒中发生率和病死率降低。

主治语录：阿司匹林是临床应用最广泛的抗血小板药。

（二）TXA_2 合成酶抑制药和 TXA_2 受体阻断药

主要介绍利多格雷。

1. 药理作用

（1）是强大的 TXA_2 合成酶抑制药并具中度的 TXA_2 受体拮抗作用。

（2）对血小板血栓和冠状动脉血栓的作用比水蛭素及阿司

匹林更有效。

2. 优点

（1）对急性心肌梗死患者的血管梗死率、复灌率及增强链激酶的纤溶作用等与阿司匹林相当。

（2）对降低再栓塞、反复心绞痛及缺血性卒中等发生率比阿司匹林作用强。

（3）对防止新的缺血病变，利多格雷比阿司匹林更有效。

二、增加血小板内 cAMP 的药物

（一）依前列醇

1. 药理作用

（1）依前列醇（PGI_2）为人工合成的 PGI_2，而内源性 PGI_2 由血管内皮细胞合成，具有强大的抗血小板聚集及松弛血管平滑肌作用，是迄今为止发现的活性最强的血小板聚集内源性抑制药。

（2）依前列醇能抑制 ADP、胶原纤维、花生四烯酸等诱导的血小板聚集和释放。

（3）对体外旁路循环中形成的血小板聚集体具有解聚作用。还能阻抑血小板在血管内皮细胞上的黏附。

2. 作用机制　通过激活血小板中腺苷酸环化酶，升高细胞内 cAMP 水平，促进胞质内 Ca^{2+} 再摄取进入 Ca^{2+} 库，胞质内游离 Ca^{2+} 浓度降低，血小板处于静止状态，对各种刺激物均不引起反应。

3. 临床应用　依前列醇性质不稳定，作用短暂，临床应用受限。主要用于体外循环以防止血小板减少、血栓性血小板减少性紫癜、微血栓形成和出血倾向。

（二）双嘧达莫（潘生丁）

1. 药理作用　对胶原、ADP、肾上腺素及低浓度凝血酶诱导的血小板聚集有抑制作用，体内外均可抗血栓，还可延长已缩短的血小板生存时间。

2. 作用机制

（1）抑制磷酸二酯酶活性，增加血小板内 cAMP 含量。

（2）增加血管内皮细胞 PGI_2 的生成和活性。

（3）抑制腺苷再摄取，激活腺苷酸环化酶，使 cAMP 生成增多。

（4）轻度抑制血小板的环氧化酶，使 TXA_2 合成减少。

3. 临床应用

（1）主要用于防治血栓栓塞性疾病、人工心脏瓣膜置换术后、缺血性心脏病、脑卒中和短暂性脑缺血发作，防止血小板血栓形成。

（2）还可阻抑动脉粥样硬化早期的病变过程。

4. 不良反应

（1）胃肠道刺激、血压下降、头痛、眩晕、潮红、晕厥等。

（2）少数心绞痛患者用药后诱发心绞痛发作，应慎用。

（三）西洛他唑

1. 药理作用

（1）为可逆性磷酸二酯酶Ⅲ（PDE-Ⅲ）抑制药，通过抑制 PDE-Ⅲ，升高血小板内的 cAMP 而具有抗血小板、扩张血管和抗血管增殖作用。

（2）对 ADP、胶原、肾上腺素、花生四烯酸和凝血酶诱导的血小板聚集均有抑制作用。

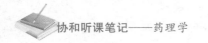

2. 临床应用　用于伴有间歇性跛行的外周血管病、慢性动

脉闭塞性疾病。禁用于心力衰竭，慎用于冠心病。

三、抑制 ADP 活化血小板的药物

（一）噻氯匹定

1. 药理作用　为第一代 P2Y12 受体拮抗药，能选择性及特异性干扰 ADP 介导的血小板活化，不可逆地抑制血小板聚集和黏附。

2. 临床应用　主要用于预防脑卒中、心肌梗死及外周动脉血栓性疾病的复发，疗效优于阿司匹林。

3. 不良反应　血栓性血小板减少性紫癜、腹泻、中性粒细胞减少等。

（二）氯吡格雷

为第二代 P2Y12 受体拮抗药，药理作用及机制与噻氯吡啶相似，但作用较强，不良反应少。肝肾功能不良者慎用。

四、血小板膜糖蛋白 II_b/III_a 受体阻断药

主要作用是抑制血小板聚集。用于急性心肌梗死、溶栓治疗、不稳定型心绞痛和血管成形术后再梗死的效果良好。

第三节　纤维蛋白溶解药

一、纤维蛋白溶解药（血栓溶解药）

（一）链激酶

1. 作用机制　与内源性纤溶酶原结合成链激酶-纤溶酶原复合物，并促使纤溶酶原转变为纤溶酶，纤溶酶迅速水解血栓

中纤维蛋白，导致血栓溶解。

2. 临床应用

（1）主要用于治疗血栓栓塞性疾病。

（2）静脉注射治疗动静脉内新鲜血栓形成和栓塞，如急性肺栓塞和深部静脉血栓。

（3）冠脉注射可用于心肌梗死的早期治疗。

3. 不良反应　引起出血，注射局部可出现血肿。也可致皮疹、药热等过敏反应。禁用于出血性疾病、新近创伤、消化道溃疡、伤口愈合中及严重高血压患者。

（二）尿激酶

可直接激活纤溶酶原，使其转变为纤溶酶，发挥溶解血栓作用。适应证和禁忌证同链激酶。尿激酶不引起过敏反应，可用于对链激酶过敏者。

（三）阿尼普酶

1. 药理作用

（1）阿尼普酶进入血液后弥散到血栓纤维蛋白表面，通过复合物的赖氨酸纤溶酶原活性中心与纤维蛋白结合，缓慢脱掉乙酰基后，促进纤维蛋白表面的纤溶酶原变为纤溶酶，溶解血栓。

（2）与链激酶比，阿尼普酶优点如下：①在体内被缓慢活化，可静脉注射。因茴香酰化基团的存在，在血中不受α_2-抗纤溶酶的抑制。②有溶栓选择性，很少引起全身性纤溶活性增强，故出血少。

2. 临床应用　用于急性心肌梗死，可改善症状，降低病死率；可用于其他血栓性疾病。

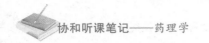

（四）葡激酶

临床用于治疗急性心肌梗死等血栓性疾病，疗效强于链激酶。不良反应与链激酶相似，但免疫原性比链激酶强。

（五）阿替普酶（第二代溶栓药）

为人重组组织型纤溶酶原激活剂（rt-PA），临床主要用于治疗肺栓塞和急性心肌梗死，使阻塞血管再通率比链激酶高。不良反应小，是较好的第二代溶栓药。

第四节　促凝血药

一、维生素 K

（一）药理作用

1. 维生素 K 是 γ-羧化酶的辅酶，主要参与肝合成凝血因子Ⅱ、Ⅶ、Ⅸ、Ⅹ等的活化过程。缺乏维生素 K 时，肝脏仅能合成无凝血活性的凝血因子Ⅱ、Ⅶ、Ⅸ、Ⅹ，导致凝血障碍，凝血酶原时间延长而致出血。

2. 维生素 K_3 微量脑室注射有明显镇痛作用，此作用可被纳洛酮拮抗，且维生素 K_3 和吗啡镇痛作用有交叉耐受现象。

（二）临床应用

1. 主要用于梗阻性黄疸、胆瘘、慢性腹泻、早产儿、新生儿出血等患者及香豆素类、水杨酸类药物或其他原因导致凝血酶原过低而引起的出血者。

2. 可用于预防长期应用广谱抗菌药继发的维生素 K 缺乏症。

（三）不良反应

1. 静脉注射维生素 K_1 速度过快时，可产生面部潮红、出汗、血压下降，甚至发生虚脱。

2. 维生素 K_3 和维生素 K_4 常致胃肠道反应；较大剂量可致新生儿、早产儿溶血性贫血、高胆红素血症及黄疸；对红细胞缺乏葡萄糖-6-磷酸脱氢酶（G-6-PD）的特异质者可诱发急性溶血性贫血。

3. 肝功能不良者慎用。

二、凝血因子制剂

凝血因子制剂是由健康人体或动物血液中提取，经分离提纯、冻干后制备的制剂，主要用于凝血因子缺乏时的补充治疗。包括凝血酶原复合物、抗血友病球蛋白、纤维蛋白和凝血酶。

三、纤维蛋白溶解抑制药

（一）氨甲苯酸

1. 氨甲苯酸又称对羧基苄胺，结构与赖氨酸类似，能竞争性抑制纤溶酶原激活因子，使纤溶酶原不能转变为纤溶酶，从而抑制纤维蛋白的溶解，产生止血作用。

2. 主要用于纤维蛋白溶解症所致的出血。

3. 对癌症出血、创伤出血及非纤维蛋白溶解引起的出血无止血效果。

4. 应用过量可致血栓并可能诱发心肌梗死。

（二）氨甲环酸

作用及用途与氨甲苯酸相同，但较强。

第五节　抗贫血药及造血细胞生长因子

一、抗贫血药

（一）铁剂

1. 体内过程

（1）吸收部位主要在十二指肠及空肠上段。

（2）食物中的铁以 Fe^{2+} 形式吸收，Fe^{3+} 很难吸收，凡能将 Fe^{3+} 还原为 Fe^{2+} 的物质（如胃酸、维生素 C、果糖、谷胱甘肽）等有利于铁的吸收。

（3）吸收铁根据机体需要或直接进入骨髓供造血使用，与肠黏膜去铁蛋白结合以铁蛋白形式储存。

（4）铁的转运需要转铁蛋白

1）当体内铁丰富时，转铁蛋白受体的合成减少而铁蛋白的产生增加。

2）铁缺乏时，转铁蛋白受体合成增加，铁蛋白产生减少，以此增加铁的摄取利用，减少贮存。

（5）铁主要通过肠黏膜细胞脱落以及胆汁、尿液、汗液而排出体外，每日约 1mg。

2. 药理作用　铁是红细胞成熟阶段合成血红素必不可少的物质。

3. 临床应用

（1）治疗失血过多或需铁增加所致的缺铁性贫血。

（2）对慢性失血（如月经过多、痔疮出血和子宫肌瘤等）、营养不良、妊娠、儿童生长发育所引起的贫血，用药后一般症状及食欲迅速改善。网织红细胞数于治疗后 10～14 天达高峰，血红蛋白每日可增加 0.1%～0.3%，4～8 周接近正常。待血红蛋白正常后尚需减半量继续服药2~3个月。

4. 不良反应

（1）铁制剂刺激胃肠道引起恶心、呕吐、上腹部不适、腹泻等，Fe^{3+}较Fe^{2+}多见。

（2）可引起便秘、黑便。

（3）小儿误服1g以上铁剂可引起急性中毒，急救措施以磷酸盐或碳酸盐溶液洗胃，并以特殊解毒剂去铁胺注入胃内以结合残存的铁。

（二）叶酸

1. 药理作用

（1）参与体内多种生化代谢

1）嘌呤核苷酸的从头合成。

2）从尿嘧啶脱氧核苷酸（dUMP）合成胸腺嘧啶脱氧核苷酸（dTMP）。

3）促进某些氨基酸的互变。

（2）叶酸缺乏时，上述代谢障碍，出现DNA合成障碍，细胞有丝分裂减少；巨幼细胞贫血，消化道上皮增殖受抑制，出现舌炎、腹泻。

2. 临床应用

（1）叶酸用于治疗各种巨幼细胞贫血

1）对营养不良或婴儿期、妊娠期所致营养性巨幼细胞贫血，辅以维生素B_{12}，效果良好。

2）甲氨蝶呤、乙胺嘧啶等所致的巨幼细胞贫血，用甲酰四氢叶酸钙治疗。

（2）对缺乏维生素B_{12}所致的“恶性贫血”，治疗时应以维生素B_{12}为主，叶酸为辅。

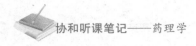

（三）维生素 B_{12}

维生素 B_{12}（钴胺素）为含钴复合物，广泛存在于动物内脏、牛奶、蛋黄中。

1. 体内过程

（1）维生素 B_{12}必须与胃壁细胞分泌的糖蛋白即“内因子”结合才能免受胃液消化而进入空肠吸收。

（2）胃黏膜萎缩所致“内因子”缺乏可影响维生素 B_{12}吸收，引起“恶性贫血”。

（3）吸收后有90%贮存于肝，少量经胆汁、胃液、胰液排入肠内，其中小部分吸收入血，主要经肾排出。

2. 药理作用

（1）维生素 B_{12}为细胞分裂和维持神经组织髓鞘完整所必需。

（2）维生素 B_{12}（甲钴胺）是甲基转移酶的辅酶，后者为同型半胱氨酸转为甲硫氨酸和5-甲基四氢叶酸转化为四氢叶酸的反应中所必需，同时使四氢叶酸循环利用。维生素 B_{12}缺乏时，叶酸代谢循环受阻，导致叶酸缺乏症。

（3）维生素 B_{12}（5′-脱氧腺苷钴胺）是甲基丙二酰辅酶A变位酶的辅酶，可促使甲基丙二酰辅酶A转变为琥珀酰辅酶A，后者可进入三羧酸循环。维生素 B_{12}缺乏时，可出现神经损害。

3. 临床应用

（1）维生素 B_{12}主要用于恶性贫血，与叶酸合用治疗巨幼细胞贫血。

（2）可作为神经系统疾病（如神经炎、神经萎缩等）、肝脏疾病等辅助治疗。

（3）还可用于高同型半胱氨酸血症。

二、造血细胞生长因子

（一）促红素

1. 临床应用

（1）促红素又称红细胞生成素（EPO），对多种原因引起的贫血有效，其最佳适应证为慢性肾衰竭所致的贫血。

（2）对骨髓造血功能低下、肿瘤化疗、艾滋病药物治疗等引起的贫血也有效。

2. 不良反应

（1）与红细胞快速增加，血黏滞度增高有关的高血压，血凝增强等。

（2）偶可诱发脑血管意外、癫痫发作。可出现瘙痒、发热、恶心、头痛、关节痛、血栓等。

（二）非格司亭

1. 又称重组人粒细胞集落刺激因子，是粒细胞集落刺激因子（G-CSF）的基因重组产物。

2. 药理作用

（1）刺激粒细胞集落形成，促进中性粒细胞成熟。

（2）刺激成熟的粒细胞从骨髓释出；增强中性粒细胞趋化及吞噬功能。

（3）对巨噬细胞、巨核细胞影响很小。

3. 临床应用

（1）用于骨髓移植及肿瘤化疗后严重中性粒细胞缺乏症。

（2）对先天性中性粒细胞缺乏症也有效，对某些骨髓发育不良或骨髓损害患者，可增加中性粒细胞数量。

（3）可部分或完全逆转艾滋病患者中性粒细胞缺乏。

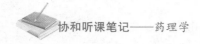

4. 不良反应　可出现过敏反应，偶可发生过敏性休克。大剂量过久使用，可产生轻、中度骨痛，皮下注射可有局部反应。

（三）沙格司亭

1. 是重组人粒细胞-巨噬细胞集落刺激因子。

2. 药理作用

（1）刺激造血前体细胞增殖、分化。

（2）刺激粒细胞、单核细胞和T淋巴细胞生长，诱导生成粒细胞、巨噬细胞集落形成单位及粒细胞-巨噬细胞集落形成单位。

（3）促进巨噬细胞和单核细胞对肿瘤细胞的裂解作用。对红细胞增生也有间接影响。

3. 临床应用　主要用于骨髓移植、肿瘤化疗、某些脊髓造血不良、再生障碍性贫血及艾滋病等引起的粒细胞缺乏症。

第六节　血容量扩充药

一、右旋糖酐

（一）药理作用

1. 能提高血浆胶体渗透压，从而扩充血容量，维持血压。作用强度与维持时间随分子量减少而逐渐降低。

2. 低、小分子量右旋糖酐阻止红细胞和血小板集聚及纤维蛋白聚合，降低血液黏滞性，并对凝血因子Ⅱ有抑制作用，从而改善微循环。

3. 具渗透性利尿作用，以分子量小者更为明显。

（二）临床应用

1. 各类右旋糖酐主要用于低血容量性休克，包括急性失血、创伤和烧伤性休克。

2. 低分子和小分子右旋糖酐用于中毒性、外伤性及失血性休克，可防止休克后期 DIC。

3. 也用于防治心肌梗死、心绞痛、脑血栓形成、血管闭塞性脉管炎和视网膜动静脉血栓等。

（三）不良反应

偶见过敏反应。少见血压下降、呼吸困难等严重反应。连续应用时，制剂中的少量大分子右旋糖酐蓄积可致凝血障碍和出血。

（四）禁忌证

禁用于血小板减少症、出血性疾病、血浆中纤维酶原低下等。心功能不全和肺水肿及肾功能不佳者慎用。

历年真题

1. 链激酶属于
   A. 香豆素类抗凝血药
   B. 纤维蛋白溶解药
   C. 抗血小板药
   D. 促凝血药
   E. 抗凝血酶Ⅲ活性药
2. 肝素抗凝血作用的主要机制是
   A. 阻碍凝血因子Ⅱ、Ⅶ、Ⅸ、Ⅹ的合成
   B. 抑制血小板聚集
   C. 增强 AT-Ⅲ对凝血因子的灭活作用
   D. 降低血中钙离子浓度
   E. 促进纤维蛋白溶解
3. 具有体内、外抗凝血作用的药物是
   A. 肝素
   B. 阿司匹林
   C. 香豆素类
   D. 链激酶
   E. 右旋糖酐

参考答案：1. B　2. C　3. A

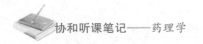

第三十章　影响自体活性物质的药物

核心问题

1. 前列腺素的药理作用及临床应用。
2. 5-羟色胺类药物及拮抗药的药理作用及临床应用。
3. 组胺受体激动药的临床应用。

内容精要

本章主要介绍天然和人工合成的自体活性物质，以及抑制某些自体活性物质或干扰其与受体相互作用的自体活性物质拮抗药。

第一节　膜磷脂代谢产物类药物及拮抗药

一、花生四烯酸的生物合成和转化

膜磷脂衍生两大类自体活性物质：廿碳烯酸类和血小板活化因子（PAF）。细胞受到刺激时，细胞膜磷脂在磷脂酶 A（PLA_2）的作用下释放出花生四烯酸（AA）和 PAF，游离的 AA 经以下 2 条途径转化。

1. 环氧化酶（COX）途径　AA 被催化生成前列腺素类（PGs）和血栓素类（TXs）。

2. 脂氧酶（LOX）途径　AA 转变为羟基过氧化廿碳四烯酸、白三烯类（LTs）、羟基廿碳四烯酸（HPETE）和脂氧素（LXs）。

二、前列腺素和血栓素

（一）药理作用

1. 血管平滑肌

（1）TXA_2 和 $PGF_{2\alpha}$ 具有缩血管作用，对静脉血管作用尤为明显。

（2）TXA_2 促进血管平滑肌细胞增生。

（3）PGI_2 主要由内皮细胞合成，与 PGE_2 通过共同激活腺苷酸环化酶，使 cAMP 升高，松弛小动脉。

2. 内脏平滑肌　不同类型的前列腺素和 TXA_2 在内脏平滑肌的作用不同。

3. 血小板　PGE_1 和 PGI_2 抑制血小板聚集。TXA_2 有强烈促聚集作用。

4. 中枢和外周神经系统　致热原使白细胞介素-1（IL-1）释放，IL-1 又可促进 PGE_2 的合成和释放。PGE_1 和 PGE_2 经脑室给药，能升高体温。PGE 能促进生长激素、催乳素、促甲状腺激素（TSH）、促肾上腺皮质激素（ACTH）、卵泡刺激素（FSH）和黄体生成素（LH）的释放等。

（二）临床应用

1. 作用于心血管系统的 PGs 类药物

（1）前列地尔

1）扩张血管、抑制血小板聚集的作用，可增加血流量，改善微循环。

2）与抗高压药和血小板聚集抑制药有协同作用。

3）阴茎注射可用于诊断和治疗阳痿。

4）不良反应有头痛、食欲减退、腹泻、低血压，心动过速、可逆性骨质增生和注射局部红肿热痛等。妊娠和哺乳期妇女禁用。

（2）依前列醇与依洛前列素

1）依前列醇（PGI_2）有明显舒张血管、抑制血小板聚集的作用，为最强的抗凝血药。替代肝素，用于体外循环和肾透析时防止血栓的形成。还用于缺血性心脏病、多器官衰竭、外周血管病和肺动脉高压。

2）依洛前列素：作用和应用同 PGI_2，但性质更稳定。

2. 作用于消化系统的 PGs 类药物

（1）米索前列醇

1）抑制基础胃酸分泌和组胺、五肽胃泌素等刺激引起的胃酸分泌。扩张胃黏膜血管，刺激黏液和重碳酸盐分泌，加强对黏膜的保护。

2）用于治疗十二指肠溃疡和胃溃疡。对促进吸烟者的溃疡愈合有良好疗效。

主治语录：米索前列醇常用作防治非甾体抗炎药引起的溃疡、上消化道出血的首选药。

（2）恩前列素：抑制胃液分泌，对细胞起保护作用。能增强结肠和子宫的收缩，故孕妇慎用。

3. 作用于生殖系统的 PGs 类药物

（1）地诺前列酮：应用于中期妊娠引产和足月妊娠引产，以及治疗性流产。

（2）卡前列素：主要用于终止妊娠和宫缩无力导致的产后顽固性出血。

（3）米索前列醇：与米非司酮序贯应用是终止早期妊娠的主要方法之一。

三、白三烯及拮抗药

（一）白三烯

1. 在呼吸系统，可引起支气管收缩、黏液分泌增加和肺水肿。

2. 心血管系统

（1）静注可先短暂升压，而后持久降压。

（2）具有负性肌力作用。

3. 在炎症与过敏反应方面，参与了多种炎症性疾病的病理过程，与风湿性关节炎、肾小球肾炎、哮喘、缺血性心血管疾病、痛风和溃疡性膀胱炎的发病有密切关系。

（二）白三烯拮抗药

1. 抑制白三烯活性，阻断白三烯所致的血管通透性增加、气道嗜酸性粒细胞浸润及支气管痉挛等作用。

2. 孟鲁司特（顺尔宁）

（1）1 型半胱氨酰白三烯（CysLT1）受体与哮喘和过敏性鼻炎的病理生理过程相关。孟鲁司特能有效地抑制 CysLT1 与其受体结合所产生的效应。

（2）用于 2 岁及以上儿童以及成人的过敏性鼻炎和哮喘的预防与长期治疗。

主治语录：白三烯拮抗药主要用于支气管哮喘患者的预防和治疗。

四、血小板活化因子及拮抗药

见表 30-1-1。

表 30-1-1　血小板活化因子及拮抗药

名　称	作　　用
血小板活化因子（PAF）	①引起血小板聚集。②引起低血压、血管通透性增加、肺动脉高压、支气管收缩、呼吸抑制、过敏反应和炎症反应等。③在动脉粥样硬化、血栓形成、缺血性心脑血管疾病、支气管哮喘、中毒性休克、肾脏疾病、变态反应、消化道溃疡等疾病发病过程中有重要作用
PAF 受体拮抗药	能阻止 PAF 与其受体结合，对 PAF 过量生成的疾病（如哮喘）具有治疗作用

第二节　5-羟色胺类药物及拮抗药

一、5-羟色胺及受体激动药

（一）5-羟色胺（5-HT）的药理作用

1. 心血管系统

（1）静注数微克 5-HT 引起血压的三相反应

1）短暂降低，与激动 5-HT_3 受体，引起心脏负性频率作用有关。

2）持续数分钟血压升高，激动 5-HT_2，与肾、肺等组织血管收缩反应有关。

3）长时间的低血压，与骨骼肌血管舒张有关，需血管内皮细胞的参与。

（2）激动 $5\text{-}HT_2$ 受体，引起血小板聚集。

2. 平滑肌

（1）激动胃肠道平滑肌 $5\text{-}HT_2$ 受体或肠壁内神经节细胞 $5\text{-}HT_4$受体，引起胃肠道平滑肌收缩，使胃肠道张力增加，肠蠕动加快。

（2）5-HT 兴奋支气管平滑肌，哮喘患者对其特别敏感。

3. 神经系统　动物侧脑室注射 5-HT 后引起镇静、嗜睡和一系列行为反应，并影响体温调节和运动功能等。

（二）常见 5-HT 受体激动药

1. 舒马普坦　可引起颅内血管收缩，用于偏头痛、丛集性头痛。常见感觉异常，可引起心肌缺血。禁用于缺血性心脏病患者。

2. 丁螺环酮、吉哌隆、伊沙匹隆　是一种有效的非苯二氮䓬类抗焦虑药。

3. 西沙必利、伦扎必利　可选择性激动肠壁神经节神经细胞上的 $5\text{-}HT_4$受体，促进神经末梢释放乙酰胆碱，具有胃肠动力作用。临床用于胃食管反流症。

4. 右芬氟拉明　通过激动 5-HT 受体，产生强大的抑制食欲作用，临床应用于控制体重和肥胖症的减肥治疗。

主治语录：舒马普坦是目前治疗急性偏头痛疗效最好的药物。

二、5-羟色胺受体拮抗药

（一）赛庚啶和苯噻啶

1. 既可选择性阻断 $5\text{-}HT_2$ 受体，又可阻断 H_1 受体，具有较弱的抗胆碱作用。

2. 临床应用于预防偏头痛发作、治疗荨麻疹等皮肤黏膜过敏性疾病。

（二）昂丹司琼

1. 可选择性阻断 $5\text{-}HT_3$ 受体，具有强大的镇吐作用。

2. 主要用于癌症患者手术和化疗伴发的严重恶心、呕吐。

（三）麦角生物碱

1. 胺生物碱

（1）美西麦角阻断 $5\text{-}HT_{2A}$、$5\text{-}HT_{2C}$ 受体，用于偏头痛的预防治疗。

（2）麦角新碱明显兴奋子宫平滑肌，被广泛用于产后出血。

2. 肽生物碱　麦角胺能明显收缩血管。减少动脉搏动，可显著缓解偏头痛。用于偏头痛的诊断和治疗。

第三节　组胺和抗组胺药

一、组胺及组胺受体激动药

（一）组胺

1. 药理作用及机制

（1）心血管系统

1）在人和某些动物，组胺通过 H_2 受体直接作用于腺苷酸环化酶，产生正性肌力作用。

2）激动血管平滑肌细胞 H_1、H_2 受体，使小动脉、小静脉扩张，回心血量降低。激动 H_1 受体可使毛细血管扩张、通透性增加，引起局部水肿和全身血液浓缩。人类冠脉血管 H_1、H_2 受体功能平衡障碍可致冠状动脉痉挛。

3）作用于 H_1 受体，促进血小板聚集。作用 H_2 受体增加血小板中的 cAMP 含量，来对抗血小板聚集。

（2）腺体

1）作用于胃壁细胞的 H_2 受体，激活腺苷酸环化酶，使细胞内 cAMP 水平增加，最终激活 H^+-K^+-ATP 酶，使胃壁细胞分泌胃液显著增加。

2）H_2 受体兴奋还可引起唾液、泪液、肠液和支气管腺体等分泌增加，作用较弱。

（3）平滑肌：激动平滑肌细胞 H_1 受体，使支气管平滑肌收缩，引起呼吸困难，支气管哮喘者对此特别敏感。

2. 临床应用　主要用于鉴别胃癌和恶性贫血患者是否发生真性胃酸缺乏症。

3. 不良反应　有头痛、直立性低血压和颜面潮红等。支气管哮喘患者禁用。

（二）培他司汀

1. 药理作用

（1）是组胺 H_1 受体激动剂，可扩张血管，促进脑干与迷路的血液循环，纠正内耳血管痉挛，减轻膜迷路积水。

（2）抗血小板聚集及抗血栓形成。

2. 临床应用

（1）内耳眩晕病。

（2）多种原因引起的头痛。

（3）慢性缺血性脑血管病。

3. 不良反应　偶有恶心、头晕等症状。溃疡病患者慎用。支气管哮喘患者禁用。

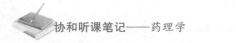

（三）英普咪定

是选择性 H_2 受体激动药，能刺激胃酸分泌。临床应用于胃功能检查。试用于治疗心力衰竭。

二、组胺受体阻断药

（一）H_1 受体阻断药

1. 分类

（1）第一代药物

1）如苯海拉明、异丙嗪、氯苯那敏等。

2）中枢活性强、受体特异性差，故引起明显的镇静和抗胆碱作用。表现出困倦、耐药、作用时间短、口鼻眼干。

（2）第二代药物

1）如西替利嗪、美喹他嗪、阿司咪唑等。

2）大多长效；无嗜睡作用；对喷嚏、清涕和鼻痒效果好，对鼻塞效果较差。

2. 药理作用及机制

（1）阻断 H_1 受体作用：可对抗组胺引起的支气管、胃肠道平滑肌的收缩作用。对组胺直接引起的局部毛细血管扩张和通透性增加（水肿）很强的抑制作用。

（2）中枢抑制作用：多数可通过血脑屏障，产生中枢抑制作用。中枢 H_1 受体被阻断，阻断了中枢内源性组胺介导的觉醒反应是中枢抑制作用产生的原因。

（3）其他

1）止吐和防晕作用：苯海拉明、异丙嗪等有阿托品样抗胆碱作用。

2）治疗鼻塞：咪唑斯汀。

3. 临床应用

（1）皮肤黏膜变态反应性疾病

1）对荨麻疹、过敏性鼻炎等疗效较好。

2）对昆虫咬伤所致的皮肤瘙痒和水肿有良效。

3）对血清病、药疹和接触性皮炎有一定疗效。

（2）防晕止吐：用于晕动病、放射病等引起的呕吐，常用苯海拉明和异丙嗪。布克利嗪、美可洛嗪对防晕止吐也有一定的作用。

主治病证：H_1 受体阻断药对支气管哮喘效果疗效差，对过敏性休克无效。

（3）其他：异丙嗪可与平喘药氨茶碱合用，可对抗氨茶碱所致中枢兴奋、失眠等不良反应，同时对气道炎症的治疗也有一定效果。

4. 不良反应

（1）中枢神经系统反应：第一代药物多见镇静、嗜睡、乏力等中枢抑制现象，以苯海拉明和异丙嗪最为明显。驾驶员或高空作业者工作期间不宜使用。

（2）有口干、厌食、便秘或腹泻等消化道反应。

（3）偶见粒细胞减少及溶血性贫血。

（4）H_1 受体阻断药阿司咪唑和特非那定代谢受抑，如肝病或药物抑制 CYP_{3A} 时，可引起致命性心律失常——尖端扭转型心律失常。

（二）H_2 受体阻断药

如西咪替丁、雷尼替丁、法莫替丁和尼扎替丁等，可选择性地阻断 H_2 受体，临床用于治疗消化性溃疡等。

（三）H_3、H_4受体阻断药

1. H_3受体广泛分布于中枢和外周神经末梢。既可调节组胺的合成与释放，又可调节其他神经递质的释放，进而调节中枢和外周器官的活动。

2. H_4受体主要在炎症反应相关的组织和造血细胞中表达。

第四节 多 肽 类

一、P 物质（SP）

有强大的血管舒张作用，特别是对小动脉，产生显著降压作用。可收缩静脉血管。可引起胃肠道及子宫平滑肌的节律性收缩和支气管平滑肌的强烈收缩。可刺激肥大细胞脱颗粒以及巨噬细胞合成、释放溶解酶、花生四烯酸代谢物。SP 参与炎症反应中的组织修复过程。刺激唾液分泌和排钠利尿。

二、激肽类

（一）激肽

1. 分为缓激肽和胰激肽。

2. 生物学作用

1）扩张血管、收缩平滑肌和提高毛细血管通透性。

2）引起呼吸道平滑肌、子宫平滑肌和大多数胃肠平滑肌收缩，是引起哮喘的因素之一。

3）作用于皮肤和内脏感觉神经末梢，可引起剧烈疼痛。

4）促进白细胞的游走和聚集，为重要炎症介质之一。

（二）影响激肽释放酶-激肽系统的药物

1. 抑肽酶

（1）使激肽原不能形成激肽，对胰蛋白酶、糜蛋白酶等蛋白水解酶有抑制作用。

（2）临床用于急性胰腺炎的预防和治疗、纤维蛋白溶解引起的出血及弥散性血管内凝血。

2. 激肽受体拮抗药　艾替班特临床应用于18岁及以上人群遗传性血管水肿急性发作的治疗。

三、内皮素（ET_S）

（一）ET_S生物学作用

包括收缩血管作用（先短暂降压，后持久升压）、促进平滑肌细胞分裂、收缩内脏平滑肌和正性肌力作用。

（二）内皮素受体拮抗药

可根据受体的选择性分为ET-A、ET-B选择性拮抗药及非选择性拮抗药。安贝生坦是ET-A选择性拮抗药，其*S*-活性构型在临床上口服用于治疗肺动脉高血压。

四、利尿钠肽

（一）分类

分为心房钠尿肽（ANP）、脑钠肽（BNP）和C型钠尿肽（CNP）。

（二）作用

具有排钠利尿、舒张血管等作用。ANP有很强的排钠利尿、舒张血管、降低血压的作用，并能抑制肾素、加压素和醛固酮的分泌。

五、血管紧张素

肾素-血管紧张素系统（RAS）与循环功能的调节密切相关。

六、其他

降钙素基因相关肽（CGRP），作用于中枢产生抑制食欲和血压升高效应，外周产生强大的血管舒张作用。神经肽 Y（NPY），作用于突触前可减少 NA 的释放，作用于突触后引起血管收缩。

第五节　一氧化氮及其供体与抑制剂

一、NO 的合成与生物学作用

1. 合成 NO 的前体是 L-精氨酸（L-Arg），合成 NO 的关键酶是一氧化氮合酶（NOS），分为诱导型 NOS（iNOS）、结构型 NOS（cNOS）。

2. 生物学作用　NO 与受体结合后发生一系列反应，导致细胞内钙离子浓度下降，引起舒张血管平滑肌、抑制血小板聚集、降低肺动脉压和扩张支气管平滑肌、在中枢神经系统作为神经递质或调质发挥作用等。

二、一氧化氮供体

西地那非通过选择性抑制磷酸二酯酶-5，增强 NO-cGMP 途径，升高 cGMP 水平而导致阴茎海绵体平滑肌松弛，使勃起功能障碍患者对性刺激产生自然的勃起反应。

主治语录：西地那非无正性肌力作用，不能直接影响心肌收缩功能。

三、一氧化氮抑制剂

iNOS 抑制剂包括选择性抑制剂和非选择性抑制剂。

第六节 腺 苷 类

一、腺苷与“预适应”密切的受体

（一）A_1 受体

腺苷主要激动 A_1 受体对心脏发挥作用。A_1 受体参与激活 ATP 敏感性钾通道，使 K^+外流增加，膜电位超极化，抑制 L 型 Ca^{2+}通道的开放，降低心脏自律性，发挥抗心律失常和对缺血再灌注损伤的保护作用。

（二）A_2 受体

1. 激动 A_2 受体，对多数血管如冠脉血管有扩张作用，增加冠脉流量；其机制为激活腺苷酸环化酶，调节 NO 信号及血管平滑肌细胞 K_{ATP}。
2. 抑制内皮素释放，抑制血小板聚集。
3. 抑制中性粒细胞激活。
4. 减少超氧阴离子生成。

二、腺苷“预适应”的心肌保护机制

目前认为主要有以下几点。

1. K_{ATP}拮抗药格列本脲可取消腺苷诱导的“预适应”效应，

故腺苷/K_{ATP}被认为是重要机制之一。

2. 腺苷受体激动药（甲氧明）可使5′-核苷酸酶活性增加，发挥“预适应”效应；5′-核苷酸酶抑制药可取消甲氧明的心肌保护作用。

3. 去甲肾上腺素的释放及其对心肌细胞α_1受体的激动，是腺苷发挥“预适应”作用的重要途径。

另外，双嘧达莫是一种腺苷转运蛋白抑制剂，可通过抑制腺苷的转运，增加心脏内源性腺苷的浓度，从而缩小心肌梗死面积，维持心肌收缩和舒张功能，发挥缺血预适应样心脏保护作用。

历年真题

H_1受体阻断药对下列疾病疗效差的是

A. 血管神经性水肿

B. 过敏性鼻炎

C. 接触性皮炎

D. 支气管哮喘

E. 荨麻疹

参考答案：D

第三十一章　作用于呼吸系统的药物

核心问题

平喘药的分类及应用。

内容精要

呼吸系统常见疾病有支气管哮喘、慢性阻塞性肺疾病，呼吸系统药物既能发挥其对病因和症状的治疗，还能有效地预防并发症的发生。

第一节　平　喘　药

一、抗炎平喘药

主要介绍糖皮质激素（GCs）。

（一）药理作用及机制

1. 抑制多种参与哮喘发病的炎症细胞和免疫细胞功能。
2. 抑制细胞因子和炎症介质的产生

（1）抑制哮喘中细胞因子包括肿瘤坏死因子-α、白介素-1（IL-1）、IL-5、IL-6、IL-8、IL-13 等产生。

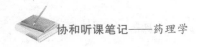

（2）GCs 诱导脂皮素 1 的生成而抑制磷脂酶 A_2 活性，从而

影响花生四烯酸炎症代谢物生成。

（3）抑制诱导型NO合成酶和COX-2，阻断炎症介质的产生，从而发挥抗炎作用。

（4）抑制黏附分子表达而减少炎症细胞和血管内皮的相互作用，降低微血管的通透性。

（5）抑制免疫功能和抗过敏作用而减少组胺、5-羟色胺、缓激肽等过敏介质的释放。

3. 抑制气道高反应性　抑制炎症和免疫反应，降低哮喘患者吸入抗原、胆碱受体激动药、冷空气及运动后的支气管收缩反应。

4. 增强支气管以及血管平滑肌对儿茶氨酚的敏感性。

主治语录：糖皮质激素类抗炎平喘药通过抑制气道炎症反应，可以达到长期防止哮喘发作的效果，已成为平喘药中的一线药物。

（二）临床应用

1. 用于对支气管扩张药无效的慢性哮喘患者，长期应用能减少或终止发作，减轻病情严重程度，但不能缓解急性症状。

2. 近年来应用该类药物的方式为气雾吸入。由于不能吸入足够的气雾量，故不宜在哮喘持续状态下应用。

（三）不良反应

长期用药会引起声音嘶哑、声带萎缩变形、诱发口咽部念珠菌感染等，吸入后应立即漱口。

二、支气管扩张药

（一）肾上腺素受体激动药

1. 药理作用及机制

（1）β_2受体是人气道中β肾上腺素主要受体。

（2）β_2受体激动药兴奋气道β_2受体时，气道平滑肌松弛、抑制肥大细胞与中性粒细胞释放炎症介质与过敏介质、增强气道纤毛运动、促进气道分泌、降低血管通透性、减轻气道黏膜下水肿等。

（3）松弛气管平滑肌的机制：兴奋支气管平滑肌β_2受体，使细胞内cAMP合成增加，引起支气管平滑肌松弛。

2. 临床作用　主要用于支气管哮喘、喘息型支气管炎和伴有支气管痉挛的呼吸道疾病。

主治语录：β_2受体激动药有各种剂型，吸入给药最为常用。

3. 不良反应

（1）心脏反应：大剂量或注射给药时，会引起心脏反应，尤其是原有心律失常的患者。

（2）肌肉震颤：激动骨骼肌慢收缩纤维的β_2受体，引起肌肉震颤，好发部位在四肢与面颈部。

（3）代谢紊乱：β_2受体激动药增加肌糖原分解，引起血乳酸、丙酮酸升高，产生酮体。糖尿病患者应用时注意引起酮中毒或乳酸性酸中毒。过量应用或与糖皮质激素合用时，可引起低钾血症。

4. 常用的β受体激动药　见表31-1-1。

表31-1-1　常用的β受体激动药

类别	药物	药理作用	临床应用
非选择性激动药	异丙肾上腺素	松弛支气管平滑肌、抑制组胺释放，扩张外周血管，减轻心负荷；激动β_1受体兴奋心脏	哮喘、心源性或感染性休克、房室传导阻滞、心搏骤停

续　表

类别		药物	药理作用	临床应用
选择性β_2受体激动药	短效激动药	沙丁胺醇	松弛支气管平滑肌	哮喘、其他原因的支气管痉挛，喘息型支气管炎及COPD伴喘息
		特布他林	松弛支气管平滑肌，作用比沙丁胺醇弱	哮喘、其他原因的支气管狭窄的肺部疾病
	长效激动药	克伦特罗	平喘作用强，增加纤毛运动和溶解黏痰的作用	哮喘等支气管狭窄的肺部疾病
		福莫特罗	扩张支气管平滑肌、抗炎	哮喘持续状态、夜间发作性、运动诱发哮喘及其他原因引起的急性支气管痉挛
		班布特罗	松弛支气管平滑肌、抑制内源性致痉挛物释放、减轻水肿、增加纤毛清除	哮喘、COPD和喘息型支气管炎

（二）茶碱类

1. 药理作用　茶碱为常用的支气管扩张药，有平喘、强心、利尿、扩张血管和中枢兴奋等作用。

2. 平喘作用机制

（1）抑制磷酸二酯酶（PDE）：茶碱为非选择性PDE抑制剂，使细胞内cAMP水平升高、舒张支气管平滑肌。茶碱的扩张支气管效应可能有其他的作用机制。

（2）治疗浓度时阻断腺苷受体，减轻内源性腺苷所致的气道收缩作用。

（3）增加内源性儿茶酚胺的释放，间接舒张支气管作用。

（4）免疫调节与抗炎作用：低浓度时可抑制肥大细胞等功

能，减少释放炎症介质，降低微血管通透性，减轻气道炎症反应。

（5）增加膈肌收缩，有利于COPD的治疗；促进纤毛运动，加速纤毛清除痰液，有助于COPD和哮喘治疗。

3. 临床应用

（1）支气管哮喘：用于β_2受体激动药不能控制的急性哮喘，可用静脉注射氨茶碱；用于慢性哮喘的维持治疗，以防止急性发作。

（2）慢性阻塞性肺疾病：对COPD伴有喘息、COPD伴有右心功能不全的心源性哮喘的患者有明显疗效。

（3）中枢型睡眠呼吸暂停综合征：对脑部疾病或原发性呼吸中枢病变导致通气不足的患者，使通气功能明显增强，改善症状。

4. 不良反应

（1）治疗窗较窄，血药浓度超过20mg/L时不良反应多见。

（2）主要不良反应

1）胃肠道不良反应：上腹部疼痛、恶心、呕吐等。

2）中枢兴奋：失眠、震颤、激动等症状。

3）急性中毒：用量过大或静脉注射过快时可引起，严重时导致呼吸、心搏骤停。偶见横纹肌溶解所致的急性肾衰竭，亦能致死。

主治语录：茶碱类静脉注射时要充分稀释并缓慢注射。

5. 氨茶碱　碱性较强，局部刺激性大，口服易引起胃肠道刺激症状。氨茶碱静脉注射或静脉滴注可用于急性重度哮喘或哮喘持续状态，可迅速缓解喘息与呼吸困难等症状。

（三）抗胆碱药（M胆碱受体阻断药）

1. 异丙托溴铵

（1）口服不吸收，采用气雾剂，对 M_1、M_2、M_3 胆碱受体无选择性，对气道平滑肌有较高的选择性。

（2）起效慢，对 β_2 受体激动药耐受患者有效。对老年性哮喘，尤其是对高迷走神经活性的哮喘患者尤为适用，对于其他类型的哮喘作用不及 β_2 受体激动药。

2. 噻托溴铵　对老年性哮喘，特别是对高迷走神经活性的哮喘患者尤为适用，同时，也能降低 COPD 加重的频率，改善通气功能，遏止病情恶化，提高生活质量。

主治语录：噻托溴铵是一种长效抗胆碱药，对 $M_1 \sim M_5$ 型 5 种 M 受体有相同亲和力。

三、抗过敏平喘药

（一）炎症细胞膜稳定药

1. 色甘酸钠

（1）体内过程：口服吸收较少，临床采用粉剂定量雾化器（MDI）方式吸入。

（2）药理作用：色甘酸钠无扩张气道的作用，但能抑制抗原以及非特异性刺激引起的气道痉挛。

（3）作用机制

1）稳定肥大细胞膜，减少肺肥大细胞由抗原诱发的过敏介质释放反应。

2）抑制气道感觉神经末梢功能与气道神经源性炎症：抑制二氧化硫、缓激肽、冷空气、甲苯二异氰酸盐、运动等引起的支气管痉挛。

3）抑制巨噬细胞与嗜酸性粒细胞介导的反应，长期应用可减轻气道高反应性。

（4）临床应用：用于预防支气管哮喘发作，对过敏性、运动性、非特异的外源性刺激引起的哮喘效果较好。

2. 奈多罗米钠

（1）药理作用

1）有肥大细胞膜稳定作用，作用强于色甘酸钠。

2）明显抗炎作用，较糖皮质激素弱。降低非特异性气道反应性。

（2）作为长期预防性平喘药，吸入给药，用于哮喘早期的维持治疗。

（二）H_1 受体阻断药——酮替芬

1. 药理作用及作用机制

（1）有类似色甘酸钠的作用。

（2）强大的 H_1 受体阻断作用。

（3）预防和逆转 β_2 受体的“向下调节”，加强 β_2 激动药的平喘作用。

2. 临床应用　单独应用或与茶碱类、β_2 激动药合用来防治轻、中度哮喘。

3. 不良反应　短暂的嗜睡、疲倦、头晕、口干等。

（三）半胱氨酰白三烯受体-1（CysLT-1）阻断药

1. 用于哮喘的治疗，与糖皮质激素合用可获协同抗炎作用，并减少激素用量，且对吸入糖皮质激素不能控制的哮喘患者也有效。也可用于抗原、运动、冷空气和非特异性刺激引起的支气管痉挛。

2. 常用药物

（1）扎鲁司特：用于成人和 6 岁以上儿童支气管哮喘的长期治疗和预防。

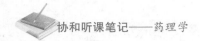

（2）孟鲁司特：用于成人和12岁以上儿童支气管哮喘的长期治疗和预防。

3. 常见不良反应　轻度头痛、咽炎、鼻炎、胃肠道反应及转氨酶升高，停药后可以恢复。

主治语录：抗过敏平喘药临床上主要用于预防哮喘的发作。

第二节　镇咳与祛痰药

一、镇咳药

（一）中枢性镇咳药

1. 成瘾性中枢性镇咳药

（1）主要是指阿片类生物碱。中枢镇咳作用最强的是吗啡，临床主要应用于支气管癌或主动脉瘤引起的剧烈咳嗽，急性肺梗死或急性左心衰竭伴有的剧烈咳嗽。目前临床上仅用可待因等几种成瘾性较小的药物作为镇咳药。

（2）磷酸可待因

1）药理作用：对延髓咳嗽中枢有选择性抑制作用，镇咳作用强而迅速，镇咳强度约为吗啡的1/10。镇痛强度为吗啡的1/10~1/7。呼吸抑制作用、便秘、耐受性、成瘾性等均弱于吗啡。

2）临床用于各种原因引起的剧烈干咳，对胸膜炎干咳伴胸痛者尤其适用。

3）不良反应：大剂量时明显抑制呼吸中枢，小儿用量过大可致惊厥。长期用药可产生耐药性及依赖性。黏痰且量多的病例不宜应用。呼吸不畅及支气管哮喘性咳嗽的病例应慎用。

2. 非成瘾性中枢性镇咳药　见表 30-2-1。

表 30-2-1　非成瘾性中枢性镇咳药

	氢溴酸右美沙芬	枸橼酸喷托维林
药理作用	镇咳作用与可待因相似或较强，起效快，无镇痛作用、成瘾性	镇咳作用约为可待因的 1/3，对咳嗽中枢具有直接抑制作用，并有轻度阿托品样作用和局部麻醉作用，兼具末梢性镇咳作用
临床应用	用于各种原因引起的干咳	用于各种原因引起的干咳
注意事项	痰多患者慎用，3 个月内妇女禁用	青光眼、前列腺肥大及心功能不全者慎用。痰多者宜与祛痰药并用

（二）外周性镇咳药

盐酸那可汀，可抑制肺牵张反射引起的咳嗽，兼具兴奋呼吸中枢作用。镇咳作用持续 4 小时，无成瘾性。有时会引起轻度嗜睡和头痛，不宜用于痰多患者。

二、祛痰药

（一）痰液稀释药

1. 恶心性祛痰药　适用于干咳及痰液不易咳出者。代表药为氯化铵。服用后恶心、呕吐，且过量或长期服用造成酸中毒和低血钾。慎用于溃疡病和肝、肾功能不全者。

2. 刺激性祛痰药　代表药为愈创甘油醚，有祛痰作用和微弱的抗菌作用。

（二）黏痰溶解药

1. 黏痰溶解药

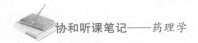

（1）乙酰半胱氨酸

1）为巯基化合物，能使黏痰中的二硫键裂解，降低痰液黏稠度，对黏稠的脓性及非脓性痰液均有良好疗效；对脓性痰液中的 DNA 有一定降解作用。

2）哮喘及肺功能不全的老年人慎用。

（2）脱氧核糖核酸酶：本品雾化吸入，用于治疗大量脓痰的呼吸道感染，用药后需立即漱口。长期应用可有变态反应。禁用于有急性化脓性蜂窝织炎、支气管胸腔瘘的活动性结核病患者。

主治语录：痰液的黏性来自黏蛋白和呼吸道感染后大量破损炎症细胞残留的 DNA。破坏黏蛋白中的二硫键可裂解黏蛋白，降解痰液中 DNA 能溶解脓性痰液。

2. 黏痰调节药　主要介绍溴己新。

（1）药物作用及机制

1）能抑制气管和支气管腺体、杯状细胞合成酸性黏多糖；使腺体和杯状细胞分泌小分子的黏蛋白，使黏稠度降低，痰液易于咳出。

2）能促进呼吸道黏膜纤毛运动，促进痰液排出及恶心祛痰的作用。

（2）临床应用：用于支气管炎、肺气肿、硅沉着病、慢性肺部炎症、支气管扩张症等有白色黏痰而不易咳出的患者。

（3）不良反应：较少，偶有转氨酶升高。慎用于溃疡患者。

另外，氨溴索和溴凡克新也属于黏痰调节药。氨溴索作用强于溴己新，毒性小。溴凡克新还能使痰液中的酸性黏多糖纤维断裂，使黏痰液化而易咳出。

第三节 慢性阻塞性肺疾病治疗药

一、磷酸二酯酶-4（PDE-4）抑制药

主要介绍罗氟司特。

（一）体内过程

口服生物利用度为80%，主要在肝脏代谢。

（二）药理作用及机制

1. 抑制炎症细胞聚集和活化　罗氟司特抑制PDE-4活性而抑制气道内上皮细胞、中性粒细胞等炎症细胞的活化，减少炎症细胞因子包括TNF-α、IL-1等释放，有强大的抗炎作用而缓解气道炎症。

2. 轻度扩张气道平滑肌作用，缓解气道高反应性。

3. 缓解气道重塑　减少上皮细胞基底的胶原沉着、气道平滑肌细胞增厚、杯状细胞增生和黏蛋白的分泌，促进气道上皮纤毛运动而促进排痰。

（三）临床应用

1. 用于治疗反复发作并加重的成人重症COPD，常与长效支气管扩张药联合应用。

2. 对于慢性喘息型支气管炎和COPD伴有喘息患者亦有较好的疗效。

3. 可治疗轻、中度哮喘，不能作为缓解急性支气管痉挛的用药。

（四）不良反应

1. 最常见的是腹泻、体重减轻、恶心、头痛、背痛、头晕

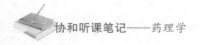

和食欲减退，大部分随着持续治疗可消失。少数出现失眠焦虑、抑郁、情绪变化及自杀倾向。

2. 18岁以下患者不宜使用。中、重度肝功能损害患者禁用罗氟司特。

二、抗胆碱药

噻托溴铵是长效支气管扩张药，也是目前 COPD 稳定期维持治疗的核心药物。可显著改善 COPD 患者的肺功能，缓解呼吸困难，提高运动耐量并改善生活质量，预防急性加重并减少 COPD 的病死率。

主治语录：常用磷酸二酯酶-4 特异性抑制药对 COPD 进行抗炎治疗，同时应用支气管扩张药缓解症状。

历年真题

1. 主要用于预防支气管哮喘的药物是
   A. 氨茶碱
   B. 异丙肾上腺素
   C. 特布他林
   D. 色甘酸钠
   E. 肾上腺素
2. 用于治疗心源性哮喘而不能治疗支气管哮喘的药物是
   A. 肾上腺素
   B. 异丙肾上腺素
   C. 吗啡
   D. 特布他林
   E. 氨茶碱

参考答案：1. D　2. C

第三十二章　作用于消化系统的药物

核心问题

临床上治疗消化性溃疡的主要药物及临床应用。

内容精要

消化系统常见问题有消化性溃疡、消化不良、恶心呕吐、腹泻、便秘等，本章主要介绍治疗消化道溃疡、消化系统功能障碍和胆囊疾病的药物。

第一节　治疗消化性溃疡的药物

一、抗酸药

（一）药理作用

1. 为弱碱性物质，口服后在胃内直接中和胃酸，升高胃内容物 pH。

2. 降低胃蛋白酶活性，胃蛋白酶在 pH 4~5 时几乎无活性。

3. 有些抗酸药如氢氧化铝、三硅酸镁等还能形成胶状保护膜，覆盖于溃疡面和胃黏膜，起保护溃疡面和胃黏膜作用。

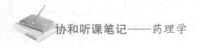

（二）临床应用

抗酸药主要用于消化性溃疡和反流性食管炎。

（三）常用抗酸药

见表 32-1-1。

表 32-1-1　常用抗酸药

名　称	作用特点
碳酸钙	中和胃酸作用较强、作用快而持久。中和胃酸时产生 CO_2 气体，引起嗳气、腹胀；引起反跳性胃酸分泌增加
氢氧化镁	中和胃酸作用较强，起效较快，Mg^{2+} 有导泻作用。肾功能不良可引起血镁过高
三硅酸镁	抗酸作用较弱，作用慢而持久，在胃内生成胶状二氧化硅对溃疡面有保护作用
氢氧化铝	中和胃酸作用较强、起效缓慢、作用持久。作用后产生的氧化铝有收敛、止血和致便秘作用。长期使用影响肠道对磷酸盐的吸收
碳酸氢钠	作用强，起效快而作用短暂。中和胃酸时产生 CO_2，引起嗳气、腹胀，继发性胃酸分泌增加。口服后可导致血液和尿液碱化

二、抑制胃酸分泌药

（一）H_2 受体阻断药

1. 体内过程　口服吸收迅速，1~3 小时后达到血药浓度峰值。以代谢产物或原形药物从肾脏滤过排出，部分经肾小管分泌排出。血液透析只能排出少量药物，晚期肝病合并肾功能不良者慎用。

2. 药理作用及机制　可阻断壁细胞基底膜上的 H_2 受体。对基础胃酸分泌的抑制作用最强，对进食、胃泌素、迷走兴奋及低血糖等诱导的胃酸分泌也有抑制作用。

3. 临床应用　主要用于胃和十二指肠溃疡。也可用于无并发症的胃食管反流综合征和预防应激性溃疡的发生。

4. 常用药物　西咪替丁、雷尼替丁、法莫替丁和尼扎替丁。

5. 不良反应

（1）以轻微的腹泻、便秘、眩晕、乏力、肌肉痛、皮肤干燥等为主。

（2）中枢神经系统反应少见，可见嗜睡、焦虑、幻觉、定向障碍等。

（3）偶见心动过缓、肝肾功能损害、白细胞减少等。

（4）长期大量用西咪替丁，偶见男性精子数目减少、性功能减退、男性乳腺发育、女性溢乳等。

6. 药物相互作用　西咪替丁是肝药酶抑制剂，抑制苯二氮䓬类、华法林、苯妥英、普萘洛尔、茶碱、奎尼丁等药物的体内转化，使其血药浓度升高。

主治语录：H_2 受体阻断药有良好的抑制基础胃酸分泌和夜间胃酸分泌作用。

（二）H^+-K^+-ATP 酶抑制药（质子泵抑制药）

1. 药理作用与作用机制

（1）H^+-K^+-ATP 酶是胃酸分泌的最后环节，质子泵抑制药对各种因素引起的胃酸分泌均有抑制作用。质子泵抑制药体内活性代谢产物与质子泵的结合牢固不可逆。故质子泵抑制药抑制胃酸分泌作用强大而持久。

（2）减少胃蛋白酶的产生，对胃黏膜有显著的保护作用。

（3）抑制幽门螺杆菌。

2. 临床应用　用于消化性溃疡、反流性食管炎、幽门螺杆菌感染、上消化道出血、卓-艾综合征和非甾体类抗炎药所致的胃溃疡。

3. 不良反应　很少，偶见恶心、呕吐、腹胀、便秘、腹泻、头痛、皮疹等。

4. 常用药物　见表32-1-2。

表32-1-2　临床常用的质子泵抑制药

名　称	作用特点
奥美拉唑	①为第一代质子泵抑制药，有强大而持久的抑制胃酸分泌作用。②实验证明，对阿司匹林、乙醇、应激所致的胃黏膜损伤有预防保护作用，有抗幽门螺杆菌作用
兰索拉唑	①为第二代质子泵抑制药，抑制胃酸分泌作用与奥美拉唑相同。②可保护胃黏膜、抗幽门螺杆菌及增加胃泌素分泌。③抑制胃酸分泌、抗幽门螺杆菌作用强于奥美拉唑
泮多拉唑、雷贝拉唑	①为第三代质子泵抑制药，抗溃疡病作用与奥美拉唑相似。②研究示雷贝拉唑在抗胃酸分泌能力和缓解症状、治愈黏膜损害的临床效果方面优于其他抗酸药物。③使药物治疗变得更安全

5. 注意事项

（1）本类药与华法林、地西泮、苯妥英等药合用，可使上述药物体内代谢速率减慢。

（2）慢性肝病或肝功能减退者，用量宜酌减。

（3）长期服用者，应定期检查胃黏膜有无肿瘤样增生。

主治语录：抑制 H^+-K^+-ATP 酶是最直接最有效的抑制胃酸分泌的手段。质子泵抑制药是目前世界上应用最广的抑制胃酸分泌的药物。

（三）M胆碱受体阻断药

1. 药理作用及作用机制

（1）阻断壁细胞上的M受体，抑制胃酸分泌。

（2）阻断胃黏膜中嗜铬细胞上的M受体，减少组胺的释放。

（3）阻断胃窦G细胞上的M受体抑制胃泌素的分泌，间接减少胃酸的分泌。

（4）有解痉作用。

2. 临床应用　因抑制胃酸分泌的作用较弱，不良反应较多，目前较少用于溃疡病的治疗。

3. 常见药物

（1）阿托品和溴丙胺太林：减少胃酸分泌，解除胃肠痉挛，但不良反应较多。

（2）哌仑西平：用于治疗胃、十二指肠溃疡。不良反应以消化道症状多见，主要是口干，可能有视物模糊、头痛、眩晕、嗜睡等。

（3）替仑西平：主要用于溃疡病。不良反应相对较少而轻。

（四）胃泌素受体阻断药

丙谷胺，抗溃疡病机制如下。

1. 与胃泌素竞争胃泌素受体，有抑制胃酸分泌作用。

2. 促进胃黏膜黏液合成，增强胃黏膜的黏液-HCO_3^-保护屏障。

三、胃黏膜保护药

（一）米索前列醇

1. 药理作用及机制　进入血液后与壁细胞和胃黏膜浅表细

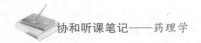

胞基底侧的前列腺素受体结合，发挥胃黏膜保护作用。

（1）抑制壁细胞的胃酸分泌。对基础胃酸分泌，组胺、胃泌素等刺激引起的胃酸分泌均有抑制作用。

（2）促进浅表细胞分泌黏液和 HCO_3^-。

（3）抑制胃蛋白酶分泌。

（4）增加胃黏膜血流，促进胃黏膜上皮细胞增殖重建。

2. 临床应用

（1）用于治疗胃和十二指肠溃疡，并有预防复发作用。

（2）对长期应用非甾体抗炎药引起的消化性溃疡、胃出血，有特效。

（3）可用于产后止血。

3. 不良反应　发生率较高，主要为腹泻、腹痛、恶心、腹部不适；也有头痛、头晕等。孕妇及前列腺素类过敏者禁用。

（二）恩前列素

作用与米索前列醇作用相似，持续时间长，一次用药，抑制胃酸作用持续 12 小时。

（三）硫糖铝

1. 药理作用及机制

（1）能黏附于胃、十二指肠黏膜表面，增加黏膜表面不动层的厚度、黏性和疏水性；在溃疡面形成保护屏障，阻止胃酸和消化酶的侵蚀。

（2）促进胃、十二指肠黏膜合成 PGE_2，增强细胞屏障和黏液-HCO_3^- 屏障。

（3）增强表皮生长因子、碱性成纤维细胞生长因子的作用，使之聚集于溃疡区，促进溃疡愈合。

（4）抑制幽门螺杆菌，阻止其蛋白酶、脂酶对黏膜的破坏。

2. 临床应用　用于治疗消化性溃疡、反流性食管炎、慢性糜烂性胃炎及幽门螺杆菌感染。

3. 注意事项

（1）餐前1小时空腹服用，不宜与抗酸药及抑制胃酸分泌药合用。

（2）能降低苯妥英钠、地高辛、酮康唑、氟喹诺酮及甲状腺素的生物利用度。

（3）禁用于肾衰竭患者。

4. 不良反应　最常见便秘，发生率约为2%。

主治语录：增强胃黏膜屏障的药物通过增强胃黏膜的细胞屏障或/和黏液-HCO_3^-屏障而发挥抗溃疡作用。

（四）其他胃、十二指肠黏膜保护药

1. 枸橼酸铋钾（胶体次枸橼酸铋）

（1）在胃液酸性条件下，在溃疡表面或溃疡基底肉芽组织形成一种坚固的氧化铋胶体沉淀，成为保护性薄膜，减少胃内容物对溃疡部位的侵蚀作用。

（2）能抑制胃蛋白酶活性，促进黏膜合成前列腺素，增加黏液和HCO_3^-分泌，有一定抑制幽门螺杆菌的作用。

（3）对溃疡组织的修复和愈合有促进作用。

2. 替普瑞酮　增加胃黏液合成、分泌，增加黏液层中的脂类含量，疏水性增强，防止胃液中H^+回渗作用于黏膜细胞。不良反应轻微。

3. 麦滋林　可减轻溃疡病症状，促进溃疡愈合。

四、抗幽门螺杆菌药

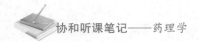

1. 杀灭幽门螺杆菌效果较好的抗菌药　有克林霉素、阿莫

西林、四环素和甲硝唑。其中克林霉素、阿莫西林、四环素不能被其各自同类的其他抗生素所替代。

2. 根治幽门螺杆菌阳性的溃疡病　临床常用的联合用药：抑制胃酸分泌药+2个抗菌药、抑制胃酸分泌药+2个抗菌药+铋制剂。合理的联合用药对幽门螺杆菌阳性溃疡病的根治率可达80%~90%。抗胃酸分泌药可增加抗菌药的稳定性或活性。

第二节　消化系统功能调节药

一、助消化药

多为消化液中成分或促进消化液分泌的药物，能促进食物消化，用于消化不良、消化道功能减弱等。

（一）胃蛋白酶

常与稀盐酸同服，辅助治疗胃酸及消化酶分泌不足引起的消化不良和其他胃肠疾病。本药不可与碱性药物配伍。

（二）胰酶

含蛋白酶、淀粉酶、胰脂酶。口服用于消化不良。

（三）乳酶生

为干燥的活的乳酸杆菌制剂。用于消化不良，腹泻及小儿消化不良性腹泻。不宜与抗菌药或吸附药同时服用，以免降低疗效。

二、止吐药

（一）H_1受体阻断药

苯海拉明、异丙嗪、美可洛嗪有中枢镇静、止吐作用，用于预防和治疗晕动症、内耳性眩晕病等。

（二）M 胆碱受体阻断药

东莨菪碱、阿托品、苯海索通过阻断呕吐中枢的和外周反射途径中的 M 受体，降低迷路感受器的敏感性，抑制前庭小脑通路的传导。用于抗晕动病、防治胃肠刺激所致的恶心、呕吐。

（三）多巴胺 D_2 受体阻断药

1. 氯丙嗪　阻断 CTZ 的多巴胺 D_2 受体作用，降低呕吐中枢的神经活动。能有效地减轻化学治疗引起的轻度恶心、呕吐，不能有效地控制化疗药物（如顺铂、氮芥等）引起的严重恶心、呕吐。

2. 甲氧氯普胺

（1）药理作用及机制

1）阻断中枢 CTZ 多巴胺 D_2 受体发挥止吐作用。

2）较大剂量时作用于 $5\text{-}HT_3$ 受体，产生止吐作用。

3）外周作用为阻断胃肠多巴胺受体，增加胃肠运动，加速胃的正向排空。

（2）临床应用：用于治疗慢性功能性消化不良引起的胃肠运动障碍，如恶心、呕吐等症状。

（3）不良反应：可有嗜睡、疲倦等轻微反应。大剂量时可引起明显锥体外系反应、男性乳房发育等。

3. 多潘立酮

（1）药理作用：属于外周性多巴胺受体拮抗药，阻断胃肠 D_2 受体，促进胃肠蠕动，加速胃肠排空，协调胃肠运动，防止食物反流和止吐的作用。

（2）临床应用

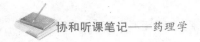

1）胃肠运动障碍性疾病，尤其用于慢性食后消化不良和胃

潴留患者。

2）放射治疗及肿瘤化疗药、偏头痛、颅外伤、手术、胃镜检查等引起的恶心、呕吐。

3）抗帕金森病药左旋多巴、苯海索等引起的恶心、呕吐。

（3）不良反应：头痛、溢乳、男性乳房发育。

（四）5-羟色胺受体阻断药

1. 药理作用　昂丹司琼、阿洛司琼和格拉司琼均为高度选择性的5-HT_3受体拮抗药。选择性地抑制外周神经系统突触前和呕吐中枢的5-HT_3受体，阻断呕吐反射。

2. 临床应用

（1）用于肿瘤放疗和化疗引起的呕吐，作用迅速、强大而持久。

（2）对晕动病及多巴胺受体激动药如阿扑吗啡引起的呕吐无效。

3. 不良反应　少而轻，可出现便秘、腹泻、头晕、头痛。无锥体外系反应、过度镇静等副作用。

三、胃肠动力药

1. 胃肠动力药　见表32-2-1。

表32-2-1　胃肠动力药

名　称	所属药物种类	作用机制
氨甲酰甲胆碱	M胆碱受体激动药	激动M胆碱受体
新斯的明	胆碱酯酶抑制药	抑制乙酰胆碱降解
甲氧氯普胺	多巴胺受体拮抗药	阻断突触前多巴胺D_2受体
西沙必利	5-羟色胺受体激动药	激动兴奋型神经元的5-HT_4受体
罗红霉素	大环内酯类抗生素	增强促胃动素受体作用

2. 西沙必利

(1) 对胃和小肠作用类似甲氧氯普胺，也增加结肠运动，引起腹泻。

(2) 用于治疗胃运动减弱和各种胃轻瘫、胃肠反流性疾病、反流性食管炎、慢性自发性便秘和结肠运动减弱。

(3) 不良反应少，偶可引起心律失常，禁用于有心脏疾患者。

四、止泻药与吸附药

(一) 止泻药

1. 地芬诺酯

(1) 通过激动 μ 阿片受体，减少胃肠推进性蠕动，发挥其止泻作用。

(2) 临床用于急、慢性功能性腹泻，可减少排便的频率。

(3) 不良反应轻而少见，可能有嗜睡、恶心、呕吐、腹胀和腹部不适。大剂量和长期应用时可有依赖性。过量时可导致严重中枢抑制和昏迷。

2. 洛哌丁胺

(1) 药理作用

1) 主要作用于胃肠道 μ 阿片受体，很少进入中枢，止泻作用比吗啡强。

2) 与钙调蛋白结合，降低许多钙依赖酶的活性，还可阻止 ACh 和前列腺素释放，拮抗平滑肌收缩而抑制肠蠕动和分泌，止泻作用快、强、持久。

(2) 不良反应：较少，大剂量时对中枢有抑制作用。过量时用纳洛酮治疗。

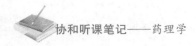

3. 鞣酸蛋白　口服后在肠内分解释放鞣酸，与肠黏膜表面

蛋白质形成沉淀，在肠黏膜表面形成保护膜，抑制炎性渗出，发挥收敛、止泻作用。临床用于治疗急性肠炎及非细菌性腹泻。

4. 次水杨酸铋和碱式碳酸铋　有收敛作用，治疗非特异性腹泻。

（二）吸附药

药用炭、白陶土、矽炭银，能吸附肠道内液体、毒物等，发挥止泻和阻止毒物吸收的作用。

五、泻药

（一）渗透性泻药（容积性泻药）

1. 硫酸镁和硫酸钠

（1）SO_4^{2-}和Mg^{2+}在肠道难以被吸收，使肠内容物渗透压增高，高渗又可进一步抑制肠内水分的吸收，增加肠腔容积，扩张肠道，刺激肠道蠕动。

（2）硫酸镁有利胆作用。

（3）临床用于外科术前或结肠镜检查前排空肠内容物、辅助排出一些肠道寄生虫或肠内毒物。肾功能障碍患者或中枢抑制的患者可能发生毒性反应。妊娠妇女、月经期妇女、体弱者和老年人慎用。

2. 乳果糖

（1）口服不吸收，到结肠后被细菌分解成乳酸，刺激结肠局部渗出，引起结肠内容物增加，肠蠕动增强而促进排便。

（2）乳酸还可抑制结肠对氨的吸收，降低血氨。

3. 甘油和山梨醇　有轻度刺激性导泻作用，直肠内给药后起效迅速。适用于老年体弱的和小儿便秘患者。

4. 纤维素类　口服后不被肠道吸收，增加肠腔内容积，保持粪便湿度，产生良好的通便作用。

（二）刺激性泻药（接触性泻药）

1. 酚酞（果导） 口服后与碱性肠液反应，形成可溶性钠盐，具有刺激肠壁的作用，同时也抑制肠内水分吸收。导泻作用温和，适用于习惯性便秘。主要由肾排出，尿液为碱性时呈红色。

2. 比沙可啶 口服或直肠给药后，转换成有活性的代谢物，在结肠产生较强刺激作用。有较强刺激性，可致胃肠痉挛、直肠炎等。

3. 蒽醌类 大黄、番泻叶等中药含有蒽醌苷类物质，它在肠道内分解释出蒽醌，刺激结肠推进性蠕动。

（三）润滑性泻药

液体石蜡为矿物油，胃肠道用药不被肠道消化吸收，同时妨碍水分的吸收，起到润滑肠壁和软化大便作用。适用于老人、幼儿便秘。不宜久用。甘油、纤维素类等也有类似作用。

六、利胆药

（一）去氢胆酸

1. 增加胆汁中的水分含量，使胆汁稀释，发挥胆道内冲洗作用。

2. 可用于胆石症、急慢性胆道感染、胆囊术。禁用于胆道空气梗阻和严重肝肾功能减退者。

（二）鹅去氧胆酸

1. 降低胆固醇分泌，抑制 HMG-CoA 还原酶，降低胆固醇合成，降低胆汁中胆固醇含量，促进胆固醇结石溶解。在有些患者可增加其胆汁酸分泌。

2. 治疗剂量时常引起腹泻，可使用半量。

3. 用药6个月期间，部分患者转氨酶活性可出现可逆性升高。禁用于胆管或肠炎症性疾病、梗阻性肝胆疾病。禁用于妊娠和哺乳期妇女。

（三）熊去氧胆酸

1. 药理作用及机制

（1）降低胆汁的胆固醇饱和指数：降低胆汁中胆固醇含量，降低胆固醇在胆汁的相对浓度，促进胆固醇从结石表面溶解。通过在结石表面形成卵磷脂胆固醇液态层，促使结石溶解。

（2）抑制肠道吸收胆固醇：降低胆固醇分泌，进入胆汁中的胆固醇量减少，减弱胆固醇降低时正常补偿的合成。

2. 临床应用　用于胆囊及胆管功能失调，胆汁淤滞的胆结石患者。

（四）牛胆酸钠

1. 口服刺激肝细胞分泌胆汁，能促进脂肪乳化和吸收，帮助脂溶性维生素的吸收。

2. 用于长期胆瘘胆汁丧失的患者，可补充胆盐之不足，也可用于脂肪消化不良和慢性胆囊炎等。

（五）硫酸镁

1. 口服或将硫酸镁溶液灌入十二指肠，药物刺激十二指肠黏膜，分泌缩胆囊素，反射性引起胆总管括约肌松弛、胆囊收缩，促进胆道小结石排出。

2. 用于治疗胆囊炎、胆石症、十二指肠引流检查。

（六）桂美酸

有显著而持久的利胆作用，还有解痉止痛、降胆固醇作用。用于胆石症、慢性胆囊炎或作胆道感染的辅助用药。

（七）茴三硫

1. 药理作用

（1）增加胆酸、胆色素及胆固醇等固体成分的分泌，特别是增加胆色素分泌，还能直接兴奋肝细胞，改善肝脏解毒功能。

（2）促进尿素的生成和排泄，有明显的利尿作用。

2. 临床应用　用于胆囊炎、胆石症、急慢性肝炎、肝硬化等。

3. 不良反应　可引起尿变色，有时发生过敏反应及胃肠反应，大剂量长期应用可引起甲亢。胆道阻塞者禁用。

历年真题

1. 奥美拉唑的临床应用适应证是
   A. 消化道功能紊乱
   B. 胃肠平滑肌痉挛
   C. 消化性溃疡
   D. 萎缩性胃炎
   E. 慢性腹泻
2. 雷尼替丁的主要作用是
   A. 中和胃酸
   B. 促进胃排空
   C. 抑制胃酸分泌
   D. 黏膜保护作用
   E. 阻断促胃液素受体

参考答案：1. C　2. C

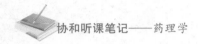

第三十三章　子宫平滑肌兴奋药和抑制药

核心问题

1. 缩宫素的临床应用、不良反应及禁忌证。
2. 麦角生物碱的药理作用、临床应用及不良反应。
3. 子宫平滑肌抑制药的临床应用。

内容精要

子宫平滑肌兴奋药包括缩宫素、垂体后叶素、麦角生物碱和前列腺素类。子宫平滑肌抑制药包括 β_2 肾上腺素受体激动药、钙通道阻滞药、硫酸镁、环氧化酶抑制药等。

第一节　子宫平滑肌兴奋药

一、缩宫素

（一）体内过程

口服无效。易经鼻腔和口腔黏膜吸收，肌内注射吸收良好，静脉注射起效更快，但维持时间更短，故常以静脉滴注维持疗效。可透过胎盘，多数经肝脏及肾脏破坏，少数以结合形式经肾脏排泄。

（二）药理作用及机制

1. 兴奋子宫平滑肌

（1）直接兴奋子宫平滑肌，加强子宫平滑肌的收缩力和收缩频率。

（2）小剂量：可加强子宫的节律性收缩作用，使子宫底部产生节律性收缩，对子宫颈产生松弛作用，可促使胎儿顺利娩出。

（3）大剂量：使子宫产生持续性的强直性收缩，不利于胎儿娩出。

（4）雌激素能提高子宫平滑肌对缩宫素的敏感性，孕激素可降低其对缩宫素的敏感性。

2. 乳腺分泌　缩宫素能使乳腺腺泡周围的肌上皮细胞收缩，促进乳汁分泌。

3. 降压作用　大剂量缩宫素能短暂地松弛血管平滑肌，引起血压下降。

主治语录：催产剂量的缩宫素不引起血压下降。

（三）临床应用

1. 催产和引产　小剂量缩宫素对无产道障碍、胎位正常、头盆相称、宫缩乏力难产者有促进分娩作用。死胎、过期妊娠或其他原因需提前终止妊娠者，可用其引产。

2. 产后出血　产后出血时立即皮下或肌内注射较大剂量的缩宫素，迅速引起子宫平滑肌发生强直性收缩，压迫子宫肌层血管而止血。常加用麦角制剂。

（四）不良反应

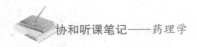

1. 过量时可引起子宫高频率甚至持续性强直收缩，可致胎

儿宫内窒息或子宫破裂等严重后果。

2. 缩宫素的生物制剂偶见过敏反应。

3. 大剂量使用时，可导致抗利尿作用的发生。患者输液过多或过快，可出现水潴留和低钠血症。

（五）注意事项及禁忌证

严格掌握剂量和用药禁忌证。凡产道异常、胎位不正、头盆不称、前置胎盘，以及3次妊娠以上的经产妇或有剖宫产史者禁用，以防引起子宫破裂或胎儿窒息。

二、垂体后叶素

内含缩宫素及抗利尿激素（加压素）2种成分。加压素有抗利尿、收缩血管、升高血压和兴奋子宫的作用。临床用于治疗尿崩症及肺出血，现在产科多已不用。

三、麦角生物碱

（一）药理作用

1. 兴奋子宫作用　麦角新碱和甲基麦角新碱均选择性地兴奋子宫平滑肌，起效快且作用强。妊娠后期子宫对麦角生物碱类的敏感性会增强，不宜用于催产和引产。

2. 收缩血管

（1）麦角胺直接作用于动、静脉血管使其收缩，大剂量使用麦角生物碱类会伤害血管内皮细胞，长期使用可致肢端干性坏疽和血栓。

（2）能使脑血管收缩，减少脑动脉搏动幅度，减轻偏头痛。

3. 阻断α肾上腺素受体　氨基酸麦角碱类可阻断α肾上腺素受体的作用，使肾上腺素的升压作用翻转，同时抑制中枢，使血压下降。

主治语录：麦角生物碱类用药剂量稍大时即可引起包括子宫体和子宫颈在内的子宫平滑肌发生强直性收缩。

（二）临床应用

1. 子宫出血　麦角新碱和甲基麦角新碱主要用于预防和治疗产后由于子宫收缩乏力造成的子宫出血。

2. 子宫复原　用于产后子宫复原缓慢，通过收缩子宫而加速子宫复原。

3. 偏头痛　麦角胺可用于偏头痛的诊断及其发作时的治疗。

4. 人工冬眠　二氢麦角碱可与异丙嗪、哌替啶组成冬眠合剂，用于人工冬眠。

（三）不良反应

1. 注射麦角新碱可引起恶心、呕吐及血压升高等，伴妊娠毒血症的产妇慎用。

2. 偶见过敏反应，严重者出现呼吸困难、血压下降。

3. 麦角流浸膏中含有麦角毒和毒角胺，长期应用可损害血管内皮细胞。

4. 禁用于催产和引产。血管硬化及冠心病患者忌用此类药品。

四、前列腺素类

1. 药理作用　前列腺素（PGs）对子宫有收缩作用，以 PGE_2 和 $PGF_{2\alpha}$ 的活性最强，尤其在分娩中具有重要意义。对妊娠各期子宫都有兴奋作用，分娩前的子宫更为敏感。在增强子宫平滑肌节律性收缩的同时，还使子宫颈松弛。

2. 临床应用　用于终止早期或中期妊娠，足月或过期妊娠引产，发生良性葡萄胎时可用于排出宫腔内的异物。

3. 常用药物　地诺前列素（$PGF_{2\alpha}$）、硫前列酮和地诺前列酮（PGE_2）等。

4. 不良反应　主要为恶心、呕吐、腹痛等消化道平滑肌兴奋现象。

主治语录：本类药不宜用于支气管哮喘和青光眼患者。引产时禁忌证和注意事项与缩宫素相同。

第二节　子宫平滑肌抑制药

一、肾上腺素 β_2 受体激动药

利托君、沙丁胺醇等激动子宫平滑肌的 β_2 受体激动药，具有松弛子宫平滑肌的作用。对非妊娠和妊娠子宫均可产生抑制作用，可治疗先兆早产。可引起心率增加、心悸、血压升高及过敏反应等心血管系统不良反应。本类药物禁忌证较多，使用时严格掌握适应证。

二、硫酸镁

（一）药理作用及应用

1. 可明显抑制子宫平滑肌收缩，可用于防治早产。

2. 抑制中枢神经系统，抑制运动神经-肌肉接头乙酰胆碱的释放，降低血管平滑肌收缩，缓解外周血管痉挛发作，对妊娠期高血压、子痫前期和子痫均具有预防和治疗作用。

（二）不良反应

1. 静脉注射后常引起潮热、出汗、口干，速度过快可引起

头晕、恶心、呕吐、眼球震颤等，少数还会发生血钙降低，肺水肿。

2. 剂量过大可能引起肾功能不全、心脏抑制和呼吸抑制等严重不良反应。

三、钙通道阻滞药

硝苯地平可拮抗缩宫素所致的子宫兴奋作用，用于治疗早产。

四、环氧化酶抑制药

吲哚美辛对子宫收缩呈现非特异性抑制作用，可用于治疗早产，仅在 β_2 肾上腺素受体激动药、硫酸镁等药物使用无效或使用受限时应用，且限用于妊娠 34 周之内妇女。

历年真题

麦角生物碱不能用于

A. 人工冬眠

B. 催产和引产

C. 子宫出血

D. 产后子宫复原

E. 偏头痛

参考答案：B

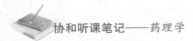

第三十四章　性激素类药及避孕药

核心问题

避孕药的药理作用及不良反应。

内容精要

性激素可用于治疗某些疾病，目前主要用于避孕，常用避孕药多为雌激素与孕激素的复合制剂。

第一节　雌激素类药及抗雌激素类药

一、雌激素类药

（一）生理及药理作用

1. 生殖系统

（1）子宫：雌激素可促进子宫肌层和内膜增殖变厚，引起子宫出血；明显增加子宫平滑肌对缩宫素的敏感性；促使子宫颈管腺体分泌黏液，利于精子的穿透和存活。与孕激素共同调节月经周期的形成。

（2）输卵管：可促进输卵管肌层发育及收缩，使输卵管管腔上皮细胞分泌增加及纤毛生长。

(3) 阴道：刺激阴道上皮细胞的增生，使阴道黏膜增厚及成熟、浅表层细胞角化。参与维持阴道的自净功能。

2. 发育

(1) 在女性，雌激素可促使色素沉着于大、小阴唇，使脂肪在体内呈女性分布，促进性器官的发育和成熟，维持女性第二性征。小剂量雌激素能刺激乳腺导管及腺泡的生长发育，大剂量则能抑制催乳素对乳腺的刺激作用，减少乳汁分泌。

(2) 在男性，能拮抗雄激素，幼年时缺乏雌激素会明显延缓青春期的发育，成年时雌激素会抑制前列腺的增生。

3. 心血管系统　增加 NO 和前列腺素的合成，舒张血管，抑制血管平滑肌细胞的异常增殖和迁移，通过减轻心肌缺血-再灌注损伤、抗心律失常等作用来保护心脏。

4. 排卵

(1) 小剂量雌激素，特别是在孕激素的配合下，刺激促性腺激素分泌，促进排卵。

(2) 大剂量雌激素，通过负反馈机制可减少促性腺激素释放，抑制排卵。

5. 神经系统

(1) 促进神经细胞的生长、分化、存活与再生。

(2) 促进神经胶质细胞的发育及突触的形成。

(3) 促进乙酰胆碱、多巴胺、5-羟色胺等神经递质的合成。

6. 代谢

(1) 具有轻度水、钠潴留作用，使血压升高。

(2) 增加儿童骨骼的钙盐沉积，促进长骨骨骺愈合；增加成人的骨量，改善骨质疏松。

(3) 大剂量可升高血清甘油三酯、磷脂和 HDL，降低血清胆固醇和 LDL。

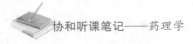

（4）减少胆酸分泌，降低女性结肠癌发病率，降低糖耐量。

7. 其他

（1）可增加凝血因子Ⅱ、Ⅶ、Ⅸ、Ⅹ的活性，促进血液凝固，还增加纤溶活性。

（2）可使真皮增厚，结缔组织内胶原分解减慢，使表皮增殖，保持皮肤弹性及改善血液供应。

（二）临床应用

见表34-1-1。

表34-1-1 雌激素类药的临床应用

应用	措施
围绝经期综合征	①雌激素替代治疗，可抑制垂体促性腺激素的分泌，减轻其症状。②对绝经期妇女，可用小剂量的雌激素预防冠心病和心肌梗死等心血管疾病的发生
抗骨质疏松的作用	①能阻止绝经早期的骨丢失，在绝经前5~10年内开始应用激素疗法对预防骨质疏松症效果最佳。②临床常用比标准剂量更小的剂量来预防和治疗骨质疏松症
乳房胀痛及退乳	大剂量雌激素能干扰催乳素对乳腺的刺激作用，使乳汁分泌减少而退乳消痛
卵巢功能不全和闭经	①原发性或继发性卵巢功能低下患者，用雌激素替代治疗。②雌激素与孕激素合用，可产生人工月经
功能性子宫出血	①可促进子宫内膜增生，修复出血创面而止血。②适当配伍孕激素，以调整月经周期
绝经后晚期乳腺癌	雌激素能缓解绝经期后晚期乳腺癌不宜手术患者的症状
前列腺癌	大剂量雌激素可显著抑制垂体促性腺激素的分泌，使睾丸萎缩和雄激素分泌减少，同时又能拮抗雄激素的作用
痤疮	青春期痤疮是由于雄激素分泌过多，雌激素可抑制雄激素分泌并可拮抗其作用

续 表

应 用	措 施
避孕	雌激素与孕激素合用可避孕
神经保护作用	小剂量雌激素可促进神经元突触的形成，对治疗阿尔茨海默病有一定作用

主治语录：雌激素禁用于绝经期前乳腺癌患者，因为雌激素可促进肿瘤的生长。

（三）不良反应及注意事项

1. 常见厌食、恶心及头晕等反应。

2. 大剂量可引起水钠潴留导致水肿，高血压患者慎用。

3. 长期大量使用可使子宫内膜过度增生，引起子宫出血，故子宫内膜炎患者慎用。绝经后雌激素替代疗法可明显增加子宫内膜癌的发病风险，若同时辅用孕激素可减少其危险性。

4. 除前列腺癌及绝经后乳腺癌患者外，禁用于其他肿瘤患者。

5. 可加重偏头痛和诱发抑郁症。

6. 妊娠期间不应使用雌激素，肝功能不良者慎用。

二、抗雌激素类药

（一）雌激素受体拮抗药——氯米芬

1. 药理作用

（1）有较弱的雌激素活性和中等程度的抗雌激素作用。

（2）阻断下丘脑的雌激素受体，消除雌二醇的负反馈抑制，促进垂体前叶分泌促性腺激素，诱发排卵。

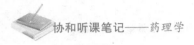

2. 临床应用　治疗功能性不孕症、功能性子宫出血、绝经后晚期乳腺癌及长期应用避孕药后发生的闭经等。

3. 不良反应　主要有多胎及视觉异常等。长期大剂量应用可引起卵巢肥大，卵巢囊肿者禁用。

（二）选择性雌激素受体调节药

1. 可作为部分激动药或部分拮抗药发挥作用，也被称为组织特异性雌激素受体调节药。

2. 雷洛昔芬对乳腺和子宫内膜上的雌激素受体无作用，能特异性拮抗骨组织的雌激素受体发挥作用，临床多用于治疗骨质疏松症。

（三）芳香化酶抑制药

芳香化酶是催化形成雌激素的限速酶，抑制此酶可减少雌激素生成。常用药物为来曲唑，临床多用于治疗雌激素依赖性肿瘤。

第二节　孕激素类药及抗孕激素类药

一、孕激素类药

（一）分类

1. 天然孕激素　主要指由黄体分泌的黄体酮（又称孕酮），睾丸和肾上腺皮质也能少量分泌。

2. 孕激素类药物

（1）17α-羟孕酮类：由黄体酮衍生而来，如甲羟孕酮、甲地孕酮等。在此类孕激素的 17 位加上长的酯链则使其治疗作用时间延长。

(2) 19-去甲睾酮类：由妊娠素衍生获得，结构与睾酮相似，如炔诺酮、双醋炔诺酮等。

(二) 生理、药理作用

1. 生殖系统

(1) 子宫：月经后期，黄体酮在雌激素作用的基础上，促进子宫内膜由增殖期转为分泌期，有利于受精卵的着床和胚胎发育；在妊娠期降低子宫对缩宫素的敏感性，抑制子宫收缩，起到保胎作用；抑制子宫颈管腺体分泌黏液，减少精子进入子宫。

(2) 输卵管：抑制输卵管的节律性收缩和纤毛生长。

(3) 阴道：加快阴道上皮细胞的脱落。

2. 乳房　与雌激素共同促进乳腺腺泡发育，为哺乳作准备。

3. 排卵　大剂量黄体酮可抑制 LH 分泌，从而抑制排卵。

4. 代谢

(1) 黄体酮通过竞争性对抗醛固酮作用，引起 Na^+ 和 Cl^- 排泄增加，产生利尿作用。

(2) 可促进蛋白质的分解，增加尿素氮的排泄。

(3) 可增加血中 LDL，对 HDL 无或仅有轻微的影响。

(4) 黄体酮还是肝药酶的诱导剂，可促进药物的代谢。

5. 神经系统

(1) 可轻度升高体温，使月经周期的黄体相基础体温升高。

(2) 有中枢抑制和催眠的作用，还能增加呼吸中枢对 CO_2 的通气反应，降低 CO_2 分压。

(三) 临床应用

见表 34-2-1。

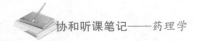

表 34-2-1 孕激素类药的临床应用

应用	措施
功能性子宫出血	应用孕激素类药物可使子宫内膜同步转变为分泌期，在行经期有助于子宫内膜全部脱落，治疗黄体功能不足
痛经和子宫内膜异位症	①雌、孕激素复合避孕药可治疗痛经。②长期大剂量孕激素如炔诺酮片可治疗子宫内膜异位症
先兆流产和习惯性流产	①对黄体功能不足所致流产，可用大剂量孕激素类药物安胎。②19-去甲睾酮类激素不宜用于先兆流产及习惯性流产
子宫内膜腺癌	大剂量可影响肿瘤细胞的 DNA 转录，抑制肿瘤细胞的生长并促使其向成熟转化
前列腺肥大和前列腺癌	大剂量可反馈抑制肿瘤垂体前叶分泌间质细胞刺激激素，减少睾酮分泌，促进前列腺细胞的萎缩退化，产生治疗作用

（四）不良反应

1. 常见子宫出血、经量的改变，甚至停经。

2. 偶见恶心、呕吐、头痛、乳房胀痛及腹痛。有些不良反应与雄激素活性有关，如性欲改变、多毛或脱发、痤疮。

3. 大剂量使用 19-去甲睾酮类可引发肝功能障碍等。

二、抗孕激素类药

（一）分类

1. 孕酮受体阻断药，如米非司酮。

2. 3β-羟甾脱氢酶抑制剂，如曲洛司坦。

（二）米非司酮

1. 不仅具有抗孕激素和抗皮质激素的活性，还具有较弱的雄性激素样活性。

2. 具有抗早孕作用，可终止早期妊娠。可单独用作房事后避孕的有效措施。

3. 贫血、正在接受抗凝治疗和糖皮质激素治疗者不宜使用，米非司酮不宜持续给药。

第三节　雄激素类药和抗雄激素类药

一、雄激素类药

（一）概述

天然雄激素主要是睾酮，由睾丸间质细胞分泌。肾上腺皮质、卵巢和胎盘等也能够分泌少量的睾酮。在临床上，多使用人工合成的睾酮衍生物，如丙酸睾酮、美睾酮和氟甲睾酮等。

（二）生理及药理作用

1. 生殖系统

（1）睾酮促进男性生殖器官的发育和成熟，促进男性第二性征形成，促进精子的生成及成熟。

（2）大剂量睾酮可负反馈抑制垂体前叶分泌促性腺激素，对女性可减少雌激素分泌，并有直接抗雌激素作用。

2. 同化作用

（1）睾酮明显促进蛋白质合成（同化作用），减少蛋白质分解（异化作用），形成正氮平衡，促进肌肉增长，体重增加，减少尿氮排泄。

（2）引起水、钠、钙、磷潴留现象。

3. 提高骨髓造血功能　大剂量睾酮可促进肾脏分泌促红细胞生成素，也可直接刺激骨髓造血功能，使红细胞生成增加。

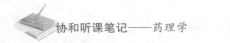

4. 免疫增强作用

（1）睾酮可促进合成免疫球蛋白，增强机体免疫功能和巨噬细胞的吞噬功能，具有一定抗感染能力。

（2）具有糖皮质激素样抗炎作用。

5. 其他

（1）睾酮可通过激活雄激素受体和偶联 K^+ 通道，对心血管系统进行调节，主要表现为影响脂质代谢，降低胆固醇。

（2）调节凝血和纤溶的过程；舒张血管平滑肌细胞，降低血管张力等。

（3）抑制高胰岛素血症、高糖和代谢综合征的发生。

（三）临床应用

见表 34-3-1。

表 34-3-1　临床应用

应　用	措　施
替代疗法	对无睾症或类无睾症、男性性功能低下者，用睾酮做替代疗法
围绝经期综合征与功能性子宫出血	①通过对抗雌激素作用，使子宫平滑肌和子宫血管收缩，子宫内膜萎缩而止血，更年期患者较适用。②对严重出血病例，注射己烯雌酚、黄体酮和丙酸睾酮三药的混合物可止血
晚期乳腺癌	能缓解部分患者的病情，还可对抗催乳素对癌组织的刺激作用
贫血	丙酸睾酮或甲睾酮可用于再生障碍性贫血及其他贫血性疾病
虚弱	小剂量雄激素用于各种消耗性疾病、骨质疏松、生长延缓、长期卧床、损伤、放疗等情况，可使患者食欲增加，加快体质恢复
预防良性前列腺增生	雄激素可降低前列腺内双氢睾酮的水平

（四）不良反应

1. 女性长期应用可出现男性化改变，如痤疮、多毛、声音变粗、闭经、乳腺退化等。

2. 男性患者可能发生性欲亢进，部分可出现女性化。

3. 17α 位由烷基取代的睾酮类药物可干扰肝内毛细胆管的排泄功能，引起黄疸。

4. 禁用于孕妇及前列腺癌患者。慎用于肾炎、肾病综合征、肝功能不良、高血压及心力衰竭患者。

二、抗雄激素类药

（一）分类

包括雄激素合成抑制剂和雄激素受体阻断剂等。

（二）环丙孕酮

1. 药理作用

（1）反馈抑制下丘脑-垂体系统，降低血浆中的 LH、FSH 水平，降低睾酮的分泌水平。

（2）阻断雄激素受体，抑制男性严重性功能亢进。

2. 临床应用

（1）前列腺癌患者，当其他药物使用无效或患者无法忍受时可用环丙孕酮。

（2）与雌激素合用，可治疗女性严重痤疮和特发性多毛症。

（3）围绝经期女性应用环丙孕酮可抑制雄激素，显著降低心血管不良事件的发生率。

（4）服用由环丙孕酮 2mg 与炔雌醇 35μg 组成的复方避孕

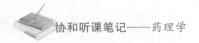

片，避孕效果良好，并且同时可使服药妇女的 HDL 胆固醇的水平增加。

3. 注意事项

（1）因其可影响肝功能、糖代谢、血象和肾上腺皮质的功能，故用药期间需严密观察。

（2）禁用于未成年人。

第四节　避　孕　药

一、主要抑制排卵的避孕药

（一）作用机制

甾体避孕药一是通过对中枢的抑制作用，干扰下丘脑垂体-卵巢轴，从而抑制排卵；二是通过对生殖器官的直接作用，抗着床、抗受精。

（二）药理作用

1. 抑制排卵　甾体避孕药对排卵有显著的抑制作用。外源性的雌激素通过负反馈机制抑制下丘脑 GnRH 的释放，减少 FSH 分泌，使卵泡的生长成熟过程受抑，同时孕激素又可抑制 LH 释放，两者协同作用而进一步抑制排卵发生。

2. 抗着床　抑制子宫内膜正常增殖，使其萎缩，不利于受精卵着床。

3. 增加宫颈黏液的黏稠度　不易于精子进入宫腔。

4. 其他

（1）影响子宫和输卵管平滑肌的正常活动，使受精卵难以在适当时间到达子宫。

（2）抑制黄体内甾体激素的生物合成等。

主治语录：甾体避孕药具有高度有效、使用方便、停药后恢复生育能力快、调节月经周期、降低某些癌症发病率等优点。

（三）分类

1. 口服制剂

（1）短效口服避孕药：如复方炔诺酮片、复方甲地孕酮片及复方炔诺孕酮甲片等。

（2）长效口服避孕药：是以长效雌激素类药物炔雌醚与孕激素类口服避孕药物（如氯地孕酮等）配伍制成的复方片剂。如复方甲氯地孕酮片、复方炔诺孕酮乙片等。

（3）探亲口服避孕药：由大剂量孕激素组成，如三烯高诺酮、醋炔诺醚等。

2. 长效注射避孕药　包括单纯孕激素长效注射制剂，复方甾体长效注射剂（复方甲地孕酮注射液和复方己酸孕酮注射液）。

3. 缓释剂　可达到长期的避孕作用。

4. 多相片剂　为了使服用者的性激素水平近似正常的月经周期水平，并减少月经期间出血的发生率，可将避孕药物制成多相片剂，如炔诺酮双相片、三相片和炔诺孕酮三相片等。

（四）不良反应

见表34-4-1。

表34-4-1　甾体避孕药的不良反应

不良反应	表　现
类早孕反应	多在用药初期出现头晕、恶心、择食、乳房胀痛等轻微的类早孕反应，由雌激素引起

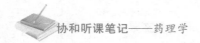

续　表

不良反应	表　现
闭经	见于少数妇女，如果服药后连续2个月发生闭经，应立即停止用药
乳汁减少	见于少数哺乳期妇女用药后
子宫不规则出血	常发生在用药后最初的几个周期，可加服炔雌醇等
凝血功能亢进	可引起血栓性静脉炎和血栓栓塞，如肺栓塞和脑血管栓塞等
轻度损害肝功能	可引起肝脏良性腺瘤及肝脏局灶性结节的增生，用药时定期检查肝脏
其他	可能出现痤疮、皮肤色素沉着，血压升高等反应

（五）禁忌证及注意事项

充血性心力衰竭或有其他水肿倾向患者需慎用。急慢性肝病、糖尿病患者和需用胰岛素治疗者不宜使用。

（六）药物相互作用

肝药酶诱导剂，如苯巴比妥、苯妥英钠，加速本类药肝内代谢，影响避孕效果，甚至导致突破性出血。

二、其他避孕药

（一）抗早孕药

1. 米非司酮　临床用于抗早孕、房事后紧急避孕，也用于诱导分娩。少数可发生严重出血，应在医师指导下使用。

2. 前列腺素衍生物　如卡前列素、吉美前列素、硫前列酮等。

（二）男性避孕药

1. 棉酚　可破坏睾丸细精管的生精上皮，从而使精子数量减少直至完全无精子生成。可引起不可逆性精子生成障碍，从而限制了棉酚作为常规避孕药的使用。

2. 环丙氯地孕酮　大剂量可抑制促性腺激素的分泌，减少睾丸内雄激素结合蛋白的产生，抑制精子的生成，干扰精子的成熟过程。

（三）外用避孕药

多是一些具有较强杀精功能的药物，可被制成胶浆或栓剂等剂型。

历年真题

复方短效口服避孕药的不良反应，正确的是

A. 能引起经血量增加，不适用于经量偏多的妇女

B. 孕激素引起宫颈黏液量增多致白带增多

C. 孕激素刺激胃黏膜致类早孕反应

D. 体重减轻系因食欲不佳、进食少

E. 能使水钠潴留

参考答案：E

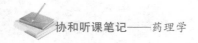

第三十五章　肾上腺皮质激素类药物

核心问题

糖皮质激素类药的药理作用、临床应用及不良反应。

内容精要

肾上腺皮质激素主要包括盐皮质激素、糖皮质激素和性激素类。临床常用的主要是糖皮质激素类。糖皮质激素的作用广泛而复杂，不适当使用或长期大剂量使用可致多种不良反应和并发症。

第一节　糖皮质激素

一、体内过程

注射、口服均可吸收。在肝脏中代谢转化。可的松与泼尼松等第11位碳原子上的氧，在肝中转化为羟基，生成氢化可的松和泼尼松龙方有活性，因此严重肝功能不全者只宜用氢化可的松或泼尼松龙。

二、药理作用及机制

（一）对代谢的影响

1. 糖代谢

（1）促进糖原异生，特别是利用肌肉蛋白质代谢中的一些氨基酸及其中间代谢物作为原料合成糖原。

（2）减慢葡萄糖分解为 CO_2 的氧化过程，有利于中间代谢产物丙酮酸和乳酸等在肝脏和肾脏再合成葡萄糖，增加血糖的来源。

（3）减少机体组织对葡萄糖的利用。

主治语录：糖皮质激素能增加肝、肌糖原含量并升高血糖。

2. 蛋白质代谢　加速组织蛋白质分解代谢，增高尿中氮的排泄量，造成负氮平衡，大剂量能抑制蛋白质合成。

3. 脂肪代谢　大剂量长期使用可增高血浆胆固醇，激活四肢皮下脂酶，促使皮下脂肪分解，使脂肪重新分布于面部、胸、背及臀部，形成向心性肥胖，表现为“满月脸，水牛背”。

4. 水和电解质代谢

（1）有较弱的盐皮质激素样潴钠排钾作用。

（2）增加肾小球滤过率和拮抗抗利尿激素的作用，减少肾小管对水的重吸收，有利尿作用。

（3）长期用药造成骨质脱钙。

（二）抗炎作用

1. 具有强大的抗炎作用，能抑制物理性、化学性等多种原因造成的炎症反应。

2. 炎症早期抗炎　能增高血管的紧张性、减轻充血、降低毛细血管的通透性，同时抑制白细胞浸润及吞噬反应，减少各种炎症因子的释放，减轻渗出、水肿，缓解红、肿、热、痛等。

3. 炎症后期抗炎　通过抑制毛细血管和成纤维细胞的增生，抑制胶原蛋白、黏多糖的合成及肉芽组织增生，防止粘连及瘢痕形成，减轻后遗症。

主治语录：糖皮质激素在抑制炎症及减轻症状时可导致

感染扩散、创面愈合延迟。

4. 抗炎作用的主要机制

（1）基因组效应：包括影响炎症抑制蛋白及某些靶酶、细胞因子及黏附分子、炎症细胞凋亡。

（2）非基因组效应：通过细胞膜类固醇受体、非基因的生化效应、细胞质受体的受体外成分介导的信号通路来发挥效应。

（三）免疫抑制与抗过敏作用

1. 对免疫系统的抑制作用

（1）小剂量糖皮质激素主要抑制细胞免疫，大剂量则能抑制由 B 细胞转化成浆细胞的过程，减少抗体生成，干扰体液免疫。

（2）糖皮质激素能干扰淋巴组织在抗原作用下的分裂和增殖，阻断致敏 T 淋巴细胞所诱发的单核细胞和巨噬细胞的聚集等，从而抑制组织器官的移植排斥反应和皮肤迟发性过敏反应。此外，对于自身免疫性疾病也能发挥一定的近期疗效。

（3）抑制免疫的机制

1）诱导淋巴细胞 DNA 降解。

2）影响淋巴细胞的物质代谢：减少葡萄糖、氨基酸及核苷的跨膜转运过程，抑制淋巴细胞中 DNA、RNA 和蛋白质的生物合成，减少淋巴细胞中 RNA 聚合酶的活力和 ATP 的生成量。

3）诱导淋巴细胞凋亡。

4）抑制核转录因子 NF-κB 活性。

2. 抗过敏作用　减少过敏介质产生，抑制因过敏反应而产生的病理变化，减轻过敏性症状。

（四）抗休克作用

1. 常用于严重休克，特别是感染中毒性休克的治疗。

2. 抗休克作用机制

1）抑制某些炎性因子的产生，减轻全身炎症反应综合征及组织损伤，改善休克状态。

2）稳定溶酶体膜，减少心肌抑制因子（MDF）的形成。

3）扩张痉挛收缩的血管和兴奋心脏、加强心脏收缩力。

4）提高机体对细菌内毒素的耐受力，对外毒素则无防御作用。

（五）其他作用

1. 允许作用　对有些组织细胞无直接活性，可给其他激素发挥作用创造有利条件，称为允许作用。

2. 退热作用　用于严重的中毒性感染，常具有迅速而良好的退热作用。可能与其能抑制体温中枢对致热原的反应、稳定溶酶体膜、减少内源性致热原的释放有关。

3. 血液与造血系统

（1）刺激骨髓造血功能，使红细胞和血红蛋白含量增加，大剂量可使血小板增多、提高纤维蛋白原浓度，并缩短凝血酶原时间。

（2）刺激骨髓中的中性粒细胞释放入血而使其增多，却降低其游走、吞噬、消化及糖酵解等功能，减弱对炎症区的浸润与吞噬活动。

（3）可使血液中淋巴细胞减少，但存在明显的动物种属差异。

（4）肾上腺皮质功能减退者淋巴组织增生，淋巴细胞增多。肾上腺皮质功能亢进者淋巴细胞减少，淋巴组织萎缩。

4. 中枢神经系统

（1）提高中枢的兴奋性。

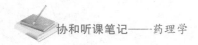

（2）大量长期应用糖皮质激素，可引起部分患者欣快、激

动、失眠等，偶可诱发精神失常；能降低大脑电兴奋阈，促使癫痫发作。精神病患者和癫痫患者宜慎用。

（3）大剂量应用可致儿童惊厥。

5. 骨骼系统　长期大量应用糖皮质激素可出现骨质疏松，特别是脊椎骨，故可有腰背痛，甚至压缩性骨折、鱼骨样及楔形畸形。

6. 心血管系统　增强血管对其他活性物质的反应性，增加血管壁肾上腺素受体的表达。Cushing 综合征和一小部分应用合成的糖皮质激素的患者中，可出现高血压。

三、临床应用

（一）严重感染或炎症

1. 严重急性感染

（1）主要用于中毒性感染或同时伴有休克者，如中毒性菌痢、中毒性肺炎等，在应用有效抗菌药基础上应用糖皮质激素。对无特效治疗药的病毒性感染原则上不用糖皮质激素，但在一些重症的感染，如严重急性呼吸综合征可恰当使用。

（2）对于多种结核病的急性期，特别是以渗出为主的结核病，如结核性脑膜炎、胸膜炎、心包炎、腹膜炎，早期应用抗结核药物的同时可辅以短程糖皮质激素。

主治语录：带状疱疹、水痘患者禁用糖皮质激素。

2. 抗炎治疗及防止某些炎症的后遗症

（1）结核性脑膜炎、脑炎、风湿性心瓣膜炎、损伤性关节炎、睾丸炎及烧伤后瘢痕挛缩等，早期应用糖皮质激素可减少炎性渗出，减轻愈合过程中纤维组织过度增生及粘连，防止后遗症。

（2）对眼科疾病如虹膜炎、角膜炎、视网膜炎和视神经炎等非特异性眼炎，应用后可迅速消炎止痛、防止角膜混浊和瘢痕粘连的发生。有角膜溃疡者禁用。

（二）免疫相关疾病

1. 自身免疫性疾病

（1）对多发性皮肌炎，糖皮质激素为首选药。

（2）对严重风湿热、风湿性心肌炎和肾病综合征等，可缓解症状。

2. 过敏性疾病　荨麻疹、血管神经性水肿、支气管哮喘和过敏性休克等严重病例或其他药物无效时，可应用本类激素作辅助治疗。吸入性糖皮质激素防治哮喘效果较好且安全可靠。

3. 器官移植排斥反应　对异体器官移植手术后所产生的免疫性排斥反应，可用糖皮质激素预防。若已发生排斥反应，治疗时可采用大剂量氢化可的松静脉滴注，排斥反应控制后再逐步减少至最小维持量，并改口服。若与环孢素等免疫抑制剂合用则疗效更好。

（三）抗休克治疗

1. 对感染中毒性休克，在有效的抗菌药物治疗下及早、短时间突击使用大剂量糖皮质激素。

2. 对过敏性休克，可与首选药肾上腺素合用。对病情较重或发展较快者，同时静脉滴注氢化可的松 200~400mg，以后视病情决定用量。

3. 对低血容量性休克，在补液、补电解质或输血后效果不佳者，可合用超大剂量的皮质激素；对心源性休克须结合病因治疗。

（四）血液病

1. 多用于治疗儿童急性淋巴细胞性白血病，对急性非淋巴细胞性白血病的疗效较差。

2. 可用于再生障碍性贫血、粒细胞减少症、血小板减少症和过敏性紫癜等的治疗。

（五）局部应用

1. 对湿疹、肛门瘙痒、接触性皮炎等都有疗效。

2. 当肌肉韧带或关节劳损时，可将醋酸氢化可的松或醋酸氢化泼尼松混悬液加入1%普鲁卡因注射液，肌内注射，也可注入韧带压痛点或关节腔内以消炎止痛。

3. 应用滴眼剂及呼吸道吸入制剂，主要用作于眼部或呼吸道。

（六）替代疗法

用于急、慢性肾上腺皮质功能不全者，脑垂体前叶功能减退及肾上腺次全切除术后皮质激素分泌不足的患者。

四、不良反应

（一）长期大剂量应用引起的不良反应

1. 医源性肾上腺皮质功能亢进　表现为满月脸、水牛背、皮肤变薄、多毛、水肿、低血钾、高血压、糖尿病等。

2. 诱发或加重感染　长期应用可诱发感染或使体内潜在病灶扩散，特别是在白血病、再生障碍性贫血、肾病综合征等患者更易发生。

3. 消化系统并发症

（1）刺激胃酸、胃蛋白酶的分泌并抑制胃黏液分泌，降低胃肠黏膜的抵抗力，诱发或加剧胃、十二指肠溃疡，甚至造成消化道出血或穿孔。

（2）少数可诱发胰腺炎或脂肪肝。

4. 心血管系统并发症　长期应用，由于钠、水潴留和血脂升高引起高血压和动脉粥样硬化。

5. 影响骨骼肌肉等

（1）骨质疏松、肌肉萎缩、伤口愈合迟缓。

（2）抑制生长激素的分泌和造成负氮平衡，影响生长发育。

（3）偶引起胎儿畸形。

（4）长期应用激素可引起高脂血症，造成股骨头无菌性缺血坏死。

6. 对妊娠的影响　可通过胎盘，使用药理剂量的糖皮质激素可增加胎盘功能不全、新生儿体重减少或死胎的发生率。

7. 其他

（1）可引起糖耐量受损或糖尿病、糖皮质激素性青光眼。

（2）有癫痫或精神病史者禁用或慎用。

（二）停药反应

1. 医源性肾上腺皮质功能不全

（1）长期应用尤其是每天给药的患者，减量过快或突然停药，特别是当遇到感染、创伤、手术等严重应激情况时，可引起肾上腺皮质功能不全或危象。

（2）表现：恶心、呕吐、乏力、低血压和休克等，需及时抢救。

（3）机制：由于反馈性抑制垂体-肾上腺皮质轴致肾上腺皮质萎缩所致。

主治语录：不可骤然停药，须缓慢减量，停用糖皮质激素后连续应用 ACTH 7 天左右；在停药 1 年内如遇应激情况，应及时给予足量的糖皮质激素。

2. 反跳现象　常需加大剂量再行治疗，待症状缓解后再缓慢减量、停药。

3. 糖皮质激素抵抗　指大剂量糖皮质激素治疗效果很差或无效，目前无有效措施。

五、禁忌证

严重的精神病（过去或现在）、癫痫病史者禁用或慎用。活动性消化性溃疡病、新近胃肠吻合术、骨折、创伤修复期、角膜溃疡、肾上腺皮质功能亢进症、严重高血压、糖尿病、孕妇及抗菌药物不能控制的感染如水痘、麻疹、真菌感染等禁用。

六、用法与疗程

（一）大剂量冲击疗法

1. 适用于急性、重度、危及生命的疾病的抢救，如休克、急性移植排斥反应等，常用氢化可的松静脉给药。

2. 大剂量应用时宜合用氢氧化铝凝胶等以防止急性消化道出血。

（二）一般剂量长期疗法

1. 多用于结缔组织病和肾病综合征等。

2. 每日清晨一次给药法　即每日清晨 7~8 时 1 次服用，一般用短效类的可的松、氢化可的松。

3. 隔日清晨给药　即每隔一日，早晨 7~8 时给药 1 次，一般用中效类的泼尼松或泼尼松龙。

（三）小剂量替代疗法

适用于治疗急、慢性肾上腺皮质功能不全症（包括肾上腺危象、艾迪生病）、脑垂体前叶（腺垂体）功能减退及肾上腺次全切除术后。

（四）长期使用时应撤去或停用糖皮质激素的情况

1. 维持量已减至正常基础需要量，经长期观察，病情已稳定不再活动者。

2. 因治疗效果差，不宜再用糖皮质激素，应改药者。

3. 因严重副作用或并发症，难以继续用药者。

第二节　盐皮质激素

一、概述

盐皮质激素主要有醛固酮和去氧皮质酮。对维持机体正常的水、电解质代谢起着重要作用。盐皮质激素分泌水平过低，会导致水钠流失和血压降低的症状。

二、临床应用

临床上盐皮质激素常与氢化可的松等合用作为替代疗法，用于慢性肾上腺皮质功能减退症，以纠正患者失钠失水和钾潴留等，恢复水和电解质的平衡。行替代疗法的同时，每日须补充食盐6~10g。

第三节　促皮质素及皮质激素抑制药

一、促肾上腺皮质激素

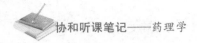

促肾上腺皮质激素（ACTH）缺乏，会引起肾上腺皮质萎缩、分泌功能减退。临床上主要用于ACTH兴奋试验以判断肾

上腺皮质贮备功能，诊断脑垂体前叶-肾上腺皮质功能状态及检测长期使用糖皮质激素的停药前后的皮质功能水平，以防止因停药而发生皮质功能不全。

二、皮质激素抑制药

（一）米托坦

1. 药理作用及机制

（1）相对选择性地作用于肾上腺皮质细胞，对肾上腺皮质的正常细胞或瘤细胞都有损伤作用。

（2）尤其选择性地作用于肾上腺皮质束状带及网状带细胞，使其萎缩、坏死。

（3）不影响球状带，故醛固酮分泌不受影响。

2. 临床应用　主要用于无法切除的皮质癌、切除复发癌及皮质癌术后辅助治疗。

3. 不良反应　有消化道不适、中枢抑制及运动失调等。

主治语录：由于严重肾上腺功能不全而出现休克或严重的创伤时，可给予肾上腺皮质类固醇类药物。

（二）美替拉酮

1. 作用机制

（1）能抑制11β-羟化反应，干扰11-去氧皮质酮转化为皮质酮，抑制11-去氧氢化可的松转化为氢化可的松，降低它们的血浆水平。

（2）反馈性地促进ACTH分泌，导致11-去氧皮质酮和11-去氧氢化可的松代偿性增加，故尿中17-羟类固醇排泄相应增加。

2. 临床应用

(1) 用于治疗肾上腺皮质肿瘤和产生 ACTH 的肿瘤所引起的氢化可的松过多症和皮质癌。

(2) 用于垂体释放 ACTH 功能试验。

(三) 氨鲁米特

1. 作用机制

(1) 抑制胆固醇转变成 20α-羟胆固醇，对氢化可的松和醛固酮的合成产生抑制作用。

(2) 有效减少肾上腺肿瘤和 ACTH 过度分泌时氢化可的松的增多。

2. 临床应用　与美替拉酮合用，治疗由垂体所致 ACTH 过度分泌诱发的库欣综合征。

(四) 酮康唑

是一种抗真菌药，其机制是阻断真菌类固醇的合成。目前主要用于治疗库欣综合征和前列腺癌。

历年真题

1. 糖皮质激素的不良反应不包括
   A. 满月脸、高血压
   B. 抑制免疫、血糖下降
   C. 骨质疏松、肌肉萎缩
   D. 加重消化道溃疡
   E. 伤口愈合延缓
2. 长期应用糖皮质激素后，突然停药所产生的反跳现象是由于患者
   A. 对糖皮质激素产生耐药性
   B. ACTH 分泌减少
   C. 肾上腺皮质功能亢进
   D. 肾上腺皮质功能减退
   E. 对糖皮质激素产生了依赖或病情未能完全控制

参考答案：1. B　2. E

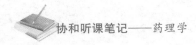

第三十六章　甲状腺激素及抗甲状腺药

核心问题

1. 甲状腺激素的药理作用、临床应用。

2. 常用抗甲状腺药物的药理作用、临床应用及不良反应。

内容精要

甲状腺激素是维持机体正常代谢、促进生长发育所必需的激素。甲状腺素分泌过少引起甲状腺功能减退，需补充甲状腺激素；分泌过多则引起甲状腺功能亢进症，需要手术、给予抗甲状腺药物等治疗。

第一节　甲状腺激素

一、甲状腺激素合成、分泌及调节

甲状腺激素包括甲状腺素（T_4）和三碘甲状腺原氨酸（T_3）。甲状腺激素的相关代谢，包括合成、贮存、分泌与调节的主要步骤，见表36-1-1。

表 36-1-1　甲状腺激素的相关代谢主要步骤

步　骤	内　容
碘摄取	甲状腺腺泡细胞靠碘泵主动摄取血中的碘。摄碘率是甲状腺功能指标之一
碘活化和酪氨酸碘化	碘化物在过氧化物酶作用下被氧化成活性碘（I^+），活性碘与甲状腺球蛋白（TG）中的酪氨酸残基结合，生成一碘酪氨酸（MIT）和二碘酪氨酸（DIT）
偶联	在过氧化物酶作用下，两分子的 DIT 偶联生成 T_4，一分子 DIT 和一分子 MIT 则偶联成 T_3。合成的 T_3 和 T_4 结合在 TG 分子上，贮存在腺泡腔内胶质中
释放	在蛋白水解酶作用下，TG 分解并释放出 T_4、T_3 进入血液
调节	垂体分泌的促甲状腺激素（TSH），促进甲状腺激素合成和分泌，TSH 的分泌又受下丘脑分泌的促甲状腺激素释放激素（TRH）的调节

二、甲状腺激素

（一）体内过程

口服易吸收，严重性黏液水肿时口服吸收不良，须肠外给药。甲状腺激素可进入胎盘和乳汁，故在妊娠期和哺乳期慎用。

（二）药理作用

1. 维持正常生长发育

（1）能促进蛋白质合成及骨骼、中枢神经系统的生长发育。

（2）在发育期间，甲状腺功能不足可产生智力低下，身材矮小的呆小病（克汀病）。

（3）T_3、T_4加速胎儿肺发育，新生儿呼吸窘迫综合征常与

T_3、T_4不足有关。

（4）成人甲状腺功能不全会引起黏液性水肿，表现为中枢神经兴奋性降低、记忆力减退等。

2. 促进代谢和产热

（1）能促进物质氧化代谢，增加耗氧，提高基础代谢率，使产热增多。

（2）甲亢时有怕热、多汗等症状。

3. 提高机体交感-肾上腺系统的反应性　甲亢时机体对儿茶酚胺的反应性提高，出现神经过敏、急躁、震颤、心率加快、心排出量增加及血压增高等现象。

（三）作用机制

1. 甲状腺激素的作用是通过甲状腺激素受体（TR）介导的。

2. 垂体、心、肝、肾、骨骼肌、肺、肠等组织的细胞都含有 TR，两个受体蛋白构成的同源或异源二聚体能与 DNA 结合，当血中游离的 T_4和 T_3 进入细胞内与受体蛋白形成激素-受体复合物而启动靶基因转录，加速相关蛋白和酶的生成，从而产生效应。

3. 饥饿、营养不良与肥胖、糖尿病时 TR 数目减少。

4. 甲状腺激素还有“非基因作用”，通过核糖体、线粒体和细胞膜上的受体结合，影响转录后的过程、能量代谢及膜的转运功能。

（四）临床应用

1. 甲状腺功能减退　①呆小病。②黏液性水肿。垂体功能低下者宜先用糖皮质激素，再用甲状腺激素，以防发生急性肾上腺皮质功能不全。黏液性水肿昏迷者必须立即注射大量 T_3，直至清醒后改为口服。

2. 单纯性甲状腺肿　缺碘所致者应补碘。未发现明显原因者可给予适量甲状腺激素。

3. 其他

（1）甲亢患者服用抗甲状腺药时，加服 T_4 有利于减轻突眼、甲状腺肿大及防止甲减。

（2）甲状腺癌术后应用 T_4，可抑制残余甲状腺癌变组织，减少复发，用量需较大。

（3）T_3 抑制试验中对摄碘率高者作鉴别诊断用。

主治语录：甲状腺激素主要用于甲状腺功能减退的替代疗法。

（五）不良反应

1. 甲状腺激素过量时可出现心悸、手震颤、多汗、体重减轻、失眠等甲亢症状。重者可有腹泻、呕吐、发热、脉搏快而不规则，甚至有心绞痛、心力衰竭、肌肉震颤或痉挛。

2. 一旦出现上述现象应立即停药，用 β 受体阻断药对抗，停药 1 周后再从小剂量开始应用。

第二节　抗甲状腺药

一、硫脲类

（一）分类

1. 硫氧嘧啶类　包括甲硫氧嘧啶（MTU）和丙硫氧嘧啶（PTU）。

2. 咪唑类　包括甲巯咪唑和卡比马唑。

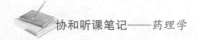

（二）药理作用及机制

见表 36-2-1。

表 36-2-1　药理作用及机制

作　用	机　　制
抑制甲状腺激素的合成	作为过氧化物酶的底物本身被氧化，影响酪氨酸的碘化及偶联
抑制外周组织的 T_4 转化为 T_3	丙硫氧嘧啶能迅速控制血清中生物活性较强的 T_3 水平，在重症甲亢、甲亢危象时，该药可列为首选
减弱 β 受体介导的糖代谢	减少心肌、骨骼肌的 β 受体数目，降低腺苷酸环化酶活性
免疫抑制作用	能轻度抑制免疫球蛋白的生成，使血循环中甲状腺刺激性免疫球蛋白（TSI）下降，对甲亢患者能控制高代谢症状

主治语录：硫脲类是最常用的抗甲状腺药。

（三）临床应用

1. 甲亢的内科治疗　适用于轻症和不宜手术或放射性碘治疗者。

2. 甲状腺手术前准备

（1）为减少甲状腺次全切除手术患者在麻醉和手术后的并发症及甲状腺危象，在术前应先服用硫脲类药物，使甲状腺功能恢复或接近正常。

（2）用硫脲类后，须在手术前 2 周左右加服大量碘剂。

3. 甲状腺危象的治疗　除消除诱因、对症治疗外，主要给大剂量碘剂以抑制甲状腺激素释放，并立即应用硫脲类（常选用丙硫氧嘧啶）阻止甲状腺素合成。

（四）不良反应与注意事项

1. 胃肠道反应　恶心、呕吐、胃肠道不适。甲硫氧嘧啶偶有味觉、嗅觉改变。

2. 过敏反应　最常见，斑丘疹、皮肤瘙痒、药疹，少数伴有发热。

3. 粒细胞缺乏症

（1）为最严重不良反应，发生率为0.1%~0.5%，老年人较易发生，应定期检查血象。

（2）注意与甲亢本身引起的白细胞数偏低相区别，发生咽痛、发热等反应时应立即停药，可恢复正常。

4. 甲状腺肿及甲状腺功能减退。

5. 禁忌证

（1）易通过胎盘和进入乳汁，妊娠妇女慎用或不用，哺乳妇女禁用。

（2）结节性甲状腺肿合并甲亢及甲状腺癌患者禁用。

二、碘及碘化物

（一）药理作用

1. 小剂量碘　是合成甲状腺激素的原料，可预防单纯性甲状腺肿。

2. 大剂量碘

（1）有抗甲状腺作用。可能是抑制甲状腺激素的释放，还能拮抗TSH促进激素释放作用。

（2）能抑制甲状腺过氧化物酶活性，影响酪氨酸碘化和碘化酪氨酸偶联，减少甲状腺激素的合成。

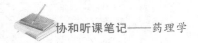

（二）临床应用

1. 甲亢的术前准备　一般在术前 2 周给予复方碘溶液，因为大剂量碘能抑制 TSH 促进腺体增生作用，能使腺体缩小变韧、血管减少、利于手术进行及减少出血。

2. 甲状腺危象的治疗　将碘化物加到 10% 葡萄糖溶液中静脉滴注，也可服用复方碘溶液，其抗甲状腺作用发生迅速，并在 2 周内逐渐停服，需同时配合服用硫脲类药物。

（三）不良反应

1. 一般反应　咽喉不适、口内金属味、呼吸道刺激、鼻窦炎和眼结膜炎症状及唾液分泌增多、唾液腺肿大等，停药可消退。

2. 过敏反应

（1）表现为发热、皮疹、皮炎，还有血管神经性水肿，严重者有喉头水肿，可致窒息。

（2）一般停药可消退，加服食盐和增加饮水量可促进碘排泄。必要时采取抗过敏措施。

3. 诱发甲状腺功能紊乱

（1）长期或过量服用碘剂可能诱发甲亢，已经用硫脲类控制症状的甲亢患者，也可因服用少量碘而复发。

（2）可能诱发甲状腺功能减退和甲状腺肿，原有甲状腺炎者不易发生。

（3）进入乳汁和通过胎盘，可引起新生儿和婴儿甲状腺功能异常或甲状腺肿，严重者可压迫气管而致命，孕妇和哺乳妇女慎用。

三、β 肾上腺素受体阻断药

（一）药理作用

如普萘洛尔、美托洛尔、阿替洛尔等无内在拟交感活性的β受体阻断药是甲亢及甲状腺危象的辅助治疗药。通过其阻断β受体的作用而改善甲亢所致的交感神经活性增强的症状。

（二）临床应用

1. 适用于不宜用抗甲状腺药、不宜手术及 ^{131}I 治疗的甲亢患者。甲状腺危象时，静注能帮助患者度过危险期。

2. 应用大量β受体阻断药做甲状腺术前准备，不会致腺体增大变脆，2 周后即可进行手术，常与硫脲类联合用作术前准备。

3. 甲亢患者如因故需紧急手术（甲状腺或其他手术）时可用。

（三）不良反应

注意防止本类药物对心血管系统和气管平滑肌等引起的不良反应。

四、放射性碘

见表 36-2-2。

表 36-2-2 放射性碘

药理作用	利用甲状腺高度摄碘能力，^{131}I 可被甲状腺摄取
临床应用	①^{131}I 适用于不宜手术或手术后复发及硫脲类无效或过敏的甲亢者。②测定甲状腺摄碘功能
注意事项	①20 岁以下患者、妊娠或哺乳期妇女及肾功能不佳者不宜使用。②甲状腺危象、重症浸润性突眼症及甲状腺不能摄碘者禁用
不良反应	剂量过大易致甲状腺功能低下；一旦发现，可补充甲状腺激素对抗

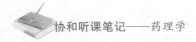

历年真题

硫脲类抗甲状腺药可引起的严重不良反应是

A. 黏液性水肿

B. 心动过缓

C. 粒细胞缺乏症

D. 低蛋白血症

E. 再生障碍性贫血

参考答案：C

第三十七章　胰岛素及口服降血糖药

核心问题

1. 胰岛素的临床应用及不良反应。

2. 各类口服降糖药的药理作用、临床应用及不良反应。

内容精要

糖尿病分为胰岛素依赖性糖尿病、非胰岛素依赖性糖尿病。常用治疗药物包括胰岛素、口服降糖药。

第一节　胰　岛　素

一、体内过程

胰岛素作为一种蛋白质，口服无效，必须注射给药。皮下注射吸收快，尤以前臂外侧和腹壁明显。主要在肝、肾灭活。

二、药理作用

（一）促进脂肪合成

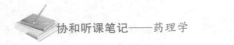

抑制脂肪分解，减少游离脂肪酸和酮体的生成，增加脂肪

酸和葡萄糖的转运，使其利用率增加。

（二）促进糖原的合成和贮存

加速葡萄糖的氧化和酵解，抑制糖原分解和异生而降低血糖。

（三）蛋白质代谢

增加氨基酸的转运和核酸、蛋白质的合成，抑制蛋白质的分解。

（四）其他

加快心率，加强心肌收缩力和减少肾血流。促进钾离子进入细胞，降低血钾浓度。

三、作用机制

胰岛素属多肽类激素，分子较大，不易进入靶细胞而只作用于膜受体，通过第二信使而产生生物效应。胰岛素与胰岛素受体α亚基结合引起β亚基的磷酸化，进而导致其他细胞内活性蛋白的连续磷酸化反应，进而产生降血糖等生物效应。

四、临床应用

（一）注射用普通胰岛素制剂

是治疗1型糖尿病的最重要药物，对胰岛素缺乏的各型糖尿病均有效。

（二）适用情况

1. 1型糖尿病。

2. 新诊断的2型糖尿病患者，如有明显的高血糖症状和/或血糖及糖化血红蛋白水平明显升高，一开始即采用胰岛素治疗，加或不加其他药物。

3. 2型糖尿病经饮食控制或用口服降血糖药未能控制者。

4. 发生各种急性或严重并发症的糖尿病，如酮症酸中毒及非酮症性高渗性昏迷。

5. 合并重度感染、消耗性疾病、高热、妊娠、创伤及手术的各型糖尿病。

6. 细胞内缺钾者，胰岛素与葡萄糖同用可促使钾内流。

（三）胰岛素的分类

1. 速效胰岛素　共同特点：溶解度高；可静脉注射，适用于重症糖尿病初治及有酮症酸中毒等严重并发症者；皮下注射起效迅速，作用时间短（维持6~8小时）。

2. 中效胰岛素　包括低精蛋白锌胰岛素（NPH）和珠蛋白锌胰岛素（GZI）。

主治语录：低精蛋白锌胰岛素为中性溶液，临床应用最广。

3. 长效胰岛素　精蛋白锌胰岛素（PZI），近乎中性，注射后逐渐释出胰岛素，作用延长，但不能静脉给药。

4. 单组分胰岛素（McI）　是高纯度胰岛素（纯度>99%）。用过普通胰岛素的患者改用单组分胰岛素后体内胰岛素抗体逐渐减少，胰岛素的需要量也同时减少。

五、不良反应

（一）低血糖症

1. 为胰岛素过量所致，是最重要，也是最常见的不良反应。

2. 轻者可饮用糖水或摄食，严重者应立即静脉注射50%葡萄糖。

主治语录：必须在糖尿病患者中鉴别低血糖昏迷、酮症酸中毒性昏迷及非酮症性糖尿病昏迷。

（二）过敏反应

较多见，一般反应轻微，偶可引起过敏性休克。可用高纯度制剂或人胰岛素。过敏症状可用 H_1 受体阻断药，重症时可用糖皮质激素。

（三）胰岛素抵抗

1. 急性型

（1）多因并发感染、创伤、手术等应激状态所致。

（2）正确处理诱因，调整酸碱、水电解质平衡，加大胰岛素剂量，常可取得良好疗效。

2. 慢性型　慢性抵抗形成原因复杂。

（四）脂肪萎缩

见于注射部位，女性多于男性。

第二节　口服降血糖药

一、磺酰脲类

（一）药理作用及机制

1. 降血糖

（1）对正常人、胰岛功能尚存的患者均有降糖作用，促进

残存胰岛 β 细胞分泌胰岛素。但对 1 型糖尿病患者及切除胰腺的动物无作用。

（2）机制

1）刺激胰岛 β 细胞释放胰岛素。

2）降低血清糖原水平。

3）增加胰岛素与靶组织的结合能力。

2. 对水排泄的影响　格列本脲、氯磺丙脲促进 ADH 分泌和增强其作用。

3. 对凝血功能的影响　第三代磺酰脲类能使血小板黏附力减弱，刺激纤溶酶原的合成。

（二）临床应用

1. 用于胰岛功能尚存的 2 型糖尿病且单用饮食控制无效者。

2. 氯磺丙脲可用于治疗尿崩症。

（三）不良反应

1. 常见皮肤过敏，胃肠不适，嗜睡及神经痛，也可致肝损害和黄疸，以氯磺丙脲多见。

2. 少数有白细胞、血小板减少及溶血性贫血，需定期检查肝功能和血象。

3. 较严重的为持久性的低血糖症，常因药物过量所致。

（四）药物相互作用

1. 与保泰松、水杨酸钠、吲哚美辛、青霉素、双香豆素等发生竞争性结合血浆蛋白，使游离药物浓度上升而引起低血糖反应。

2. 消耗性患者血浆蛋白含量低，黄疸患者血浆胆红素水平高，能竞争血浆蛋白结合部位，更易发生低血糖。

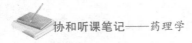

3. 患者饮酒会导致低血糖。

4. 氯丙嗪、糖皮质激素、噻嗪类利尿药、口服避孕药均可降低磺酰脲类的降血糖作用。

（五）禁忌证

老人及肝、肾功能不良者发生率高，故老年及肾功能不良的糖尿病患者忌用。

二、双胍类

见表 37-2-1。

表 37-2-1　双胍类药物

代表药物	二甲双胍（甲福明）和苯乙双胍（苯乙福明）
体内过程	在体内不与蛋白结合，大部分原形从尿中排出
药理作用	可明显降低糖尿病患者的血糖，但对正常人血糖无明显影响
作用机制	可能是促进脂肪组织摄取葡萄糖，降低葡萄糖在肠内的吸收及糖原异生，抑制胰高血糖素释放等
临床应用	主要用于轻症糖尿病患者，尤适用于肥胖及单用饮食控制无效者
不良反应	①乳酸性酸血症、酮血症等严重不良反应。②食欲下降、恶心、腹部不适、腹泻及低血糖等

三、胰岛素增敏剂

噻唑烷酮类化合物包括罗格列酮、吡格列酮、曲格列酮、环格列酮、恩格列酮等，对 2 型糖尿病及其心血管并发症均有明显疗效。

（一）药理作用

见表 37-2-2。

表 37-2-2 药理作用

作用	表现
改善胰岛素抵抗、降低高血糖	①可降低骨骼肌、脂肪组织和肝脏的胰岛素抵抗。②与磺脲类或二甲双胍联合治疗可显著降低胰岛素抵抗，改善胰岛β细胞功能的疗效更为明显
改善脂肪代谢紊乱	能显著降低2型糖尿病患者甘油三酯，增加总胆固醇和HDL-C的水平
防治2型糖尿病血管并发症	①曲格列酮可抑制血小板聚集，抗动脉粥样硬化，减少心血管病死率。②曲格列酮和吡格列酮能明显抑制内皮生长因子诱导的内皮细胞有丝分裂，抑制内皮细胞的增生
改善胰岛β细胞功能	①可增加胰腺胰岛的面积、密度和胰岛中胰岛素含量，通过减少细胞死亡来阻止胰岛β细胞的衰退。②罗格列酮可降低血浆胰岛素水平和血浆游离脂肪酸水平，对β细胞功能有保护作用

（二）作用机制

噻唑烷酮类化合物改善胰岛素抵抗及降糖的机制与竞争性激活过氧化物酶增殖体受体-γ，调节胰岛素反应性基因的转录有关。

（三）临床应用

主要用于治疗胰岛素抵抗和2型糖尿病。

（四）不良反应

1. 低血糖发生率低。主要有嗜睡、肌肉和骨骼痛、头痛、消化道症状等。

2. 曲格列酮由于特异性肝毒性，临床已不用。罗格列酮由于潜在的导致心血管事件的作用被限制使用。

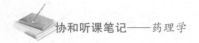

3. 使用 1 年以上吡格列酮可能增加罹患膀胱癌的风险。

四、α-葡萄糖苷酶抑制剂与餐时血糖调节剂

（一）阿卡波糖和伏格列波糖

是 α-葡萄糖苷酶抑制药。在小肠上皮刷状缘与碳水化合物竞争水解碳水化合物的糖苷水解酶，减慢碳水化合物水解，延缓葡萄糖的吸收，降低餐后血糖。主要引起胃肠道反应。

（二）瑞格列奈

1. 作用机制　通过与胰岛 β 细胞膜上的特异性受体结合，促进与受体偶联的 ATP 敏感性 K^+ 通道关闭，开放电压依赖的 Ca^{2+} 通道，促进储存的胰岛素分泌。

2. 临床应用　主要适用于 2 型糖尿病患者，老年糖尿病患者也可服用，且适用于糖尿病肾病者。

第三节　其他降血糖药

一、胰高血糖素样肽-1（GLP-1）

依克那肽通过长效激动 GLP-1 受体，以依赖于血糖增高的方式发挥其作用。适应证是采用二甲双胍、硫酰脲类制剂，或 2 种药物联合治疗达不到目标血糖水平的患者。禁忌证包括严重的胃肠道疾病和明显的肾功能不全。

二、胰淀粉样多肽类似物

醋酸普兰林肽主要用于 1 型和 2 型糖尿病患者胰岛素的辅助治疗，但不可替代胰岛素。不可用于胰岛素治疗依从性差、自我监测血糖依从性差的患者。

历年真题

1. 磺酰脲类药物可用于治疗
   A. 糖尿病合并高热
   B. 胰岛功能尚存的非胰岛素依赖型糖尿病
   C. 糖尿病并发酮症酸中毒
   D. 胰岛素依赖型糖尿病
   E. 重症糖尿病
2. 双胍类降血糖药物的降糖作用机制为
   A. 促进餐后胰岛素的分泌
   B. 促进基础胰岛素的分泌
   C. 延缓肠道碳水化合物的吸收
   D. 激活过氧化物酶增殖体活化因子受体
   E. 增加外周组织对葡萄糖的摄取和利用

参考答案：1. B　2. E

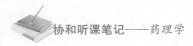

第三十八章　抗骨质疏松药

核心问题

各类抗骨质疏松药的药理作用、临床应用及不良反应。

内容精要

抗骨质疏松症药物按疾病发生的情况，主要有骨吸收抑制药、骨形成促进药和骨矿化促进药。

第一节　抗骨质疏松症的药物

一、骨吸收抑制药

（一）双膦酸盐类

分类见表 38-1-1。

表 38-1-1　双膦酸盐类分类

第一代双膦酸盐	依替膦酸二钠也叫羟乙膦酸钠，用药后有抑制骨钙化、干扰骨形成、导致骨软化或诱发骨折的可能，且胃肠道不良反应大
第二代双膦酸盐	称为氨基双膦酸盐，代表药为帕米膦酸二钠和阿仑膦酸钠。其药物活性和结合力比依替膦酸二钠增加 10~100 倍，对骨的钙化作用干扰小，选择性强

续 表

第三代双膦酸盐	代表药利塞膦酸钠和伊班膦酸。具有作用强、用量小、使用方便等特点，被认为是具有更强临床疗效且适应证更加广泛的抗骨吸收药物

1. 阿仑膦酸钠

（1）体内过程：口服吸收后主要在小肠内吸收，但吸收差，生物利用度约为0.7%。

（2）药理作用

1）能抑制破骨细胞活性，并对成骨细胞起间接抑制骨吸收作用。抗骨吸收活性强，无骨矿化抑制作用。

2）能增加骨质疏松症患者的腰椎和髋部骨密度，降低发生椎体及髋部等骨折的风险。

（3）临床应用

1）用于治疗绝经后妇女的骨质疏松症，以预防髋部和脊柱骨折（椎骨压缩性骨折）。

2）治疗男性骨质疏松症以增加骨量。

（4）不良反应

1）少数可见胃肠道反应，如腹痛、腹泻、恶心、便秘、消化不良。

2）可致食管溃疡，偶见头痛、骨骼肌疼痛、血钙降低、短暂白细胞计数增多、尿红细胞，罕见皮疹或红斑。

3）有颚骨坏死、大腿骨的非典型骨折、诱发食管癌和慢性肾功能不全的风险。

（5）注意事项

1）胃及十二指肠溃疡、反流性食管炎者、轻至中度肾功能减退者慎用。

2）禁用于过敏者、低钙血症者、孕妇、哺乳期妇女、有食管动力障碍者。

3）抗酸药和导泻剂因常含钙或其他金属离子等而会影响本药吸收。与氨基苷类合用会诱发低钙血症。静脉注射过快或剂量过大可引起发热。

2. 利塞膦酸钠　与阿仑膦酸钠疗效相当，但胃肠道不良反应小于阿仑膦酸钠，可用于不能耐受阿仑膦酸钠治疗的患者。

3. 伊班膦酸

（1）口服片剂每个月应用 1 次，用于预防或治疗绝经后妇女骨质疏松症。

（2）注射剂用于治疗绝经后骨质疏松症，也用于治疗恶性肿瘤溶骨性骨转移引起的骨痛和伴有或不伴骨转移的恶性肿瘤引起的高钙血症。

（3）口服主要不良反应是上消化道反应，可引起食管炎、胃、十二指肠溃疡、骨骼肌肉疼痛、低血钙等。

（4）静脉输注常见发热，偶见流感样综合征。

4. 唑来膦酸　用于治疗绝经后妇女的骨质疏松或变形性骨炎。

（二）降钙素类

降钙素，主要有鲑降钙素和依降钙素（鳗鱼降钙素）。

1. 体内过程

（1）鲑降钙素为人工合成品，口服无效，主要通过肾脏排泄。

（2）依降钙素给药 20 分钟后出现血清中浓度高峰，血清半衰期 44 分钟。

2. 药理作用

（1）主要靶器官在骨，通过结合到破骨细胞抑制性受体上抑制骨吸收。

（2）在肾脏，它减少近端小管 Ca^{2+} 和磷酸盐的重吸收，降低血浆 Ca^{2+} 浓度。流经甲状腺的血液中 Ca^{2+} 增加可引起降钙素分泌增加和抑制骨吸收，使高血钙患者钙浓度下降。降钙素与甲状旁腺激素（PTH）一起调节体内钙平衡。

（3）降钙素类药能明显缓解骨痛，对肿瘤骨转移、骨质疏松所致骨痛有明显治疗效果。

3. 临床应用

（1）用于其他药物治疗无效的早期和晚期绝经后骨质疏松症及老年性骨质疏松症。

（2）用于继发于乳腺癌、肺癌、肾癌、骨髓瘤或其他恶性肿瘤的骨转移性疼痛。

（3）用于变形性骨炎（Paget 骨病）。

4. 不良反应

（1）注射液常见面部潮红、恶心、局部炎症等。喷鼻剂对鼻部有局部刺激。

（2）偶有过敏现象，严重者可致休克，可做过敏试验。

（3）长期使用疗效下降，也可引起低钙血症和继发性甲状旁腺功能亢进。

（4）有潜在增加肿瘤风险的可能，疗程限制在 3 个月内。

（三）雌激素类药物

见表 38-1-2。

表 38-1-2　雌激素类药物

类别	代表药	作用
雌激素	尼尔雌醇	①长效雌三醇衍生物，可治疗绝经后骨质疏松症。②有使子宫内膜增生的危险，临床上对其益处与风险需综合考虑
	替勃龙	①具有明显的组织特异性，对骨有较弱的雌激素作用，能抑制绝经后妇女骨丢失。②可用于自然绝经和外科手术绝经引起的各种症状。③可干扰糖代谢和脂代谢，有致癌风险

续　表

类　别	代表药	作　　用
选择性雌激素受体调节剂（SERM）	雷洛昔芬	①SERM 可明显减少腺癌和子宫内膜癌的风险，且能降低血清胆固醇，对心血管有保护作用。②雷诺昔芬能减少脊柱骨质疏松性压缩性骨折的发生率，对非脊柱部位骨折的风险无明显影响。对冠脉无明显影响。③轻度增加静脉血栓形成，可增加脑卒中及深静脉血栓的风险。④禁用于有静脉栓塞病史、有血栓倾向及长期卧床的患者
植物雌激素	依普黄酮	临床用于治疗女性老年骨质疏松引起的骨痛，绝经后骨质疏松和 Paget 病等

二、骨形成促进药

（一）氟制剂

1. 对骨有高度亲和性，小剂量对骨量有益，降低骨折的发生率；大剂量可使骨形成异常，增加骨脆性，特别是增加皮质骨骨折。

2. 氟化物可促进骨形成，长期使用可导致新生小梁骨的不良连接，形成皮质骨空洞，引起非脊柱骨折增加，限制了其应用。

3. 氟化物与抑制骨吸收剂联合应用的疗效比单独应用好。长期使用会有胃肠道反应，产生外周疼痛综合征。

（二）甲状旁腺激素（PTH）

1. 由甲状旁腺释放可以在 cAMP 介导下发挥升高血钙、降低血磷，促进骨转换的作用。

2. 主要作用于肾脏、骨和小肠。

3. PTH 是在骨形成及钙盐沉积过程中起重要调节作用的激素。

主治语录：重组人 PTH1-34 能显著增加腰椎骨密度，能显著降低有脊椎骨折史的绝经后妇女再发生脊柱和非脊柱骨折的危险。

（三）雄激素

1. 作用于受体后促进骨细胞的增殖、分化，促进骨基质蛋白的合成，刺激骨形成。

2. 抑制破骨细胞前体细胞向破骨细胞的转化。同化激素通过蛋白同化的作用促进骨形成。

3. 常用药物有丙酸睾酮和苯丙酸诺龙的注射剂。

（四）其他促进骨形成的药物

前列腺素 E_2 如地诺前列酮是强效的骨形成促进药，通过刺激成骨细胞分化、增殖而促进骨形成。

三、骨矿化促进药

1. 钙剂

（1）临床应用

1）对于绝经后和老年性骨质疏松患者，适量的钙补充可有效减缓骨丢失，改善骨矿化。

2）对于绝经期骨质疏松、老年性骨质疏松，钙剂单独用药或联合维生素 D 用药均可有效抑制骨丢失。

（2）常用钙制剂：有磷酸钙、枸橼酸钙、乳酸钙、葡萄糖酸钙等。

（3）不良反应：主要会引起便秘、结石，可影响铁吸收，过量可引起高钙血症。

2. 活性维生素 D 及其类似物

（1）临床用药为骨化三醇和阿法骨化醇。

（2）适用于老年人、肝肾功能不全及维生素 D 代谢障碍者。

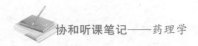

（3）不良反应

1）长期大剂量应用维生素 D 会加重骨质疏松，引起尿钙增加和肾结石。

2）当 25-(OH)D_3>150ng/ml 时可能会出现维生素 D 中毒，引起血钙过高，出现便秘、头痛、呕吐等症状，重者可有心律失常、肾衰竭等。

四、其他药物

（一）锶

主要介绍雷奈酸锶。

1. 药理作用　可同时作用于成骨细胞和破骨细胞。具有抑制骨吸收和促进骨形成的双重作用，可降低椎体和非椎体骨折的发生风险。

2. 临床应用　用于治疗骨折高危的绝经后女性的严重骨质疏松症及骨折风险增高的男性严重骨质疏松症。

3. 不良反应

（1）常见胃肠道反应，尤其是刚开始服用该药的人群。

（2）少见头痛、皮疹、晕厥及记忆障碍等，罕见癫痫发作。

（3）罕见超敏反应，也发现有致血栓潜在风险，可能导致静脉血栓栓塞、心肌梗死。

（二）维生素 K

维生素 K_2 比维生素 K_1 促进骨骼矿化作用更强。维生素 K_2 能调节成骨细胞和细胞外基质相关基因的转录，促进胶原合成，但胶原纤维的数量和质量会影响骨强度。

（三）新靶点抗骨质疏松药

主要介绍 RANKL 单克隆抗体狄诺塞麦。

1. 药理作用　具有良好的抑制破骨细胞分化成熟，增加骨质量和骨密度的作用。

2. 临床应用

（1）主要用于治疗女性绝经后骨质疏松。

（2）用于治疗乳腺癌、前列腺癌骨转移，以及多发性骨髓瘤等引起的骨质破坏。

3. 不良反应

（1）主要是引起低血钙，也能引起剂量相关的下颌骨坏死。

（2）导致非典型股骨骨折的发生。免疫功能受损导致感染发生，或影响生殖发育。

第二节　骨质疏松症药物的合理应用

1. 抗骨质疏松药物治疗的成功标志是骨密度保持稳定或增加，而且没有新发骨折或骨折进展的证据。

2. 对于正在使用抑制骨吸收药物的患者，治疗成功的目标是骨转换指标值维持在或低于绝经前妇女水平。

3. 抗骨质疏松药物应用时要注意的原则，包括注意用药疗程、疗程应个体化、骨质疏松性骨折后应重视积极给予抗骨质疏松药物治疗、抗骨质疏松药物联合和序贯治疗等。

历年真题

甲状旁腺激素对血液中钙、磷浓度的调节作用表现为

A. 升高血钙、血磷浓度

B. 升高血钙浓度，降低血磷浓度

C. 升高血钙浓度，不影响血磷浓度

D. 降低血钙浓度，不影响血磷浓度

E. 降低血钙浓度，升高血磷浓度

参考答案：B

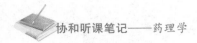

第三十九章　抗菌药物概论

核心问题

1. 掌握抗菌药物相关术语。
2. 熟知抗菌药物的作用机制。

内容精要

抗微生物药包括抗菌药物、抗真菌药和抗病毒药。抗菌药物通过特异性干扰细菌的生化代谢过程，影响其结构和功能，使其失去正常繁殖的能力，从而达到抑制或杀灭细菌的作用。

第一节　抗菌药物的常用术语

抗菌药物的常用术语，见表 39-1-1。

表 39-1-1　抗菌药物的常用术语

常用术语	含　义
抗菌药	①指能抑制或杀灭细菌，用于预防和治疗细菌性感染的药物。②包括人工合成抗菌药（磺胺类和喹诺酮类等）和抗生素
抗生素	①是各种微生物（细菌、真菌和放线菌属）的代谢产物，能杀灭或抑制其他病原微生物。②包括天然抗生素和人工半合成抗生素

续　表

常用术语	含　义
抗菌谱	指抗菌药物的抗菌范围，包括广谱和窄谱两种
抑菌药	指仅能抑制细菌生长和繁殖，但无杀灭细菌作用的药物
杀菌药	指有杀灭细菌作用的抗菌药物，如青霉素类等
抗菌活性	抗菌药抑制或杀灭病原微生物的能力
最低抑菌浓度（MIC）	体外培养细菌 18~24 小时后，药物能够抑制培养基内病原菌生长的最低浓度
最低杀菌浓度（MBC）	药物能够杀灭培养基内细菌或使细菌减少 99.9%的最低浓度
化疗指数（CI）	是评价化学治疗药物有效性与安全性的指标
抗生素后效应（PAE）	①指细菌与抗生素短暂接触，抗生素浓度下降，低于 MIC 或消失后，细菌生长仍受到持续抑制的效应。②这类药物包括氨基苷类抗生素和喹诺酮类
首次接触效应	①指抗菌药物在初次接触细菌时有强大的抗菌效应，再度接触时不再出现该强大效应，或连续与细菌接触后抗菌效应不再明显增强，需间隔相当时间（数小时）以后，才会再起作用。②氨基苷类抗生素具有明显首次接触效应

第二节　抗菌药物的作用机制

1. 抑制细菌细胞壁合成

（1）细菌细胞壁位于细胞质膜之外，而人体细胞无细胞壁，这也是抑制细菌细胞壁合成的抗菌药物对人体细胞几乎没有毒性的原因。

（2）如 β-内酰胺类药物能与细菌胞浆膜上的青霉素结合蛋白（PBPs）结合，抑制转肽作用，阻止肽聚糖形成，造成细胞壁缺损，致使细菌细胞肿胀、变形、破裂而死亡。

2. 改变胞质膜的通透性　影响胞浆膜生物活性的抗生素，如两性霉素 B 和多黏菌素 E。

3. 抑制蛋白质的合成

（1）细菌核糖体是 70S 核糖体复合物，由 30S 和 50S 亚基组成。

（2）某些抗生素对细菌核糖体具有高度选择性，抑制蛋白质合成，产生抑菌或杀菌作用。

4. 影响核酸和叶酸代谢

（1）磺胺类、甲氧苄啶：与 PABA 竞争二氢蝶酸合酶，影响叶酸代谢，导致核酸代谢障碍，细菌生长繁殖受到抑制。

（2）喹诺酮类药物：抑制 DNA 回旋酶，阻碍细菌 DNA 复制而产生杀菌作用。

（3）利福平：抑制细菌 DNA 依赖性 RNA 多聚酶，阻碍 mRNA 合成而杀灭细菌。

第三节　细菌的耐药性

1. 细菌耐药性的产生

（1）细菌耐药性是细菌产生对抗菌药物不敏感的现象，产生原因是细菌在自身生存过程中的一种特殊表现形式。

（2）人类将细菌产生的物质制成抗菌药物用于杀灭感染的微生物，微生物接触到抗菌药，也会通过改变代谢途径或制造出相应的灭活物质抵抗抗菌药物，形成耐药性。

2. 耐药性的种类

（1）固有耐药性，又称天然耐药性。是指基于药物作用机制的一种内在的耐药性。

（2）获得性耐药，是由于细菌与抗生素接触后，由质粒介导，通过改变自身的代谢途径，使其不被抗生素杀灭。

3. 耐药的机制

（1）产生灭活酶：细菌产生灭活抗菌药物的酶使抗菌药物失活，使抗菌药物在作用于细菌之前即被酶破坏而失去抗菌作用。如β-内酰胺酶、氨基糖苷类钝化酶。

（2）抗菌药物作用靶位改变

1）降低靶蛋白与抗菌药的亲和力。

2）增加靶蛋白的数量。

3）合成新的靶蛋白。

（3）改变细菌外膜通透性。

（4）影响主动流出系统。

4. 耐药基因的转移方式　包括突变、转导、转化和接合。

第四节　抗菌药物合理应用原则

1. 尽早确定病原菌　在患者出现症状之时，应尽早从患者的感染部位、血液痰液等取样培养分离致病菌，并对其进行体外抗菌药物敏感试验，从而针对性地选用抗菌药物。

2. 按适应证选药　各种抗菌药物有不同的抗菌谱，即使有相同抗菌谱的药物还存在药效学和药动学的差异，故各种抗菌药物的临床适应证亦有所不同。

主治语录：应用抗菌药物有效地控制感染，必须在感染部位达到有效的抗菌浓度。

3. 抗菌药物的预防应用　如预防风湿热复发：可服用苄星青霉素或红霉素等；预防流行性脑膜炎：口服磺胺嘧啶。

4. 抗菌药物的联合应用

（1）联合用药的适应证

1）对于病因未明的严重感染，联合用药以扩大抗菌范围。

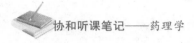

待细菌诊断明确后再调整用药方案。

2）对于单一抗菌药不能有效控制的感染。

3）结核病、慢性骨髓炎需长期用药治疗。

4）两性霉素 B 在治疗隐球菌脑炎时可合用氟胞嘧啶，减少两性霉素 B 的毒性反应。

5）大剂量青霉素治疗细菌性脑膜炎时可加入磺胺等，联合用药的目的是利用药物的协同作用而减少用药剂量和提高疗效，从而降低药物的毒性和不良反应。

（2）联合用药的可能效果

1）根据抗菌药的作用性质，一般分为四大类，见表 39-4-1。

表 39-4-1　抗菌药的类型

繁殖期杀菌药（Ⅰ）	青霉素类和头孢菌素类等
静止期杀菌药（Ⅱ）	氨基苷类和多黏菌素类等
速效抑菌药（Ⅲ）	四环素类和大环内酯类等
慢效抑菌药（Ⅳ）	磺胺类等

2）联合应用上述两类抗菌药时产生的效果：协同(Ⅰ+Ⅱ)、拮抗（Ⅰ+Ⅲ)、相加（Ⅲ+Ⅳ)、无关或相加（Ⅰ+Ⅳ)。

5. 防止抗菌药物的不合理使用

（1）病毒感染：抗菌药对病毒感染无效，除非伴细菌感染或继发感染，一般不使用抗菌药。

（2）原因不明的发热：除非伴感染，一般不使用抗菌药，以免掩盖典型的临床症状或难以检出病原体而延误诊断和治疗。

（3）尽量避免抗菌药物的局部应用，否则可引起细菌耐药和变态反应的发生。

（4）抗菌药剂量过大或过小及疗程过短或过长。

6. 患者的其他因素与抗菌药物应用

（1）肾功能减退：应避免使用主要经肾排泄，对肾脏有损害的抗菌药。

（2）肝功能减退：避免使用主要经肝代谢，且对肝脏有损害的抗菌药物。

（3）对新生儿、儿童、孕妇和哺乳期妇女用药要谨慎，一定要选用安全的抗菌药物。

历年真题

喹诺酮类的抗菌机制是

A. 抑制细菌细胞壁合成

B. 抑制细菌二氢叶酸还原酶

C. 抑制细菌 DNA 依赖的 RNA 聚合酶

D. 抑制细菌蛋白质合成

E. 抑制细菌 DNA 合成

参考答案：E

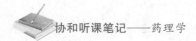

第四十章　β-内酰胺类抗生素

核心问题

1. β-内酰胺类抗生素的分类和作用机制。
2. β-内酰胺类抗生素的临床应用和不良反应。

内容精要

β-内酰胺类抗生素是指化学结构中含有 β-内酰胺环的一类抗生素。包括青霉素类、头孢菌素类、非典型 β-内酰胺类和 β-内酰胺酶抑制剂等。该类抗生素活性强、抗菌范围广、毒性低，临床使用时疗效高、适应证广，且品种多。

第一节　分类、抗菌作用机制和耐药机制

一、β-内酰胺类抗生素分类

1. 青霉素类　按抗菌谱和耐药性分 5 类，见表 40-1-1。

表 40-1-1　青霉素类抗生素分类

分　类	代 表 药
窄谱青霉素类	青霉素 G、青霉素 V

续 表

分 类	代 表 药
耐酶青霉素类	甲氧西林、氯唑西林、氟氯西林
广谱青霉素类	氨苄西林、阿莫西林
抗铜绿假单胞菌广谱青霉素类	羧苄西林、哌拉西林
抗革兰阴性菌青霉素类	美西林、匹美西林

2. 头孢菌素类　按抗菌谱、耐药性和肾毒性分类，见表 40-1-2。

表 40-1-2　头孢菌素类的分类

分 类	代 表 药
第一代头孢菌素	头孢拉定、头孢氨苄
第二代头孢菌素	头孢呋辛、头孢克洛
第三代头孢菌素	头孢哌酮、头孢噻肟、头孢克肟
第四代头孢菌素	头孢匹罗
第五代头孢菌素	头孢洛林、头孢吡普

3. 其他 β-内酰胺类　包括碳青霉烯类、头霉素类、氧头孢烯类、单环 β-内酰胺类。

4. β-内酰胺酶抑制药　包括棒酸和舒巴坦类。

5. β-内酰胺类抗生素的复方制剂。

二、抗菌作用机制

主要是作用于青霉素结合蛋白（PBPs），抑制细菌细胞壁的合成，菌体失去渗透屏障而膨胀、裂解，同时借助细菌的自溶酶溶解而产生抗菌作用。

三、耐药机制

1. 产生水解酶　β-内酰胺酶是耐 β-内酰胺类抗生素细菌产生的一类能使药物结构中的 β-内酰胺环水解裂开，失去抗菌活性的酶。

2. 与药物结合　β-内酰胺酶可与某些耐酶 β-内酰胺类抗生素迅速结合，使药物停留在胞质膜外间隙中，不能到达作用靶位——PBPs 发挥抗菌作用。

3. 改变 PBPs　可发生结构改变或合成量增加或产生新的 PBPs，使与 β-内酰胺类抗生素的结合减少，失去抗菌作用。

4. 改变菌膜通透性

（1）革兰阳性菌的细胞壁对于 β-内酰胺类抗生素可以通透。

（2）敏感革兰阴性菌的耐药主要是改变跨膜通道孔蛋白结构。

（3）还有一种跨膜孔蛋白作为特异性通道存在于铜绿假单胞菌外膜，由 OprD 组成，只允许亚胺培南进入，突变后使该药不能进入菌体内，形成特异性耐药。

5. 增强药物外排

（1）主动外排系统是一组跨膜蛋白。

（2）细菌可以通过此组跨膜蛋白主动外排药物，形成低水平的非特异性、多重性耐药。

6. 缺乏自溶酶。

第二节　青霉素类

一、窄谱青霉素类

（一）青霉素 G（苄青霉素）

1. 来源及化学

（1）化学性质相对较稳定，抗菌作用强，产量高，毒性低，价格低廉等，故常用。

（2）青霉素为一有机酸，常用其钠盐或钾盐。

（3）其干燥粉末在室温中保存数年仍有抗菌活性。

（4）溶于水后极不稳定，易被酸、碱、醇、氧化剂、金属离子分解破坏，不耐热，在室温中放置 24 小时大部分降解失效，还可生成具有抗原性的降解产物，故应临用现配。

2. 体内过程

（1）青霉素 G 口服易被胃酸及消化酶破坏，吸收少且不规则，故不宜口服。

（2）作肌内注射，吸收迅速且完全。

（3）主要分布于细胞外液。能广泛分布于全身各部位。

（4）炎症时药物较易进入房水和脑脊液，可达有效浓度。

（5）难溶的混悬剂普鲁卡因青霉素（双效西林）和苄星青霉素（长效西林），仅用于轻症患者或用于预防感染。

3. 抗菌作用　青霉素 G 的抗菌作用很强，在细菌繁殖期低浓度抑菌，较高浓度杀菌。

（1）对下列细菌有高度抗菌活性

1）大多数 G^+ 球菌：如溶血性链球菌、肺炎链球菌、草绿色链球菌、敏感金黄色葡萄球菌和表皮葡萄球菌等。

2）G^+ 杆菌：如白喉棒状杆菌、炭疽杆菌、产气荚膜梭菌、破伤风梭菌、乳酸杆菌等。

3）G^- 球菌：如脑膜炎奈瑟菌、敏感淋病奈瑟菌等。

4）少数 G^- 杆菌：如流感杆菌、百日咳鲍特菌等。

5）螺旋体、放线杆菌：如梅毒螺旋体、钩端螺旋体、回归热螺旋体、牛放线杆菌。

（2）对大多数 G^- 杆菌作用较弱：对肠球菌不敏感。

（3）对真菌、原虫、立克次体、病毒等无作用。

主治语录：金黄色葡萄球菌、淋病奈瑟菌、肺炎链球菌、脑膜炎奈瑟菌等对青霉素G极易产生耐药性。

4. 临床应用　肌内注射或静脉滴注，治疗敏感的G^+球菌和杆菌、G^-球菌及螺旋体所致感染的首选药。

（1）溶血性链球菌引起的蜂窝织炎、丹毒、猩红热、咽炎、扁桃体炎、心内膜炎等。

（2）肺炎链球菌引起的大叶性肺炎、脓胸、支气管肺炎等。

（3）草绿色链球菌引起的心内膜炎。

主治语录：草绿色链球菌引起的心内膜炎，由于病灶部位形成赘生物，需特大剂量静滴才能有效。

（4）淋病奈瑟菌所致的生殖道淋病。

（5）敏感的金黄色葡萄球菌引起的疖、痈、败血症等。

（6）脑膜炎奈瑟菌引起的流行性脑脊髓膜炎，可作首选。

（7）放线杆菌病、钩端螺旋体病、梅毒、回归热的治疗。

（8）白喉、破伤风、气性坏疽和流产后产气荚膜梭菌所致的败血症。

（9）因青霉素G对细菌产生的外毒素无效，故必须加用抗毒素血清。

5. 不良反应

（1）变态反应

1）为青霉素类最常见的不良反应，在各种药物中居首位。

2）各种类型的变态反应都可出现，以Ⅱ型即溶血性贫血、药疹、接触性皮炎、间质性肾炎、哮喘和Ⅲ型即血清病样反应较多见，但多不严重，停药后可消失。

主治语录：最严重的是Ⅰ型即过敏性休克。

3）过敏性休克患者的临床表现主要为循环衰竭、呼吸衰竭和中枢抑制。

4）主要防治措施：仔细询问过敏史，对青霉素过敏者禁用。避免滥用和局部用药。避免在饥饿时注射青霉素。不在没有急救药物（如肾上腺素）和抢救设备的条件下使用。初次使用、用药间隔3天以上或换批号者必须做皮肤过敏试验，反应阳性者禁用。注射液需临用现配。患者每次用药后需观察30分钟，无反应者方可离去。一旦发生过敏性休克，应首先立即皮下或肌内注射肾上腺素0.5~1.0mg，严重者应稀释后缓慢静注或滴注，必要时加入糖皮质激素和抗组胺药。

（2）赫氏反应

1）青霉素G治疗梅毒、钩端螺旋体、雅司、鼠咬热或炭疽等感染时，可有症状加剧现象。

2）临床表现：全身不适、寒战、发热、咽痛、肌痛、心跳加快等症状。

（3）其他不良反应

1）肌内注射青霉素G可产生局部疼痛、红肿或硬结。

2）剂量过大或静脉给药过快时可对大脑皮层产生直接刺激作用。

3）鞘内注射可引起脑膜或神经刺激症状。

（二）青霉素V（苯氧甲基青霉素）

1. 抗菌特点　为广泛使用的口服青霉素类药，抗菌谱和抗菌活性同青霉素G。

2. 临床应用　主要用于轻度敏感菌感染、恢复期的巩固治疗和防止感染复发的预防用药。

二、耐酶青霉素类

（一）抗菌谱

同青霉素G，但抗菌活性较低，不及青霉素G。

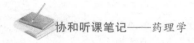

(二) 甲氧西林

是第一个耐酶青霉素，对大多数β-内酰胺酶具有高度亲和力。金黄色葡萄球菌对本药可以显示出特殊耐药，一旦耐药，则与β-内酰胺酶无关，系产生了新的PBPs所致，该菌株将对所有β-内酰胺类抗生素产生耐药，称为耐甲氧西林金黄色葡萄球菌（MRSA）。临床主要用于耐药菌株感染的治疗。

(三) 供注射和口服的药物

1. 苯唑西林、萘夫西林、双氯西林与氟氯西林等。

2. 共同的特点　耐酶、耐酸，但抗菌作用不及青霉素G。

3. 临床应用　主要用于耐青霉素G的金黄色葡萄球菌感染，其中以双氯西林和氟氯西林作用较强。

4. 不良反应　与青霉素G有交叉过敏反应，少数患者口服后可出现嗳气、恶心、腹胀、腹痛、口干等胃肠道反应。

三、广谱青霉素类

(一) 共同特点

耐酸、可口服，对G^+和G^-都有杀菌作用，疗效与青霉素G相当，但因不耐酶而对耐药金黄色葡萄球菌感染无效。

(二) 常用药物

1. 氨苄西林

（1）耐酸可口服，吸收不完全，严重感染仍需注射给药。

（2）抗菌作用

1）对G^-杆菌有较强的抗菌作用，如对伤寒沙门菌、副伤寒沙门菌、百日咳鲍特菌、大肠埃希菌、痢疾志贺菌等均有较强的抗菌作用。

2）对铜绿假单胞菌无效，对球菌、G^+杆菌、螺旋体的抗菌作用不及青霉素 G，但对粪链球菌作用优于青霉素 G。

（3）临床应用：用于治疗敏感菌所致的呼吸道感染、伤寒、副伤寒、尿路感染、胃肠道感染、软组织感染、脑膜炎、败血症、心内膜炎等，严重病例应与氨基糖苷类抗生素合用。

（4）不良反应：与青霉素 G 有交叉过敏反应。可引起胃肠道反应、二重感染等。

2. 阿莫西林

（1）口服后迅速吸收且完全。

（2）抗菌谱和抗菌活性与氨苄西林相似，对肺炎链球菌、沙门菌属、幽门螺杆菌的杀菌作用比氨苄西林强。

（3）临床应用

1）主要用于敏感菌所致的呼吸道、尿路、胆道感染及伤寒治疗。

2）用于慢性活动性胃炎和消化性溃疡的治疗。

（4）不良反应：以恶心、呕吐、腹泻等消化道反应和皮疹为主。少数患者的血清转氨酶升高，偶有嗜酸性粒细胞增多、白细胞减少和二重感染。

（5）禁忌证：对青霉素 G 过敏者禁用。

四、抗铜绿假单胞菌广谱青霉素类

（一）特点

该类药物均为广谱抗生素，特别是对铜绿假单胞菌有强大作用。

（二）常用药物

1. 羧苄西林

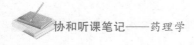

（1）不耐酸，仅能注射给药。血浆蛋白结合率为50%。

（2）特点：对G^-杆菌作用强，尤其是对铜绿假单胞菌有特效。对耐氨苄西林的大肠埃希菌有效。不耐酶，对产酶金黄色葡萄球菌无效。

（3）临床应用

1）常用于治疗烧伤继发铜绿假单胞菌感染。

2）可用于治疗铜绿假单胞菌、大肠埃希菌、变形杆菌引起的尿路感染。

3）常与庆大霉素联合应用，有协同作用。

（4）注意事项

1）与青霉素G有交叉过敏反应。

2）大剂量注射时应注意防止电解质紊乱、神经系统毒性及出血。

2. 哌拉西林（氧哌嗪青霉素）

（1）抗菌作用

1）对G^-杆菌，包括铜绿假单胞菌，有很强的抗菌作用，较氨苄西林和羧苄西林强。

2）脆弱拟杆菌和多种厌氧菌对本品敏感。

3）对G^+菌的作用与氨苄西林相似，不耐酶，对产青霉素酶的金黄色葡萄球菌无效。

（2）临床应用：主要用于治疗铜绿假单胞菌、大肠埃希菌、变形杆菌、流感嗜血杆菌、伤寒沙门菌等所致的呼吸道、泌尿道、胆道感染和败血症。

（3）不良反应：可出现皮疹、皮肤瘙痒等反应，约3%的患者可发生以腹泻为主的胃肠道反应。

五、抗革兰阴性杆菌青霉素类

供注射用的有美西林和替莫西林，供口服用的有匹美西林。

本类药对 G^- 杆菌作用强，但对铜绿假单胞菌无效，对 G^+ 菌作用弱。不良反应主要为胃肠道反应和一般过敏反应。

第三节 头孢菌素类抗生素

一、特点及分类

（一）特点

抗菌谱广、杀菌力强、对β-内酰胺酶较稳定，以及过敏反应少等。

（二）分类

根据头孢菌素的抗菌谱、抗菌强度、对β-内酰胺酶的稳定性及对肾脏毒性，可分为五代。

1. 第一代头孢菌素

（1）供注射用：头孢噻吩、头孢唑啉、头孢乙氰、头孢匹林、头孢硫脒、头孢西酮等。

（2）供口服用：头孢氨苄（先锋霉素Ⅳ）、头孢羟氨苄等。

（3）供口服和注射用：头孢拉定。

2. 第二代头孢菌素

（1）供注射用：头孢呋辛、头孢孟多、头孢替安、头孢尼西、头孢雷特等。

（2）供口服用：头孢呋辛酯、头孢克洛等。

3. 第三代头孢菌素

（1）供注射用：头孢噻肟、头孢唑肟、头孢曲松、头孢地秦、头孢他定、头孢哌酮、头孢匹胺、头孢甲肟、头孢磺啶等。

（2）供口服用：头孢克肟、头孢特仑酯、头孢他美酯、头孢布烯、头孢地尼、头孢泊肟酯等。

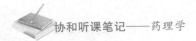

4. 第四代头孢菌素　供注射用的有头孢匹罗、头孢吡肟、头孢利定等。

5. 第五代头孢菌素　供注射用的有头孢洛林、头孢吡普等。

二、体内过程

1. 凡能口服的头孢菌素类各药均能耐酸，胃肠吸收好，其他均需注射给药。

2. 药物吸收后，能透入各组织中，且易透过胎盘，在滑囊液、心包积液中均可获得较高浓度。

3. 第三代头孢菌素多能分布至前列腺、眼房水和胆汁中，并可透过血脑屏障，在脑脊液中达到有效浓度。

三、药理作用及临床应用

头孢菌素类为杀菌药，抗菌原理与青霉素类相同，能与细菌细胞膜上的 PBPs 结合，妨碍黏肽的形成，抑制细胞壁合成。细菌对头孢菌素可产生耐药性，并与青霉素类有部分交叉耐药。头孢菌素的药理作用和临床应用，见表 40-3-1。

表 40-3-1　头孢菌素的药理作用和临床应用

	药理作用	临床应用
第一代头孢菌素	①对 G^+ 菌抗菌作用较二、三代强，但对 G^- 菌的作用差。②易被 β-内酰胺酶破坏	敏感菌所致呼吸道和尿路感染、皮肤及软组织感染
第二代头孢菌素	①对 G^+ 菌作用略逊于第一代，对 G^- 菌有明显作用，对厌氧菌有一定作用，对铜绿假单胞菌无效。②对多种 β-内酰胺酶比较稳定	敏感菌所致肺炎、胆道感染、菌血症、尿路感染和其他组织器官感染等

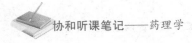

续 表

	药理作用	临床应用
第三代头孢菌素	①对 G^+ 菌的作用不及第一、二代，对 G^- 菌包括肠杆菌类、铜绿假单胞菌及厌氧菌有较强的作用。②对β-内酰胺酶有较高的稳定性	危及生命的败血症、脑膜炎、肺炎、骨髓炎及尿路严重感染的治疗，有效控制严重的铜绿假单胞菌感染
第四代头孢菌素	①对 G^+ 菌、G^- 菌均有高效。②对β-内酰胺酶高度稳定	可用于治疗对第三代头孢菌素耐药的细菌感染
第五代头孢菌素	①对 G^+ 菌的作用强于前四代，对一些厌氧菌有很好的抗菌作用，对 G^- 菌的作用与第四代相似。②对大部分β-内酰胺酶高度稳定，但可被大多数金属β-内酰胺酶和超广谱β-内酰胺酶水解	主要用于复杂性皮肤与软组织感染，以及 G^- 菌引起的糖尿病足感染、社区获得性肺炎和医院获得性肺炎等

四、不良反应

头孢菌素类药物毒性较低，不良反应较少。常见过敏反应，过敏性休克罕见，与青霉素类有交叉过敏现象。口服给药可发生胃肠道反应，静脉给药可发生静脉炎。肾脏毒性等如下。

1. 肾脏毒性

（1）第一代头孢菌素部分品种大剂量使用时可损害近曲小管细胞而出现肾毒性。

（2）第二代头孢菌素较之减轻。

（3）第三代头孢菌素对肾脏基本无毒。

（4）第四代头孢菌素则几无肾毒性。

2. 其他

（1）第三、四代头孢菌素偶见二重感染。

（2）头孢孟多、头孢哌酮可引起低凝血酶原症或血小板减少而导致严重出血。

（3）大剂量使用头孢菌素类可发生头痛、头晕及可逆性中毒性精神病等中枢神经系统反应。

五、药物相互作用

与其他有肾毒性的药物合用可加重肾损害，如氨基苷类、强效利尿药。与乙醇同时应用可产生“双硫仑”样反应，在治疗期间或停药3天内应忌酒。

第四节 其他β-内酰胺类抗生素

一、碳青霉烯类

（一）亚胺培南（亚胺硫霉素）

1. 特点 对PBPs亲和力强，抗菌谱广、抗菌作用强、耐酶且稳定（但可被某些细菌产生的金属酶水解）等。

2. 体内过程 不能口服，在体内易被脱氢肽酶水解失活，临床所用的制剂仅供注射用。

3. 临床应用 主要用于G^+和G^-需氧菌和厌氧菌所致的各种严重感染，且为其他常用药物疗效不佳者，如尿路、皮肤软组织、呼吸道、腹腔、妇科感染，以及败血症、骨髓炎等。

4. 不良反应

（1）常见恶心、呕吐、腹泻、药疹和静脉炎，一过性肝脏氨基转氨酶升高。

（2）药量较大时可致惊厥、意识障碍等严重中枢神经系统反应，以及肾损害等。

5. 注意事项 肌内注射粉针剂因含利多卡因而不能用于严重休克和传导阻滞患者。

（二）美罗培南

对肾脱氢酶稳定，不需要配伍脱氢肽酶抑制药。

（三）帕尼培南

1. 与一种氨基酸衍生物倍他米隆组成复方制剂，供临床使用。

2. 倍他米隆可抑制帕尼培南在肾皮质的积蓄而减轻其肾毒性。

二、头霉素类

（一）分型

头霉素分 A、B、C 三型，其中 C 型抗菌作用最强。

（二）代表药——头孢西丁

1. 抗菌谱广，对 G^+ 菌和 G^- 菌均有较强的杀菌作用，对厌氧菌有高效。

2. 对 β-内酰胺酶高度稳定，故对耐青霉素金黄色葡萄球菌及对头孢菌素的耐药菌有较强活性。

3. 临床应用　用于治疗由需氧和厌氧菌引起的盆腔、腹腔及妇科的混合感染。

4. 不良反应　常见皮疹、静脉炎、蛋白尿、嗜酸性粒细胞增多等。

三、氧头孢烯类

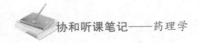

代表药拉氧头孢，具有与第三代头孢菌素相似的抗菌谱广和抗菌作用强的特点。对 β-内酰胺酶极稳定。脑脊液中浓度高，

在痰液中浓度高。主要用于治疗尿路、呼吸道、妇科、胆道感染及脑膜炎、败血症。不良反应以皮疹最为多见，偶见凝血酶原减少或血小板功能障碍而致出血。

四、单环β-内酰胺类

代表药氨曲南，对G^-菌有强大的抗菌作用，对G^+菌、厌氧菌作用弱，耐酶、低毒。用于大肠埃希菌、沙门菌属、克雷伯杆菌和铜绿假单胞菌等所致的下呼吸道、尿路、软组织感染及脑膜炎、败血症的治疗。不良反应主要为皮疹、血清转氨酶升高、胃肠道不适等。

第五节 β-内酰胺酶抑制药及其复方制剂

一、β-内酰胺酶抑制药

（一）共同特点

1. 本身没有或只有较弱的抗菌活性，但可抑制β-内酰胺酶，保护β-内酰胺类抗生素的活性，与β-内酰胺类抗生素联合应用或组成复方制剂使用，可增强后者的药效。

2. 酶抑制药对不产酶的细菌无增强效果。

3. 在与配伍的抗生素联合使用时，两药要有相似的药代动力学特征，有利于更好发挥协同作用。

4. 随着细菌产酶情况的不断变化，种类增加，耐药程度越来越高，酶抑制药结合能力和抑制效果会发生相应的变化。

（二）克拉维酸

1. 特点　抗菌谱广、活性低、毒性低、抑酶谱广，但对各种β-内酰胺酶的抑制作用差别大。

2. 药理作用

(1) 对普通细菌，如金黄色葡萄球菌、肠杆菌、淋病奈瑟菌等质粒介导产生的酶有强大的抑制作用。

(2) 对肺炎杆菌、变形杆菌和脆弱拟杆菌等染色体介导产生的酶有快速抑制作用。

(3) 对沙门菌属、铜绿假单胞菌等染色体介导产生的酶抑制作用差。

(4) 抗菌活性低，与多种β-内酰胺类抗生素合用以增强抗菌作用。

3. 体内过程　口服吸收好，不能透过血脑屏障。

(三) 舒巴坦

1. 特点　抗菌谱广、活性低、毒性低、抑酶谱广，对各种β-内酰胺酶的抑制作用有差别。

2. 药理作用　对金黄色葡萄球菌与G^+杆菌产生的β-内酰胺酶有很强的抑制作用。

3. 药物联合应用　与其他β-内酰胺类抗生素合用，有明显抗菌协同作用。

二、β-内酰胺类抗生素的复方制剂

为了加强β-内酰胺类抗生素的疗效和克服某些缺点，组成了复方制剂，组方的基本规律如下。

1. 广谱青霉素与β-内酰胺酶抑制药　如氨苄西林和舒巴坦，阿莫西林和克拉维酸。

2. 抗铜绿假单胞菌广谱青霉素与β-内酰胺酶抑制药　如哌拉西林和他唑巴坦、替卡西林和克拉维酸。

3. 第三代头孢菌素与β-内酰胺酶抑制药　如头孢哌酮与舒巴坦、头孢噻肟与舒巴坦。

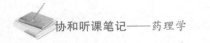

4. 碳青霉烯类与肾脱氢肽酶抑制药 如亚胺培南与西司他汀。

5. 碳青霉烯类与氨基酸衍生物 如帕尼培南与倍他米隆。

6. 广谱青霉素与耐酶青霉素 如氨苄西林与氯唑西林。

历年真题

1. 治疗流脑首选的抗菌药物是
   A. 复方磺胺甲噁唑
   B. 青霉素
   C. 头孢曲松钠
   D. 氯霉素
   E. 红霉素
2. 第三代头孢菌素的特点是
   A. 主要用于轻、中度呼吸道和尿路感染
   B. 对肾脏毒性较第一、二代头孢菌素强
   C. 对β-内酰胺酶的稳定性较第一、二代头孢菌素低
   D. 对革兰阴性菌有较强的作用
   E. 对组织穿透力弱

参考答案：1. B 2. D

第四十一章　大环内酯类、林可霉素类及多肽类抗生素

核心问题

大环内酯类抗生素的抗菌作用、临床应用和不良反应。

内容精要

大环内酯类抗生素按化学结构分为 14 元大环内酯类、15 元大环内酯类和 16 元大环内酯类；林可霉素类抗生素包括林可霉素和克林霉素；多肽类抗生素包括万古霉素类、多黏菌素类和杆菌肽类。

第一节　大环内酯类抗生素

一、分类

大环内酯类抗生素按化学结构分类，见表 41-1-1。

表 41-1-1　大环内酯类抗生素分类

分　类	代表药物
14 元大环内酯类	红霉素、竹桃霉素、克拉霉素、罗红霉素、地红霉素等

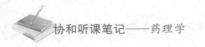

续　表

分　类	代表药物
15 元大环内酯类	阿奇霉素
16 元大环内酯类	麦迪霉素、乙酰麦迪霉素、吉他霉素、乙酰吉他霉素、螺旋霉素、乙酰螺旋霉素、罗他霉素等

二、抗菌作用及机制

（一）抗菌谱

1. 第一代药物

（1）主要对大多数 G^+ 菌、厌氧球菌和包括奈瑟菌、嗜血杆菌及白喉棒状杆菌在内的部分 G^- 菌有强大抗菌活性。

（2）对嗜肺军团菌、弯曲菌、支原体、衣原体、弓形虫、非典型分枝杆菌等也具有良好作用。

（3）对产生 β-内酰胺酶的葡萄球菌和耐甲氧西林金黄色葡萄球菌（MRSA）有一定抗菌活性。

2. 第二代药物　扩大了抗菌范围，增加和提高了对 G^- 菌的抗菌活性。

3. 特性　大环内酯类通常为抑菌作用，高浓度时为杀菌作用。

（二）作用机制

1. 主要是抑制细菌蛋白质合成。

2. 不可逆地结合到细菌核糖体 50S 亚基的靶位上，14 元大环内酯类阻断肽酰基 t-RNA 移位，16 元大环内酯类抑制肽酰基的转移反应，选择性抑制细菌蛋白质合成。

三、耐药机制

1. 产生灭活酶　包括酯酶、磷酸化酶、甲基化酶、葡萄糖酶、乙酰转移酶和核苷转移酶，使大环内酯类抗生素或水解或磷酸化或甲基化或乙酰化或核苷化而失活。

2. 靶位的结构改变　细菌可针对大环内酯类抗生素产生耐药基因，合成一种甲基化酶，使核糖体的药物结合部位甲基化而产生耐药。

3. 摄入减少

（1）使膜成分改变或出现新的成分，导致大环内酯类抗生素进入菌体内的量减少，但药物与核糖体的亲和力不变。

（2）大环内酯类抗生素对 G^- 菌的耐药系由细菌脂多糖外膜屏障，使药物难以进入菌体内而导致耐药。

4. 外排增多　某些细菌可以通过基因编码产生外排泵，可以针对性地泵出大环内酯类抗生素，如链球菌内的 Mef，葡萄球菌和粪肠球菌中的 Msr。

四、药动学

1. 吸收

（1）红霉素不耐酸，易被破坏，口服吸收少，临床一般服用其肠衣片或酯化物。

（2）新大环内酯类不易被胃酸破坏，生物利用度提高，血药浓度和组织细胞内药物浓度均增加。如克拉霉素和阿奇霉素。

（3）食物干扰红霉素和阿奇霉素的吸收，但能增加克拉霉素的吸收。

2. 分布

（1）大环内酯类能广泛分布到除脑脊液以外的各种体液和组织。

（2）红霉素是少数能扩散进入前列腺并聚积在巨噬细胞和肝脏的药物之一，炎症可促进红霉素的组织渗透。

（3）阿奇霉素的血浆浓度较低，主要集中在中性粒细胞、巨噬细胞、肺、痰、皮下组织、胆汁和前列腺等。

（4）罗红霉素的血药浓度和细胞内浓度较其他药物高。

3. 代谢

（1）红霉素主要在肝脏代谢，并能通过与细胞色素 P_{450} 系统相互反应而抑制许多药物的氧化。

（2）克拉霉素被氧化成仍具有抗菌活性的 14-羟基克拉霉素。

（3）阿奇霉素不在肝内代谢，大部分自胆汁，小部分从尿排泄。

4. 排泄

（1）红霉素和阿奇霉素主要以活性形式聚积和分泌在胆汁中，部分药物经肝肠循环被重吸收。

（2）克拉霉素及其代谢产物经肾脏排泄，肾功能不良患者应适当调整服药剂量。

五、代表药物

（一）红霉素

1. 体内过程　在中性水溶液中稳定，在酸性（pH<5）溶液中不稳定，易分解。

2. 药理作用

（1）红霉素对 G^+ 菌的金黄色葡萄球菌（包括耐药菌）、表皮葡萄球菌、链球菌等抗菌作用强。

（2）对部分 G^- 菌如脑膜炎奈瑟菌、淋病奈瑟菌、流感杆菌、百日咳鲍特菌、布鲁斯菌、军团菌等高度敏感。

（3）对某些螺旋体、肺炎支原体、立克次体和螺杆菌也有抗菌作用。

3. 临床应用

（1）常用于治疗耐青霉素的金黄色葡萄球菌感染和对青霉素过敏者。

（2）用于耐青霉素的金黄色葡萄球菌所致的各种感染。

（3）用于厌氧菌引起的口腔感染和肺炎支原体、肺炎衣原体、溶脲脲原体等非典型病原体所致的呼吸系统、泌尿生殖系统感染。

4. 不良反应

（1）主要为胃肠道反应，有些患者不能耐受而不得不停药。

（2）少数可发生肝损害，表现有转氨酶升高、肝大、黄疸等。

（3）个别可有过敏性药疹、药热、耳鸣、暂时性耳聋等。

5. 红霉素常用的剂型

（1）红霉素：为肠溶衣片或肠溶薄膜衣片，口服后在肠道中吸收。

（2）依托红霉素：又称无味红霉素，胃肠道反应较红霉素轻，但肝损害较红霉素强。

（3）硬脂酸红霉素

1）对胃酸稳定，口服后在十二指肠释放出红霉素。

2）不良反应同红霉素。

（4）琥乙红霉素

1）无味，对胃酸稳定，口服后在体内释放出红霉素。

2）能透过胎盘屏障，也能进入乳汁。孕妇和哺乳期妇女慎用。

3）肝损害较依托红霉素轻。

（5）乳糖酸红霉素

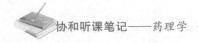

1）主要用做静脉滴注给药，用5%葡萄糖溶液稀释后缓慢滴注，pH保持在中性。

2）高浓度滴注时可发生静脉炎。

（二）克拉霉素

1. 化学结构　为半合成的14元大环内酯类抗生素。

2. 主要特点

（1）抗菌活性强于红霉素。

（2）对酸稳定，口服吸收迅速完全，且不受进食影响。

（3）分布广泛且组织中的浓度明显高于血中浓度。

（4）不良反应发生率和对细胞色素P_{450}影响均较红霉素为低。

（5）首过消除明显，生物利用度仅有55%。

（三）阿奇霉素

1. 化学结构　是唯一半合成的15元大环内酯类抗生素。

2. 主要特点　抗菌谱较红霉素广，增加了对G^-菌的抗菌作用，对某些细菌表现为快速杀菌作用。

3. 体内过程　口服吸收快、组织分布广、血浆蛋白结合率低，细胞内游离浓度较同期血药浓度高10~100倍；$t_{1/2}$为大环内酯类中最长者。

4. 不良反应　轻，绝大多数患者均能耐受，轻、中度肝、肾功能不良者可以应用。

第二节　林可霉素类抗生素

林可霉素类抗生素包括林可霉素和克林霉素。两药具有相同的抗菌谱和抗菌机制，但由于克林霉素的口服吸收、抗菌活性、毒性和临床疗效均优于林可霉素，故临床常用。

一、体内过程

1. 吸收

(1) 林可霉素口服吸收差，生物利用度为20%~35%，且易受食物影响。

(2) 克林霉素口服可被完全吸收，生物利用度为87%，受食物影响小。

2. 分布

(1) 两药血浆蛋白结合率高达90%以上。

(2) 广泛分布到全身组织和体液并达到有效治疗水平，骨组织可达到更高浓度。

(3) 能透过胎盘屏障。乳汁中的浓度约与血中浓度相当。

(4) 均不能透过正常血脑屏障，但炎症时脑组织可达有效治疗浓度。

3. 代谢和排泄

(1) 经肝脏氧化代谢，其代谢物及原形药或经胆汁排入肠道或经肾小球滤过。

(2) 停药后，克林霉素在肠道中的抑菌作用一般可持续5天，对敏感菌可持续2周。

二、抗菌作用及机制

(一) 抗菌谱

与红霉素类似，克林霉素的抗菌活性比林可霉素强4~8倍。

(二) 最主要的特点

1. 对各类厌氧菌有强大抗菌作用。

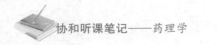

2. 对需氧G^+菌有显著活性，对部分需氧G^-球菌、人型支

原体和沙眼衣原体也有抑制作用，但肠球菌、G^-杆菌、MRSA、肺炎支原体对本类药物不敏感。

（三）作用机制

不可逆性地结合到细菌核糖体 50S 亚基上，抑制细菌蛋白质合成。易与 G^+菌的核糖体形成复合物，而难以与 G^-杆菌的核糖体结合，故对 G^-菌几乎无作用。

三、耐药性

大多数细菌对林可霉素和克林霉素存在完全交叉耐药性，也与大环内酯类存在交叉耐药性。耐药机制与大环内酯类相同。

四、临床应用

主要用于厌氧菌、包括脆弱拟杆菌、产气荚膜梭菌、放线杆菌等引起的口腔、腹腔和妇科感染。治疗需氧 G^+球菌引起的呼吸道、骨及软组织、胆道感染及败血症、心内膜炎等。

对金黄色葡萄球菌引起的骨髓炎为首选药。

五、不良反应

可有胃肠道反应，长期用药引起二重感染、假膜性肠炎；过敏反应；偶见黄疸及肝损伤。个别患者可发生过敏性休克、呼吸与心搏骤停等严重不良反应。

第三节　多肽类抗生素

一、万古霉素类

（一）分类

万古霉素类属糖肽类抗生素，包括万古霉素、去甲万古霉素和替考拉宁。

（二）临床特点

1. 体内过程

（1）口服难以吸收，绝大部分经粪便排泄。

（2）肌内注射可致局部剧痛和组织坏死，只能静脉给药。

（3）可透过胎盘，但难透过血脑屏障和血眼屏障，炎症时透入增多，可达有效水平。

（4）90%以上由肾排泄，万古霉素和去甲万古霉素的 $t_{1/2}$ 约为 6 小时，替考拉宁长达 47 小时。

2. 抗菌作用及机制

（1）对 G^+ 菌产生强大杀菌作用，尤其是 MRSA 和 MRSE。

（2）抗菌作用机制

1）与细胞壁前体肽聚糖结合，阻断细胞壁合成，造成细胞壁缺陷而杀灭细菌。

2）尤其对正在分裂增殖的细菌呈现快速杀菌作用。

3. 耐药性　诱导耐药菌株产生一种能修饰细胞壁前体肽聚糖的酶，使其不能与前体肽聚糖结合而产生耐药性。

4. 临床应用

（1）仅用于严重 G^+ 菌感染，特别是 MRSA、MRSE 和肠球菌属所致感染。如败血症、心内膜炎、骨髓炎等。

（2）可用于对 β-内酰胺类过敏的患者。

（3）口服给药用于治疗假膜性结肠炎和消化道感染。

5. 不良反应

（1）耳毒性：血药浓度超过 800mg/L 且持续数天即可引起耳鸣、听力减退，甚至耳聋，及早停药可恢复正常。

（2）肾毒性：主要损伤肾小管，表现为蛋白尿和管型尿、少尿、血尿、氮质血症，甚至肾功能衰竭。

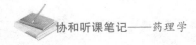

主治语录：避免同服有耳毒性和肾毒性的药物。

（3）过敏反应

1）偶可引起斑块皮疹和过敏性休克。

2）快速静注万古霉素时，出现极度皮肤潮红、红斑、荨麻疹、心动过速和低血压等特征性症状，称为“红人综合征”。

（4）其他

1）口服时可引起恶心、呕吐、金属异味感和眩晕。

2）静注时偶发疼痛和血栓性静脉炎。

二、多黏菌素类

（一）常用药物

临床仅用多黏菌素 B、多黏菌素 E 和多黏菌素 M，多为硫酸盐制剂。

（二）临床特点

1. 体内过程

（1）口服不吸收，但盐酸多黏菌素 M 吸收好。

（2）肌注后 2 小时左右达峰浓度，多黏菌素 E 甲磺酸盐的水溶性较硫酸盐好，适合肌内注射，多黏菌素 M 盐酸盐注射后吸收更迅速。

（3）穿透力差，脑脊液、胸腔、关节腔和感染灶内浓度低而影响疗效。

（4）体内代谢较慢，主要经肾脏排泄，连续给药会导致药物在体内蓄积。$t_{1/2}$约为 6 小时，儿童较短，为 1.6~2.7 小时。

2. 药理作用及机制

（1）属于窄谱慢效杀菌药，对繁殖期和静止期细菌均有杀菌作用。

（2）多黏菌素 B 的抗菌活性稍高于多黏菌素 E。

（3）只对某些 G^- 杆菌具有强大抗菌活性。

1）对大肠埃希菌、肠杆菌属、克雷伯杆菌属及铜绿假单胞菌呈高度敏感。

2）对志贺菌属、沙门菌属、真杆菌属、流感杆菌、百日咳鲍特菌及除脆弱拟杆菌外的其他拟杆菌也较敏感。

（4）联合作用

1）与利福平、磺胺类和 TMP 合用具有协同抗菌作用。

2）与两性霉素 B、四环素类药合用可增强其抗菌作用。

（5）作用机制

1）主要作用于细菌胞质膜。

2）膜通透性增加，使细菌细胞内重要物质外漏而造成细胞死亡。

3）进入细菌体内影响核质和核糖体的功能。

3. 耐药性　不易耐药，一旦出现则有交叉耐药。

4. 临床应用

（1）主要用于治疗铜绿假单胞菌引起的败血症、泌尿道和烧伤创面感染。

（2）可用于大肠埃希菌、肺炎杆菌等 G^- 杆菌引起的全身感染，如脑膜炎、败血症。

（3）与利福平、磺胺类和 TMP 等合用，可以提高治疗多重耐药的 G^- 杆菌导致的医院内感染的疗效。

（4）口服用于肠道术前准备和消化道感染。

（5）局部用于创面、五官、呼吸道、泌尿道及鞘内 G^- 杆菌感染。

5. 不良反应

（1）肾毒性

1）常见且突出，多发生于用药后 4 天。

2）主要损伤肾小管上皮细胞，表现为蛋白尿、血尿、管型尿，氮质血症，严重时出现急性肾小管坏死、肾衰竭。

3）防治：腹腔透析不能清除药物，血液透析可以清除部分药物。

（2）神经毒性

1）轻者表现为头晕、面部麻木和周围神经炎。

2）重者出现意识混乱、昏迷、共济失调、可逆性神经肌肉麻痹等，停药后可消失。

3）多出现于手术后、合用麻醉药、镇静药或神经肌肉阻滞药，以及患有低血钙、缺氧、肾病者。

4）防治：新斯的明抢救无效，只能人工呼吸，钙剂可能有效。

（3）过敏反应：包括瘙痒、皮疹、药热等，吸入给药可引起哮喘。

（4）其他

1）肌内注射可致局部疼痛，静脉给药可引起静脉炎。

2）偶可诱发粒细胞减少和肝毒性。

三、杆菌肽类

（一）药理作用

对 G^+ 菌有强大的抗菌作用，对耐 β-内酰胺酶的细菌也有作用。对 G^- 球菌、螺旋体、放线杆菌等有一定作用。对 G^- 杆菌无作用。

（二）作用机制、抗菌特点

选择性地抑制细菌细胞壁合成过程中的脱磷酸化，阻碍细胞壁合成，同时对胞质膜也有损伤作用，使胞质内容物外漏，导致细菌死亡。属于慢性杀菌药。

（三）耐药性

细菌对其耐药性产生缓慢，耐药菌株少见，与其他抗生素无交叉耐药性发生。

（四）临床应用

由于严重的肾损害，仅用于局部抗感染。刺激性小，过敏反应少，不易产生耐药性，其锌盐制剂可增加抗菌作用。

历年真题

1. 关于克林霉素的抗感染作用，描述正确的是
   A. 具有较强抗铜绿假单胞菌作用
   B. 具有抗 DNA 病毒的作用
   C. 为支原体肺炎首选药物
   D. 主要用于金黄色葡萄球菌引起的骨及关节感染
   E. 对念珠菌有强大抗菌作用

2. 下列治疗军团菌病的首选药物是
   A. 青霉素 G
   B. 红霉素
   C. 四环素
   D. 氯霉素
   E. 头孢唑林钠

参考答案：1. D　2. B

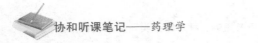

第四十二章　氨基苷类抗生素

核心问题

氨基苷类抗生素的抗菌作用、临床应用和不良反应。

内容精要

氨基苷类是一类高效的抗生素，尤其对需氧 G^- 杆菌有效。

一、分类

（一）天然来源

链霉素、卡那霉素、妥布霉素、大观霉素、新霉素、庆大霉素、小诺米星、西索米星、阿司米星等。

（二）半合成品

奈替米星、依替米星、异帕米星、卡那霉素 B、阿米卡星、地贝卡星、阿贝卡星等。

二、抗菌作用和机制

（一）抗菌作用

1. 对各种需氧 G^- 杆菌具有强大抗菌活性。包括大肠埃希菌、铜绿假单胞菌、变形杆菌属、克雷伯杆菌属、肠杆菌属、志贺菌属和枸橼酸杆菌属。

2. 对沙雷菌属、沙门菌属、产碱杆菌属、不动杆菌属和嗜血杆菌属也有一定抗菌作用。

3. 对淋病奈瑟菌、脑膜炎奈瑟菌等 G^- 球菌作用较差。

4. 对多数 G^+ 菌作用差，但庆大霉素、阿米卡星等对产酶和不产酶的金黄色葡萄球菌及耐甲氧西林金黄色葡萄球菌敏感。

5. 对肠球菌和厌氧菌不敏感；链霉素、卡那霉素还对结核分枝杆菌有效。

（二）杀菌特点

1. 杀菌速率和杀菌持续时间与浓度呈正相关。

2. 仅对需氧菌有效，且抗菌活性显著强于其他类药物，对厌氧菌无效。

3. PAE 长，且持续时间与浓度呈正相关。

4. 具有初次接触效应，即细菌首次接触氨基苷类时，能被迅速杀死。

5. 在碱性环境中抗菌活性增强。

主治语录：氨基苷类抗生素是快速的静止期杀菌药。

（三）抗菌机制

主要是通过干扰蛋白质的起始、延长和终止而抑制细菌蛋白质合成，还能破坏细菌胞质膜的完整性。

三、耐药机制

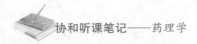

1. 产生修饰氨基苷类的钝化酶，使药物灭活。包括乙酰化酶、腺苷化酶和磷酸化酶。可分别将乙酰基、腺苷、磷酸连

接到氨基苷类的氨基或羟基上，使药物不能与核糖体结合而失效。

2. 膜通透性的改变，如外膜膜孔蛋白结构的改变，降低了对氨基苷类抗生素的通透性，菌体内药物浓度下降。

3. 靶位的修饰，如细菌核糖体 30S 亚基靶蛋白上 S_{12} 蛋白质中一个氨基酸被替代，致使对链霉素的亲和力降低而耐药。

四、体内过程

1. 吸收

（1）极性和解离度均较大，口服很难吸收。

（2）多采用肌内注射，吸收迅速而完全。

主治语录：为避免血药浓度过高而导致不良反应，通常不主张静脉注射给药。

2. 分布

（1）除链霉素外，其他氨基苷类的血浆蛋白结合率均低于 10%。

（2）主要分布在细胞外液，在肾皮质和内耳内、外淋巴液有高浓度聚积，且在内耳外淋巴液中浓度下降很慢，因而其肾毒性和耳毒性明显。

（3）可透过胎盘屏障并聚积在胎儿血浆和羊水，也不易透过血脑屏障。

3. 代谢与排泄

（1）在体内不被代谢。主要以原形经肾小球滤过，除奈替米星外，也都不在肾小管重吸收，可迅速排泄到尿中，故尿液中药物浓度极高，有利于尿路感染的治疗。

（2）$t_{1/2}$ 为 2~3 小时，肾功能不良时 $t_{1/2}$ 明显延长。

五、临床应用

（一）主要应用

主要用于敏感需氧 G^- 杆菌所致的全身感染。如脑膜炎、呼吸道、泌尿道、皮肤软组织、胃肠道、烧伤、创伤及骨关节感染等。卡那霉素、庆大霉素、妥布霉素、阿米卡星和奈替米星对于败血症、肺炎、脑膜炎等严重感染，需联合应用其他抗 G^- 杆菌的抗菌药。如广谱半合成青霉素等。

（二）其他应用

1. 利用口服不吸收的特点，可以治疗消化道感染、肠道术前准备、肝昏迷用药，如新霉素。

2. 制成外用软膏或眼膏或冲洗液治疗局部感染。

3. 链霉素、卡那霉素可作为结核治疗药物。

六、不良反应

（一）耳毒性

1. 包括前庭神经和耳蜗听神经损伤

（1）前庭神经功能损伤表现为头晕、视力减退、眼球震颤、眩晕、恶心、呕吐和共济失调。

（2）耳蜗听神经功能损伤表现为耳鸣、听力减退和永久性耳聋。

2. 防治

（1）用药中应经常询问患者是否有眩晕、耳鸣等先兆症状。

（2）定期频繁做听力仪器检查。

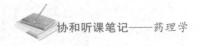

（3）“亚临床耳毒性”表现为先是高频听力受影响，然后

波及低频听力。

（4）对儿童和老人用药更要谨慎。孕妇应尽量不用，以免影响胎儿。

（5）避免与其他有耳毒性的药物合用，如万古霉素。

（6）与镇静催眠药、有镇静作用的其他类药合用时要慎重。

（二）肾毒性

1. 氨基苷类抗生素是诱发药源性肾衰的最常见因素。

2. 通常表现为蛋白尿、管型尿、血尿等，严重时可导致无尿、氮质血症和肾衰竭。

3. 防治

（1）用药时应定期进行肾功能检查，如出现管型尿、蛋白尿、血液尿素氮和肌酐升高，尿量每 8 小时少于 240ml 等现象应立即停药。

（2）有条件的地方应做血药浓度监测。肾功能减退患者慎用或调整给药方案。

（3）避免合用有肾毒性的药物。如强效利尿药、顺铂、第一代头孢菌素类、万古霉素等药物。

（三）神经肌肉麻痹

1. 最常见于大剂量腹膜内或胸膜内给药或静脉滴注速度过快，偶见于肌内注射后。

2. 可引起心肌抑制、血压下降、肢体瘫痪和呼吸衰竭。

3. 防治

（1）抢救时应立即静脉注射新斯的明和钙剂。

（2）临床用药时避免合用肌肉松弛药、全麻药等。

（3）血钙过低、重症肌无力患者禁用或慎用该类药。

主治语录：耳毒性、肾毒性和神经肌肉麻痹发生率最高的药物为新霉素，最低的为依替米星。

（四）过敏反应

皮疹、发热、血管神经性水肿、口周发麻等常见。接触性皮炎是局部应用新霉素最常见的反应。链霉素可引起过敏性休克，其发生率仅次于青霉素，防治措施同青霉素。

七、常用氨基苷类抗生素

（一）链霉素

1. 体内过程

（1）临床常用其硫酸盐。

（2）口服吸收极少，肌内注射吸收快。

（3）容易渗入胸腔、腹腔、结核性脓腔和干酪化脓腔，并达有效浓度。

2. 临床应用

（1）治疗结核病。

（2）与四环素类联合用药已成为目前治疗鼠疫和兔热病的首选药。

（3）与青霉素合用可治疗溶血性链球菌、草绿色链球菌及肠球菌等引起的心内膜炎。

（二）庆大霉素

1. 体内过程　口服吸收很少，肌内注射吸收迅速而完全。

2. 临床应用

（1）是治疗各种 G^- 杆菌感染的主要抗菌药，尤其对沙雷菌属作用更强，为氨基苷类药物的首选药。

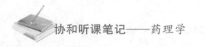

（2）可与青霉素或其他抗生素合用，协同治疗严重的肺炎

链球菌、铜绿假单胞菌、肠球菌、葡萄球菌或草绿色链球菌感染。

（3）可用于术前预防和术后感染。

（4）可局部用于皮肤、黏膜表面感染和眼、耳、鼻部感染。

3. 不良反应　主要有耳毒性、肾毒性和神经肌肉阻滞，偶可发生过敏反应。

（三）卡那霉素

对多数常见 G^- 菌和结核杆菌有效，目前仅与其他抗结核病药物合用，以治疗对第一线药物有耐药性的结核杆菌患者。口服用于肝昏迷或腹部术前准备的患者。

（四）妥布霉素

对肺炎杆菌、肠杆菌属、变形杆菌属的抑菌或杀菌作用分别较庆大霉素强 4 倍和 2 倍。对铜绿假单胞菌的作用是庆大霉素的 2~5 倍，且对耐庆大霉素菌株仍有效，适合治疗铜绿假单胞菌所致的各种感染，通常应与能抗铜绿假单胞菌的青霉素类或头孢菌素类药物合用。在 G^+ 菌中仅对葡萄球菌有效。

（五）阿米卡星（丁胺卡那霉素）

1. 药理作用和临床应用

（1）是抗菌谱较广的氨基苷类抗生素，对 G^- 杆菌和金黄色葡萄球菌均有较强的抗菌活性。

（2）对肠道 G^- 杆菌和铜绿假单胞菌所产生的多种氨基苷类灭活酶稳定，对一些氨基苷类耐药菌感染仍能有效控制，常作为首选药。

（3）与 β-内酰胺类联合可获协同作用，当粒细胞缺乏或其他免疫缺陷患者合并严重 G^- 杆菌感染时，比阿米卡星单独使用效果更好。

2. 不良反应　耳毒性强于庆大霉素，肾毒性低于庆大霉素。

历年真题

1. 氨基苷类抗生素的主要不良反应是
   A. 骨髓抑制
   B. 耳毒性
   C. 肝毒性
   D. 心脏毒性
   E. 消化道反应
2. 有关氨基苷类抗生素作用的共同特点，下列哪项除外
   A. 抗菌谱较广
   B. 不良反应多，如肾、耳等毒性
   C. 药物间存在交叉耐药性
   D. 能被细菌产生的钝化酶灭活
   E. 药物极性小，口服易吸收

参考答案：1. B　2. E

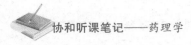

第四十三章　四环素类及氯霉素类抗生素

核心问题

1. 四环素类抗生素的作用机制、临床应用和不良反应。

2. 氯霉素类抗生素的临床应用和不良反应。

内容精要

四环素类及氯霉素类药物属广谱抗生素，对革兰阳性菌和阴性菌具有快速抑菌剂作用，对立克次体、支原体和衣原体也有较强的抑制作用。

第一节　四 环 素 类

一、分类

四环素类抗生素的分类，见表 43-1-1。

表 43-1-1　四环素类抗生素的分类

第一代四环素类	四环素、土霉素（氧四环素）、金霉素（氯四环素）和地美环素（去甲金霉素）
第二代四环素类	美他环素（甲烯土霉素）、多西环素（强力霉素）和米诺环素
第三代四环素类	替加环素

二、抗菌作用特点

属快速抑菌药。药物的抗菌活性依次为替加环素>米诺环素>多西环素>美他环素>地美环素>四环素>土霉素。土霉素可用于治疗肠阿米巴病，疗效优于其他四环素类药物；对肠外阿米巴病无效。金霉素的外用制剂，可用于治疗结膜炎和沙眼等疾患。

三、作用机制

四环素类抗生素必须进入菌体内才能发挥抑菌作用。对于革兰阴性菌，药物首先以被动扩散方式经细胞壁外膜的亲水性通道转运，再以主动转运方式经胞质膜的能量依赖系统泵入胞质内。药物尚可改变细菌细胞膜通透性，导致菌体内核苷酸及其他重要成分外漏，从而抑制细菌 DNA 的复制。高浓度时具有杀菌作用。哺乳动物体内药物可抑制细菌的蛋白质合成。

四、耐药性

（一）耐药特点

1. 近年来耐药菌株日渐增多，如金黄色葡萄球菌、A 群链球菌、肺炎链球菌、大肠埃希菌、志贺菌属等。

2. 四环素、土霉素、金霉素之间为完全交叉耐药，但对天然四环素耐药的细菌对半合成四环素可能仍敏感。

（二）耐药性机制

1. 耐药菌可以产生核糖体保护蛋白（如 TetM 等），大量生成的 TetM 蛋白与延长因子有高度的同源性，在核糖体内相互竞争作用靶点，促进被结合的四环素自核糖体解离。

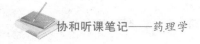

2. 减少四环素进入菌体或促进四环素的主动外排。此外大肠埃希菌染色体突变引起细胞壁外膜孔蛋白 OmpF 表达降低，减少进入菌体的药物。

3. 细菌产生灭活酶，使药物失活。

五、临床应用

四环素类药物首选治疗立克次体感染（斑疹伤寒、Q 热和恙虫病等）、支原体感染（支原体肺炎和泌尿生殖系统感染等）、衣原体感染（鹦鹉热、沙眼和性病性淋巴肉芽肿等），以及某些螺旋体感染（回归热等）。

还可首选治疗鼠疫、布鲁菌病、霍乱、幽门螺杆菌感染引起的消化性溃疡、肉芽肿鞘杆菌感染引起的腹股沟肉芽肿及牙龈卟啉单胞菌引起的牙周炎。

主治语录：使用本类药物时首选多西环素。

六、常用抗生素

（一）四环素

1. 体内过程

（1）食物或其他药物中的 Fe^{2+}、Ca^{2+}、Mg^{2+}、Al^{3+} 等金属离子与四环素络合而减少其吸收。

（2）碱性药、H_2 受体阻断药或抗酸药可降低四环素的溶解度，减少其吸收。

（3）酸性药物如维生素 C 可促进四环素吸收。

（4）四环素体内分布广泛，可进入胎儿血液循环及乳汁中，并可沉积于在新形成的牙齿和骨骼中。

2. 抗菌特点

（1）对革兰阳性菌的抑制作用强于阴性菌。

（2）对革兰阳性菌的作用不如青霉素类和头孢菌素类。

（3）对革兰阴性菌的作用不如氨基苷类及氯霉素类。

（4）极高浓度时具有杀菌作用。

（5）对伤寒杆菌、副伤寒杆菌、铜绿假单胞菌、结核分枝杆菌、真菌和病毒无效。

3. 临床应用　由于耐药菌株日益增多和药物的不良反应，四环素一般不作首选药。用本类药物时首选多西环素。

4. 不良反应及禁忌证

（1）局部刺激作用

1）口服可引起恶心、呕吐、腹泻等症状。

2）肌内注射刺激性大，禁用。

3）静脉滴注易引起静脉炎。

（2）二重感染

1）婴儿、老年人、体弱者、合用糖皮质激素或抗肿瘤药的患者，使用四环素时易发生。

2）常见的二重感染：①真菌感染，多由白假丝酵母菌引起，表现为鹅口疮、肠炎，应立即停药并同时进行抗真菌治疗。②对四环素耐药的难辨梭状芽胞杆菌感染所致的假膜性肠炎，表现为剧烈的腹泻、发热、肠壁坏死、体液渗出甚至休克死亡，应立即停药并口服万古霉素或甲硝唑。

（3）对骨骼和牙齿生长的影响：造成恒牙永久性棕色色素沉着（俗称“牙齿黄染”），牙釉质发育不全，还可抑制胎儿、婴幼儿骨骼发育。

主治语录：孕妇、哺乳期妇女及8岁以下儿童禁用四环素和其他四环素类药物。

（4）其他

1）长期大剂量使用，引起严重肝损伤或加重原有的肾损伤，多见于孕妇特别是伴有肾功能异常者。

2）偶见过敏反应，并有交叉过敏。

3）可引起光敏反应和前庭反应。

（二）多西环素

1. 体内过程　口服吸收迅速且完全，不易受食物影响。

2. 抗菌特点　抗菌谱与四环素相同，抗菌活性比四环素强2~10倍。抗菌作用强效、速效、长效。

3. 适应证

（1）同四环素，是四环素类药物中的首选药。特别适合肾外感染伴肾衰竭者（其他多数四环素类药物可能加重肾衰竭）及胆道系统感染。

（2）也可用于酒糟鼻、痤疮、前列腺炎和呼吸道感染如慢性气管炎、肺炎。

4. 不良反应

（1）恶心、呕吐、腹泻、舌炎、口腔炎和肛门炎。

（2）口服药物时应以大量水送服，并保持直立体位30分钟以上，以避免引起食管炎。

（3）静脉注射时可能出现舌麻木及口腔异味感。

（4）易致光敏反应。

（三）米诺环素

1. 抗菌谱和抗菌活性　抗菌谱与四环素相似，抗菌活性强于其他同类药物，对四环素或青霉素类耐药的A群链球菌、B群链球菌、金葡菌和大肠埃希菌对米诺环素仍敏感。

2. 临床应用　主要用于治疗酒糟鼻、痤疮和沙眼衣原体所致的性传播疾病。

3. 不良反应　除四环素类共有的不良反应外，有独特的前庭反应，表现为恶心、呕吐、眩晕、运动失调等症状。首剂服药可迅速出现，女性多于男性。用药期间不宜从事高空作业、驾驶和机器操作。

第二节　氯霉素类

一、氯霉素

（一）体内过程

氯霉素和棕榈氯霉素可供口服，仅供静脉使用的是琥珀氯霉素。

（二）抗菌特点

1. 对革兰阴性菌的抑制作用强于革兰阳性菌，属抑菌药。
2. 对流感嗜血杆菌、脑膜炎奈瑟菌、肺炎链球菌具有杀灭作用。
3. 对革兰阳性菌的抗菌活性不如青霉素类和四环素类。
4. 对结核分枝杆菌、真菌、原虫无效。

（三）作用机制及耐药性

1. 氯霉素与细菌核糖体 50S 亚基上的肽酰转移酶作用位点可逆性结合，阻止 P 位上肽链的末端羧基与 A 位上氨基酰 tRNA 的氨基发生反应，从而阻止肽链延伸，使蛋白质合成受阻。

2. 氯霉素的结合位点十分接近大环内酯类和克林霉素的作用位点，这些药物同时应用可能相互竞争相近的靶点，产生拮抗作用。

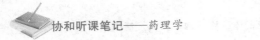

3. 革兰阳性菌和阴性菌均可通过突变、接合或转导机制，获得氯霉素耐药基因。

（四）临床应用

1. 耐药菌诱发的严重感染　如无法使用青霉素类药物的脑膜炎、多药耐药的流感嗜血杆菌感染等，且病情严重已危及生命。

2. 伤寒

（1）一般不作为首选药，而多选用喹诺酮类或第三代头孢菌素。

（2）对于非流行期患者，伤寒杆菌对氯霉素一般较敏感，可选用。对复发病例氯霉素仍可获得满意疗效。

3. 立克次体感染　立克次体重度感染（斑疹伤寒、Q 热和恙虫病等）的孕妇、8 岁以下儿童、四环素类药物过敏者可选用。

4. 其他

（1）与其他抗菌药联合使用，治疗腹腔或盆腔的厌氧菌感染。

（2）作为眼科的局部用药，安全有效地治疗敏感菌引起的眼内感染、全眼球感染、沙眼和结膜炎。

主治语录：当其他抗菌药能够选用或感染原因不明时，不要使用氯霉素。

（五）不良反应

1. 血液系统毒性

（1）可逆性血细胞减少：表现为贫血、白细胞减少症或血小板减少症。其中部分患者可能发展成致死性再生障碍性贫血或急性髓细胞白血病。

（2）再生障碍性贫血：发生率低，死亡率高。幸存者日后发展为白血病的概率很高。

2. 灰婴综合征　早产儿和新生儿肝脏缺乏葡萄糖醛酸转移酶，肾排泄功能不完善，对氯霉素解毒能力差。药物剂量过大可致中毒，表现为循环衰竭、呼吸困难、进行性血压下降、皮肤苍白和发绀。

3. 其他

（1）口服用药时出现恶心、呕吐、腹泻等症状。

（2）少数发生过敏反应（皮疹、药热、血管神经性水肿）、视神经炎、视力障碍等。

（3）可见溶血性贫血（葡萄糖-6-磷酸脱氢酶缺陷者）、二重感染。

主治语录：肝肾功能损伤者、葡萄糖-6-磷酸脱氢酶缺陷者、新生儿、早产儿、孕妇、哺乳期妇女不宜使用氯霉素。

二、甲砜霉素

（一）抗菌特点

抗菌谱、抗菌活性与氯霉素相似。抗菌机制、主要适应证及主要不良反应与氯霉素相同。与氯霉素不同的是，细菌对甲砜霉素的耐药性发展较慢，但与氯霉素之间完全交叉耐药。

（二）不良反应

具有较强的免疫抑制作用。对血液系统的毒性，主要为可逆性血细胞减少，发生率高于氯霉素。

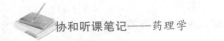

（三）临床应用

口服用药，主要用于轻症感染，一般不用于细菌性脑膜炎。

历年真题

对立克次体感染最有效的药物是
A. 四环素
B. 氟康唑
C. 妥布霉素
D. 利巴韦林
E. 林可霉素

参考答案：A

第四十四章　人工合成抗菌药

核心问题

1. 喹诺酮类抗菌药的作用机制、临床应用和不良反应。

2. 磺胺类抗菌药的作用机制、临床应用和不良反应。

内容精要

喹诺酮类药物对革兰阴性菌的抑制作用强于革兰阳性菌，是治疗各种感染性疾病高效且安全的一类药物。磺胺类药物属广谱抑菌药，因其突出的不良反应使临床应用明显受限。

第一节　喹诺酮类抗菌药

本节重点介绍氟喹诺酮类药物。

一、概述

（一）构效关系

喹诺酮类是以4-喹诺酮（或称吡酮酸）为基本结构的合成

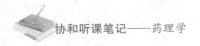

类抗菌药。

（二）体内过程

1. 口服吸收良好，食物一般不影响药物的吸收，但富含 Fe^{2+}、Ca^{2+}、Mg^{2+} 的食物可降低药物的生物利用度。

2. 多数药物血浆蛋白结合率均较低，很少超过 40%。

（三）抗菌作用

1. 氟喹诺酮类药物属杀菌药。第三、四代喹诺酮类属广谱杀菌药，莫西沙星、加替沙星等，除保留了对革兰阴性菌的良好抗菌活性，还对革兰阳性菌、结核分枝杆菌、军团菌、支原体及衣原体的杀灭作用进一步增强，提高了对厌氧菌如脆弱拟杆菌、梭杆菌属、消化链球菌属和厌氧芽胞梭菌属等的抗菌活性。

2. 对于铜绿假单胞菌，环丙沙星的杀灭作用仍属最强。

（四）作用机制

1. DNA 回旋酶　是喹诺酮类抗革兰阴性菌的重要靶点。一般认为，DNA 回旋酶的 A 亚基是喹诺酮类的作用靶点，但是二者不能直接结合；药物需嵌入断裂 DNA 链，形成酶-DNA-药物三元复合物而抑制 DNA 回旋酶的切口活性和封口活性，达到杀菌作用。

2. 拓扑异构酶Ⅳ　是喹诺酮类抗革兰阳性菌的重要靶点。喹诺酮类通过对拓扑异构酶Ⅳ的抑制作用而干扰细菌 DNA 复制。

（五）耐药性

1. 本类药物间有交叉耐药，常见耐药菌为金葡菌、肠球菌、大肠埃希菌和铜绿假单胞菌等。

2. 耐药机制

（1）耐药细菌可因基因突变导致 GyrA 亚基 Ser83 或 PacC 亚基 Ser80 位点的氨基酸改变，使酶与药物的亲和力下降。

（2）细菌的耐药性主要与细菌外膜膜孔蛋白 OmpF 和 OmpC 有关。

（3）金葡菌含有一种主动外排的 NorA 蛋白，可在胞质膜上形成特殊的转运通道，将喹诺酮类自菌体内泵出。

（4）质粒编码的喹诺酮类药物耐药基因在细菌中的传递也是喹诺酮类药物耐药率上升迅速的原因之一。

（六）临床应用

1. 泌尿生殖道感染

（1）环丙沙星、氧氟沙星与β-内酰胺类同为首选药，用于单纯性淋病奈瑟菌性尿道炎或宫颈炎，但对非特异性尿道炎或宫颈炎疗效差。

（2）环丙沙星是铜绿假单胞菌性尿道炎的首选药。

（3）氟喹诺酮类对敏感菌所致的急、慢性前列腺炎及复杂性前列腺炎，均有较好的效果。

2. 呼吸系统感染

（1）万古霉素与左氧氟沙星或莫西沙星联合用药是治疗青霉素高度耐药肺炎链球菌感染的首选药。

（2）氟喹诺酮类（除诺氟沙星）可替代大环内酯类用于支原体肺炎、衣原体肺炎、嗜肺军团菌引起的军团病。

3. 肠道感染与伤寒

（1）首选用于治疗志贺菌引起的急、慢性菌痢和中毒性菌痢，以及鼠伤寒沙门菌、猪霍乱沙门菌、肠炎沙门菌引起的胃肠炎（食物中毒）。

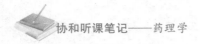

（2）对沙门菌引起的伤寒或副伤寒，应首选氟喹诺酮类或头孢曲松。

4. 骨、关节和软组织感染

（1）对于敏感菌株诱发的慢性骨髓炎，可推荐氟喹诺酮类药物进行长期治疗。

（2）由革兰阴性杆菌、厌氧菌、链球菌和葡萄球菌等多种细菌感染引起的糖尿病足部感染，需要喹诺酮类药物和其他药物联合应用。

5. 其他

（1）对脑膜炎奈瑟菌具有强大的杀菌作用，其在鼻咽分泌物中浓度高，可用于流行性脑脊髓膜炎鼻咽部带菌者的根除治疗。

（2）对其他抗菌药物无效的儿童重症感染可选用氟喹诺酮类。

（3）囊性纤维化患儿感染铜绿假单胞菌时应选用环丙沙星。

主治语录：氟喹诺酮类具有抗菌谱广、抗菌活性强、口服吸收良好、与其他类别的抗菌药之间较少交叉耐药等特点。

（七）不良反应

1. 胃肠道反应　可见胃部不适、恶心、呕吐、腹痛、腹泻等症状，一般不严重，患者可耐受。

2. 中枢神经系统毒性

（1）轻症者表现为失眠、头昏、头痛，重症者可出现精神异常、抽搐、惊厥等。

（2）发生机制与药物抑制 GABA 与 $GABA_A$受体结合，激动 NMDA 受体，导致中枢神经兴奋有关。

3. 光敏反应（光毒性）

（1）在紫外线激发下，药物氧化生成活性氧，引起皮肤炎症。

（2）表现为光照部位的皮肤出现瘙痒性红斑，严重者出现皮肤糜烂、脱落。

4. 心脏毒性　罕见但后果严重。可见 Q-T 间期延长、尖端扭转型室性心动过速（TdP）、室颤等。

5. 软骨损害　药物与 Mg^{2+} 形成络合物，并沉积于关节软骨，造成局部 Mg^{2+} 缺乏而致软骨损伤。

6. 其他　包括横纹肌溶解、跟腱炎、肝毒性、替马沙星综合征、过敏反应、血糖变化等。

（八）禁忌证及药物相互作用

1. 不宜常规用于儿童，不宜用于有精神病或癫痫病史者。

2. 禁用于喹诺酮类过敏者、孕妇和哺乳期妇女。

3. 避免与抗酸药、含金属离子的药物同服。

4. 慎与茶碱类、NSAIDs 合用。

5. 在避免日照条件下保存和应用环丙沙星、氟罗沙星、洛美沙星或司帕沙星。

6. 不宜与Ⅰa 类及Ⅲ类抗心律失常药和延长心脏 Q-T 间期的药物如西沙必利、红霉素等合用。

7. 糖尿病患者慎用。

二、常用氟喹诺酮类药物

（一）诺氟沙星

1. 体内过程　是第一个用于临床的氟喹诺酮类药物，口服生物利用度偏低。

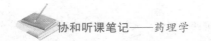

2. 抗菌特点　抗菌作用强，对革兰阴性菌如大肠埃希菌、

志贺菌、肠杆菌科、弯曲菌、沙门菌和奈瑟菌极为有效。大多数厌氧菌对其耐药。

3. 临床应用

（1）主要用于敏感菌所致肠道、泌尿道感染，也可外用治疗皮肤和眼部的感染。

（2）对支原体、衣原体、嗜肺军团菌感染等无临床价值。

（二）环丙沙星

1. 体内过程　口服生物利用度高于诺氟沙星，必要时可静脉滴注提高血药浓度。

2. 抗菌特点

（1）对铜绿假单胞菌、流感嗜血杆菌、大肠埃希菌等革兰阴性菌的抗菌活性高于多数氟喹诺酮类药物。

（2）多数厌氧菌对环丙沙星不敏感，但对氨基苷类或第3代头孢菌素类耐药的菌株对环丙沙星仍敏感。

3. 临床应用　主要用于对其他抗菌药耐药的革兰阴性杆菌所致的呼吸道、泌尿生殖道、消化道、骨与关节和皮肤软组织感染。

4. 不良反应　静脉滴注时，局部有血管刺激反应。

主治语录：环丙沙星可诱发跟腱炎和跟腱撕裂，老年人和运动员慎用。

（三）氧氟沙星

1. 抗菌特点

（1）保留了环丙沙星的抗菌特点和良好的抗耐药菌特性。

（2）对结核分枝杆菌、沙眼衣原体和部分厌氧菌有效。

2. 临床应用

（1）主要用于敏感菌所致的呼吸道感染、泌尿生殖道感染、胆道感染，皮肤软组织感染及盆腔感染等。

（2）可作为二线药物与其他抗结核病药合用。

3. 不良反应　偶见转氨酶升高，可诱发跟腱炎和跟腱断裂。肾功能减退或老年患者应减量。

（四）左氧氟沙星

1. 体内过程　口服生物利用度接近100%。

2. 抗菌特点

（1）其抗菌活性是氧氟沙星的2倍。

（2）对表皮葡萄球菌、链球菌、肠球菌、厌氧菌、支原体、衣原体的体外抗菌活性明显强于环丙沙星。

3. 临床应用

（1）用于治疗敏感菌引起的各种急慢性感染、难治性感染，效果良好。

（2）对铜绿假单胞菌的抗菌活性低于环丙沙星，但可用于临床治疗。

（五）洛美沙星

对革兰阴性菌、表皮葡萄球菌、链球菌和肠球菌的抗菌活性与氧氟沙星相似，对多数厌氧菌的抗菌活性低于氧氟沙星。治疗泌尿道感染可每天给药1次，治疗全身性感染仍应每天给药2次。

（六）氟罗沙星

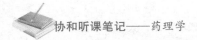

主要用于治疗敏感菌所致的呼吸系统、泌尿生殖系统、妇科、性传播疾病及皮肤软组织感染。诱发中枢神经系统毒性、光敏反应的频率较高。与布洛芬等合用可能诱发痉挛、惊厥和癫痫等。

（七）莫西沙星

1. 抗菌特点

（1）对大多数革兰阳性菌和阴性菌、厌氧菌、结核分枝杆菌、衣原体和支原体具有较强的抗菌活性，强于环丙沙星、氧氟沙星、左氧氟沙星和司帕沙星。

（2）对大多数革兰阴性菌的作用与诺氟沙星相近。

2. 临床应用

（1）可用于敏感菌所致的慢性支气管炎急性发作、社区获得性肺炎、急性鼻窦炎。

（2）可用于泌尿生殖系统和皮肤软组织感染。

3. 不良反应

（1）发生率相对较低，常见一过性轻度呕吐和腹泻。

（2）亦有严重不良反应发生，如过敏性休克、横纹肌溶解。

（3）可致严重皮肤反应、致死性肝损害，可使女性或老年患者发生心力衰竭。

第二节　磺胺类抗菌药

一、概述

（一）分类

1. 用于全身性感染的肠道易吸收类　如磺胺嘧啶（SD）和磺胺甲噁唑（SMZ）。

2. 用于肠道感染的肠道难吸收类　见表 44-2-1。

表 44-2-1 用于肠道感染的肠道难吸收类

分类	举例
短效类（$t_{1/2}$<10 小时）	磺胺异噁唑和磺胺二甲嘧啶
中效类（$t_{1/2}$约 10~24 小时）	磺胺嘧啶和磺胺甲噁唑
长效类（$t_{1/2}$>24 小时）	磺胺多辛和磺胺间甲氧嘧啶

3. 外用磺胺类　如磺胺醋酸钠（SA-Na）和磺胺嘧啶银（SD-Ag）。

（二）体内过程

1. 用于全身性感染的磺胺药，口服后迅速由小肠上段吸收，体内分布广泛，可透过胎盘屏障到达胎儿体内。

2. 用于肠道感染的磺胺药很少吸收，此时药物必须在肠腔内水解，使对位氨基游离后发挥其抗菌作用。

（三）抗菌谱

1. 对大多数革兰阳性菌和阴性菌有良好的抗菌活性

（1）最敏感的是 A 群链球菌、肺炎链球菌、脑膜炎奈瑟菌、淋病奈瑟菌、鼠疫耶尔森菌和诺卡菌属。

（2）对沙眼衣原体、疟原虫、肺孢子菌和弓形虫滋养体有抑制作用。

2. 对支原体、立克次体和螺旋体无效，甚至可促进立克次体生长。

3. 磺胺嘧啶银尚对铜绿假单胞菌有效。

（四）作用机制

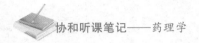

1. 对磺胺药敏感的细菌，在生长繁殖过程中不能利用现成

的叶酸，必须以蝶啶、对氨苯甲酸（PABA）为原料，在二氢蝶酸合酶的作用下生成二氢蝶酸，并进一步与谷氨酸生成二氢叶酸，后者在二氢叶酸还原酶催化下被还原为四氢叶酸。

2. 四氢叶酸活化后，可作为一碳基团载体的辅酶参与嘧啶核苷酸和嘌呤的合成。

3. 磺胺药与 PABA 的结构相似，可与之竞争二氢蝶酸合酶，阻止细菌二氢叶酸合成，从而发挥抑菌作用。

（五）耐药性

1. 固有耐药　耐药铜绿假单胞菌的外膜对磺胺药渗透性降低，药物难以进入菌体。某些耐药细菌亦可通过改变代谢途径而直接利用环境中现成的叶酸。

2. 获得性耐药

（1）染色体突变：如金葡菌、大肠埃希菌的基因突变。

（2）质粒介导：细菌也可通过接合或转导等方式获得耐药性二氢蝶酸合酶的质粒。

（六）不良反应及禁忌证

1. 泌尿系统损害

（1）尿道刺激和梗阻症状，如结晶尿、血尿、管型尿、疼痛和尿闭等，甚至造成肾损害。

（2）服用磺胺嘧啶或磺胺甲噁唑时，应适当增加饮水量并同服等量碳酸氢钠以碱化尿液，服药超过 1 周者，应定期检查尿液。

主治语录：保证每日尿量不少于 1500ml，以减低尿中药物浓度。

2. 过敏反应

(1) 局部用药易发生，可见药疹和皮疹。

(2) 偶见多形性红斑、剥脱性皮炎，后者严重者可致死。

(3) 本类药有交叉过敏反应，有过敏史者禁用。

3. 血液系统反应　长期用药可能抑制骨髓造血功能，导致白细胞减少症、血小板减少症甚至再生障碍性贫血，发生率极低但可致死。

4. 神经系统反应　少数出现头晕、头痛、乏力、萎靡和失眠等症状。用药期间不应从事高空作业和驾驶。

5. 其他

(1) 口服引起恶心、呕吐、上腹部不适和食欲缺乏，餐后服或同服碳酸氢钠可减轻反应。

(2) 可致肝损害甚至急性重型肝炎，肝功能受损者避免使用。

(3) 新生儿、早产儿、孕妇和哺乳期妇女不应使用磺胺药。

(七) 药物相互作用

与磺酰脲类降血糖药、香豆素类抗凝剂或抗肿瘤药甲氨蝶呤合用时，磺胺药与它们竞争结合血浆蛋白，使这些药的游离血药浓度升高，严重者出现低血糖、出血倾向或甲氨蝶呤中毒。

二、常用磺胺类药物

(一) 磺胺嘧啶与磺胺甲噁唑

1. 磺胺嘧啶 (SD)

(1) 口服易吸收，血浆蛋白结合率为45%，低于其他磺胺药，因而易透过血-脑脊液屏障，在脑脊液中的浓度最高可达血药浓度的80%。

(2) SD或磺胺甲噁唑是预防流行性脑脊髓膜炎的首选药；

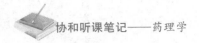

国内也首选治疗普通型流行性脑脊髓膜炎，以及诺卡菌属引起的肺部感染、脑膜炎和脑脓肿。

（3）与乙胺嘧啶联合用药治疗弓形虫病。还可用于敏感菌引起的泌尿道感染和上呼吸道感染。与甲氧苄啶合用（双嘧啶片）产生协同抗菌作用。

2. 磺胺甲噁唑（SMZ，新诺明）

（1）脑脊液中浓度低于SD，但仍可用于流行性脑脊髓膜炎的预防。

（2）适用于大肠埃希菌等敏感菌诱发的泌尿道感染，如肾盂肾炎、膀胱炎等。

（3）主要与甲氧苄啶合用，产生协同抗菌作用，扩大临床适应证范围。

（二）柳氮磺吡啶（SASP）

1. 体内过程和药理作用

（1）口服很少吸收，本身无抗菌活性，在肠道分解成磺胺吡啶和5-氨基水杨酸盐。

（2）磺胺吡啶有微弱的抗菌活性，5-氨基水杨酸具有抗炎和免疫抑制作用。

2. 临床应用

（1）治疗类风湿关节炎的有效药物，常与甲氨蝶呤、来氟米特或羟氯喹联合应用。

（2）治疗溃疡性结肠炎的一线药物。也广泛用于治疗强直性脊柱炎、银屑病性关节炎、反应性关节炎。

3. 不良反应

（1）长期服药产生较多不良反应，如恶心、呕吐、皮疹、药热和白细胞减少等。

（2）可影响精子活力而致可逆性不育症。

（三）磺胺嘧啶银

1. 药理作用和抗菌谱　具有磺胺嘧啶的抗菌作用和银盐的收敛作用。抗菌谱广，对多数革兰阳性菌和阴性菌有良好的抗菌活性，抗菌作用不受脓液 PABA 的影响。对铜绿假单胞菌有效。

2. 临床应用　用于预防和治疗Ⅱ度、Ⅲ度烧伤或烫伤的创面感染，并可促进创面干燥、结痂及愈合。

第三节　其他合成类抗菌药

一、甲氧苄啶（TMP）

（一）作用机制

是细菌二氢叶酸还原酶抑制剂，抗菌谱与磺胺甲噁唑（SMZ）相似，属抑菌药。

（二）抗菌活性

比 SMZ 强数十倍，与磺胺药或某些抗生素合用有增效作用。

（三）不良反应

对某些敏感的患者可引起叶酸缺乏症，导致巨幼细胞贫血、白细胞减少及血小板减少等。

二、复方磺胺甲噁唑（SMZco，复方新诺明）

（一）临床特点

1. 复方磺胺甲噁唑是 SMZ 和 TMP 按 5∶1 比例制成的复方

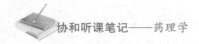

制剂。

2. 作用机制

（1）通过双重阻断机制，SMZ 抑制二氢蝶酸合酶，TMP 抑制二氢叶酸还原酶，协同阻断细菌四氢叶酸合成。

（2）抗菌活性是两药单独等量应用时的数倍至数十倍，甚至呈现杀菌作用，且抗菌谱扩大，并减少细菌耐药性的产生。

（二）临床应用

1. 广泛用于大肠埃希菌、变形杆菌和克雷伯杆菌引起的泌尿道感染；肺炎链球菌、流感嗜血杆菌及大肠埃希菌引起的上呼吸道感染或支气管炎；肉芽肿荚膜杆菌引起的腹股沟肉芽肿；霍乱弧菌引起的霍乱。

2. 伤寒沙门菌引起的伤寒；志贺菌属引起的肠道感染；卡氏肺孢子菌引起的肺炎；诺卡菌属引起的诺卡菌病。

三、呋喃妥因与呋喃唑酮

（一）呋喃妥因

1. 抗菌谱　对多数革兰阳性菌和阴性菌具有抑菌或杀菌作用，但对铜绿假单胞菌和变形杆菌属不敏感。

2. 耐药性　临床耐药菌株形成缓慢，与其他类别抗菌药之间无交叉耐药。

3. 体内过程　口服吸收迅速，在血中被快速破坏，不能用于全身性感染。

4. 临床应用　主要用于大肠埃希菌、肠球菌和葡萄球菌引起的泌尿道感染，如肾盂肾炎、膀胱炎、前列腺炎和尿路炎等。尿液 pH 为 5.5 时，抗菌作用最佳。

5. 不良反应

(1) 常见恶心、呕吐及腹泻，偶见皮疹、药热等过敏反应。

(2) 大剂量或长时间使用引起头痛、头晕和嗜睡等，甚至造成周围神经炎。

(3) 长期使用也可造成肺损伤，如肺浸润或肺纤维化。

6. 禁忌证　对于葡萄糖-6-磷酸脱氢酶缺陷者可引起溶血性贫血者，禁用。肾衰竭者禁用。

(二) 呋喃唑酮（痢特灵）

主要用于治疗肠炎、痢疾、霍乱等肠道感染性疾病。尚可用于治疗胃、十二指肠溃疡。栓剂可用于治疗阴道滴虫病。

四、甲硝唑

(一) 抗菌机制

属硝基咪唑类药物，其分子中的硝基在细胞内无氧环境中被还原成氨基，从而抑制病原体 DNA 的合成，发挥抗厌氧菌作用。

(二) 抗菌谱

对脆弱拟杆菌尤为敏感。对滴虫、阿米巴滋养体及破伤风梭菌具有很强的杀灭作用。对需氧菌或兼性需氧菌无效。

(三) 临床应用

1. 主要用于治疗厌氧菌引起的口腔、腹腔、女性生殖器、下呼吸道、骨和关节等部位的感染。

2. 对幽门螺杆菌感染引起的消化性溃疡及四环素耐药的难辨梭状芽胞杆菌感染所致的假膜性肠炎有特殊疗效。亦是治疗阿米巴病、滴虫病和破伤风的首选药物。

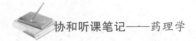

（四）不良反应和注意事项

不良反应一般较轻微，包括胃肠道反应、过敏反应、外周神经炎等。用药期间和停药1周内，禁用含乙醇饮料，并减少钠盐摄入量。

历年真题

可替代氯霉素用于治疗伤寒的药物是

A. 四环素类

B. 氨基苷类

C. 青霉素类

D. 氟喹诺酮类

E. 大环内酯类

参考答案：D

第四十五章　抗病毒药和抗真菌药

核心问题

1. 抗病毒药的药理作用、临床应用和不良反应。
2. 抗真菌药的临床应用。

内容精要

根据抗病毒药物的主要用途不同，可分为治疗艾滋病的抗HIV药和治疗疱疹病毒、流感病毒和呼吸道病毒及肝炎病毒等感染的其他抗病毒药。抗真菌药物是指具有抑制或杀死真菌生长或繁殖的药物。

第一节　抗病毒药

一、广谱抗病毒药

（一）利巴韦林

1. 药理作用

（1）是一种人工合成的鸟苷类衍生物，为广谱抗病毒药，对多种RNA和DNA病毒有效。

（2）包括甲型肝炎病毒（HAV）和丙型肝炎病毒（HCV），

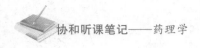

也有抗腺病毒、疱疹病毒和呼吸道合胞病毒的作用。

2. 临床应用　对急性甲型和丙型肝炎有一定疗效，治疗呼吸道合胞病毒肺炎和支气管炎效果最佳。

3. 不良反应　常见贫血、乏力等，停药后即消失。与齐多夫定同用时有拮抗作用。

（二）干扰素

1. 药理作用

（1）干扰素（IFN）是机体细胞在病毒感染受其他刺激后，体内产生的一类抗病毒的糖蛋白物质。

（2）在病毒感染的各个阶段都发挥一定的作用，在防止再感染和持续性病毒感染中也有一定作用。

（3）IFNs 为广谱抗病毒药，对病毒穿透细胞膜过程、脱壳、mRNA 合成、蛋白翻译后修饰、病毒颗粒组装和释放均可产生抑制作用。

2. 临床应用

（1）主要用于急性病毒感染性疾病如流感及其他上呼吸道感染性疾病、病毒性心肌炎、流行性腮腺炎、乙型脑炎等和慢性病毒性感染如慢性活动性肝炎，CMV 性感染等。

（2）广泛用于肿瘤治疗。

3. 不良反应　全身用药最常见的不良反应为一过性发热、恶心、呕吐、倦怠、纳差等流感样反应，偶有骨髓抑制、肝功能障碍，但反应为一过性，停药后即消退。

二、抗 HIV 药

（一）核苷反转录酶抑制剂（NRTIs）

1. 齐多夫定　为脱氧胸苷衍生物。是第一个上市的抗 HIV

药，治疗 AIDS 的首选药。

（1）药理作用

1）对 HIV 感染有效，既有抗 HIV-1 活性，也有抗 HIV-2 活性。

2）可降低 HIV 感染患者的发病率，并延长其存活期。

（2）临床应用

1）可显著减少 HIV 从感染孕妇到胎儿的子宫转移发生率，为防止这种转移，需从怀孕第 14 周给药到第 34 周。

2）能治疗 HIV 诱发的痴呆和血栓性血小板减少症。

（3）联合用药：常与拉米夫定或去羟肌苷合用，但不能与司他夫定合用，因为二者互相拮抗。

（4）不良反应

1）最常见骨髓抑制、贫血或中性粒细胞减少症。

2）可引起胃肠道不适、头痛；剂量过大可出现焦虑、精神错乱和震颤。

3）肝功能不全患者服用后更易发生毒性反应。

2. 扎西他滨

（1）特点：为脱氧胞苷衍生物，与多种其他抗 HIV 感染药物有协同抗 HIV-1 作用。

（2）临床应用

1）适用于 AIDS 和 AIDS 相关综合征。

2）与齐多夫定合用治疗临床状态恶化的 HIV 感染患者。

（3）不良反应：主要是剂量依赖性外周神经炎，也可引起胰腺炎。

3. 司他夫定

（1）特点及临床应用：为脱氧胸苷衍生物，对 HIV-1 和 HIV-2 均有抗病毒活性。常用于不能耐受齐多夫定或齐多夫定治疗无效的患者。

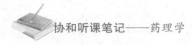

（2）不良反应：主要是外周神经炎，也可见胰腺炎、关节

痛和血清转氨酶升高。

4. 拉米夫定

（1）药理作用：在体内外均具显著抗 HIV-1 活性。

（2）临床应用

1）与司他夫定或齐多夫定合用治疗 HIV 感染。

2）抑制 HBV 的复制，有效治疗慢性 HBV 感染，成为目前治疗 HBV 感染最有效的药物之一。

5. 去羟肌苷

（1）临床应用

1）可作为严重 HIV 感染的首选药物。

2）特别适合于不能耐受齐多夫定或齐多夫定治疗无效者。

3）与齐多夫定或米多夫定合用，再加上一种蛋白酶抑制剂或一种 NNRTs 效果最好。

（2）不良反应：发生率较高，儿童发生率高于成人，包括外周神经炎、胰腺炎、腹泻、肝炎、心肌炎及消化道和中枢神经反应。

（二）非核苷反转录酶抑制剂（NNRTIs）

1. 常用药物　包括地拉韦定、奈韦拉平和依法韦仑。

2. 作用机制

（1）不需细胞内磷酸化代谢激活，可直接结合到反转录酶并破坏催化位点从而抑制反转录酶的活性。

（2）在反转录酶上有与 NRTIs 不同的结合点。

（3）可抑制 RNA 或 DNA 依赖性 DNA 多聚酶活性，但不插入到病毒 RNA。

3. 临床应用

（1）可有效预防 HIV 从感染孕妇到胎儿的子宫转移发生率。

（2）可治疗分娩后 3 天内的新生儿 HIV 感染。

主治语录：NNRTIs 从不单独应用于 HIV 感染，因单独应用时 HIV 可迅速产生耐药性。

4. 不良反应

（1）皮疹为最常见不良反应，出现轻微皮疹患者可以继续服药，严重且危及生命的皮疹应立即停药。

（2）药热、恶心、腹泻、头痛、疲劳和嗜睡。

（三）蛋白酶抑制剂（PI）

1. 常用药物　包括利托那韦、奈非那韦、沙奎那韦、茚地那韦和安普那韦。

2. 作用机制　蛋白酶是 HIV 复制过程中产生成熟感染性病毒所必需的，抑制此蛋白酶可阻止前体蛋白裂解，产生抗病毒作用。

3. 临床应用　有效对抗 HIV，与 NRTI 类或 NNRTI 类联合用药可显著减少 AIDS 患者病毒量并减慢其临床发展。

三、抗疱疹病毒药

疱疹病毒分为单纯疱疹病毒（HSV）和水痘-带状疱疹病毒（VZV）。Ⅰ型 HSV 主要导致口唇疱疹，Ⅱ型 HSV 主要导致生殖器疱疹。

（一）阿昔洛韦（ACV）

1. 药理作用及机制

（1）为广谱、高效的抗病毒药。

（2）是目前最有效的抗Ⅰ型和Ⅱ型单纯疱疹病毒（HSV）药物之一、对水痘-带状疱疹病毒（VZV）和 EB 病毒等其他疱疹病毒有效。

（3）对正常细胞几乎无影响，在被感染的细胞内，对病毒 DNA 多聚酶呈强大的抑制作用，阻滞病毒 DNA 的合成。

2. 临床应用

（1）是 HSV 感染的首选药。

（2）局部应用治疗疱疹性角膜炎、单纯疱疹和带状疱疹。

（3）口服或静注可有效治疗单纯疱疹脑炎、生殖器疱疹、免疫缺陷患者单纯疱疹感染等。

3. 不良反应

（1）最常见胃肠道功能紊乱、头痛和斑疹。

（2）静脉输注可引起静脉炎、可逆性肾功能紊乱包括血尿素氮和肌酐水平升高，以及神经毒性包括震颤和谵妄等。

（3）与青霉素类、头孢菌素类和丙磺舒合用可致其血浓度升高。

（二）伐昔洛韦

1. 抗病毒活性、作用机制及耐药性与阿昔洛韦相同。

2. 可治疗原发性或复发性生殖器疱疹、带状疱疹及频发性生殖器疱疹。

3. 偶见恶心、腹泻和头痛。

（三）更昔洛韦

对巨细胞病毒（CMV）抑制作用较强。只用于艾滋病、器官移植、恶性肿瘤时严重 CMV 感染性肺炎、肠炎及视网膜炎等。骨髓抑制发生率较高。

（四）膦甲酸

1. 作用机制　膦甲酸为焦磷酸衍生物，可通过与病毒 DNA 多聚酶焦磷酸盐解离部位结合，防止核苷前体连接到 DNA，从而抑制病毒生长。口服吸收差，必须静脉给药。

2. 临床应用

（1）可用于治疗 AIDS 患者的 CMV 性视网膜炎和耐阿昔洛韦

的 HSV 感染。也可与更昔洛韦合用治疗对二者单用耐药的患者。

（2）可用于治疗 AIDS 和 HIV 感染患者并发的鼻炎、肺炎、结膜炎和 CMV 性视网膜炎，与齐多夫定联合可抑制 HIV 复制。

3. 不良反应　包括肾损伤、急性肾衰竭、低血钙、心律失常和心力衰竭、癫痫及胰腺炎等。

（五）阿糖腺苷

1. 药理作用　具有强大的抗 HSV、VZV 和 CMV 活性，也能抑制乙型肝炎病毒（HBV）和某些 RNA 病毒，抗病毒谱较广。

2. 临床应用

（1）局部应用可有效地治疗 HSV-1 和 HSV-2 引起的急性角膜结膜炎、表皮结膜炎和反复性上皮结膜炎。

（2）静脉注射可有效治疗 HSV 脑炎、新生儿疱疹和免疫功能低下患者的 VZV 感染。

3. 不良反应　主要为神经毒性，也常见胃肠道反应。

四、抗流感病毒药

（一）金刚乙胺和金刚烷胺

1. 药理作用

（1）可特异性抑制 A 型流感病毒，大剂量也可抑制 B 型流感病毒、风疹和其他病毒。

（2）金刚乙胺抗 A 型流感病毒的作用优于金刚烷胺，抗病毒谱也较广。

（3）金刚烷胺也有抗震颤麻痹作用。

2. 作用机制　主要作用于病毒复制早期，通过防止 A 型流感病毒进入宿主细胞，干扰宿主细胞中 A 型流感病毒 RNA 脱壳和病毒核酸到宿主胞质的转移而发挥作用。

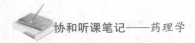

3. 临床应用　主要用于预防 A 型流感病毒的感染。

4. 不良反应　包括紧张、焦虑、失眠及注意力分散，有时可在老年患者出现幻觉、癫痫。

（二）奥司他韦

1. 作用机制　通过抑制病毒从被感染的细胞中释放，从而减少甲型或乙型流感病毒的传播。

2. 临床应用　治疗流行性感冒，且可减少并发症的发生和抗生素的使用，是目前治疗流感的常用药物之一，也是抗禽流感甲型 H1N1 病毒安全有效的药物之一。

3. 不良反应

（1）常见恶心和呕吐，症状是一过性的，常在服用第一剂时发生。

（2）腹泻、头晕、疲劳、鼻塞、咽痛和咳嗽等。

五、抗肝炎病毒药

抗病毒治疗的主要对象仅为慢性病毒性乙型肝炎和丙型肝炎，而目前抗病毒药物对乙型肝炎只能达到抑制病毒的目的，对丙型肝炎可达到根治作用。

（一）抗乙肝病毒药物

1. 干扰素　干扰素（IFN）与利巴韦林联合应用较单用效果更好。在临床上主要用于治疗乙型肝炎、丙型肝炎和丁型肝炎。

主治语录：重型肝炎一般不需要使用抗病毒药物，特别是干扰素，它可加重病情。

2. 拉米夫定　除用于 HIV 治疗外，也能抑制 HBV 的复制，有效治疗慢性 HBV 感染。

3. 阿德福韦酯

(1) 作用机制：阿德福韦酯在细胞内被磷酸激酶转化为具有抗病毒活性的二磷酸盐，通过对天然底物二脱氧腺苷三磷酸的竞争作用，抑制 HBV DNA 多聚酶（反转录酶），并吸收及渗入病毒 DNA，中止 DNA 链的延长，从而抑制 HBV 的复制。

(2) 临床应用：适用于 HBeAg 和 HBV DNA 阳性，ALT 增高的慢性乙肝患者，特别是对拉米夫定耐药的患者。

(二) 抗丙肝病毒药

第一代直接作用于丙肝病毒的药物，如博赛匹韦、特拉匹韦。第二代直接作用于丙肝病毒的药物，如索非布韦、哈瓦尼。

第二节　抗 真 菌 药

一、真菌感染分类

(一) 表浅部真菌感染

由各种癣菌引起，主要侵犯皮肤、毛发、指（趾）甲、口腔或阴道黏膜等。发病率高。

(二) 深部真菌感染

多由白色念珠菌和新型隐球菌引起，主要侵犯内脏器官和深部组织。病情严重，病死率高。

二、抗生素类抗真菌药

(一) 作用特点

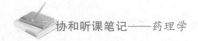

抗生素类抗真菌药包括多烯类抗生素，包括两性霉素 B、制

霉素等抗生素和非多烯类抗生素如灰黄霉素。其中两性霉素 B 抗真菌活性最强，是唯一可用于治疗深部和皮下真菌感染的多烯类药物。其他只限于局部应用治疗浅表真菌感染。

（二）两性霉素 B

1. 药理作用

（1）几乎对所有真菌均有抗菌活性，为广谱抗真菌药。对新型隐球菌、白念珠菌、芽生菌、荚膜组织胞浆菌、粗球孢子菌、孢子丝菌等有较强抑菌作用。

（2）高浓度时有杀菌作用。

2. 作用机制　选择性地与真菌细胞膜中的麦角固醇结合，从而改变膜通透性，引起真菌细胞内小分子物质和电解质外渗，导致真菌生长停止或死亡。

3. 临床应用

（1）静脉滴注用于治疗深部真菌感染。

（2）真菌性脑膜炎时，除静脉滴注外，还需鞘内注射。

（3）口服仅用于肠道真菌感染。

（4）局部应用治疗皮肤、指甲及黏膜等表浅部真菌感染。

4. 不良反应及注意事项

（1）常见寒战、发热、头痛、呕吐、厌食、贫血、低血压、低血钾、低血镁、血栓性静脉炎、肝功能损害、肾功能损害等。

（2）事先给予解热镇痛抗炎药、抗组胺药及糖皮质激素，可减少治疗初期寒战、发热反应的发生。应定期进行血、尿常规，肝、肾功能和心电图等检查以便及时调整剂量。

（三）制霉菌素

1. 药理作用　对念珠菌属的抗菌活性较高，不易产生耐药性。

2. 临床应用

(1) 主要局部外用治疗皮肤、黏膜浅表真菌感染。

(2) 口服吸收很少，仅适于肠道白念珠菌感染。

3. 不良反应　口服后可引起暂时性恶心、呕吐、食欲缺乏、腹泻等胃肠道反应。

(四) 灰黄霉素

1. 药理作用

(1) 杀灭或抑制各种皮肤癣菌如表皮癣菌属、小芽胞菌属和毛菌属，对生长旺盛的真菌起杀灭作用，而对静止状态的真菌只有抑制作用。

(2) 对念珠菌属及其他引起深部感染的真菌没有作用。

2. 作用机制

(1) 沉积在皮肤、毛发及指（趾）甲的角蛋白前体细胞中，干扰侵入这些部位的敏感真菌的微管蛋白聚合成微管，抑制其有丝分裂。

(2) 作为鸟嘌呤的类似物，竞争性抑制鸟嘌呤进入 DNA 分子中，从而干扰真菌细胞 DNA 合成。

3. 临床应用　主要用于各种皮肤癣菌的治疗。对头癣疗效较好，指（趾）甲癣疗效较差。该药毒性反应较大，临床已少用。

三、唑类抗真菌药

(一) 概述

可干扰真菌细胞中麦角固醇的生物合成，使真菌细胞膜缺损，增加膜通透性，进而抑制真菌生长或使真菌死亡。分类如下。

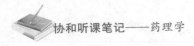

1. 咪唑类 包括酮康唑、咪康唑、益康唑、克霉唑和联苯苄唑等，酮康唑等可作为治疗表浅部真菌感染首选药。

2. 三唑类 包括伊曲康唑、氟康唑和伏立康唑等，可作为治疗深部真菌感染的首选药。

（二）咪唑类

1. 酮康唑

（1）临床应用

1）口服有效地治疗深部、皮下及浅表真菌感染。

2）局部用药治疗表浅部真菌感染。

（2）不良反应

1）口服不良反应较多，常见有恶心、呕吐等胃肠道反应，以及皮疹、头晕、嗜睡、畏光等，偶见肝毒性。

2）极少数人发生内分泌异常，常表现为男性乳房发育。

2. 咪康唑和益康唑 主要局部应用治疗阴道、皮肤或指甲的真菌感染。

3. 克霉唑 局部用药治疗各种浅部真菌感染。

4. 联苯苄唑 双重阻断麦角固醇的合成，使抗菌活性明显强于其他咪唑类抗真菌药。用于治疗皮肤癣菌感染。

（三）三唑类

1. 伊曲康唑

（1）药理作用：抗真菌谱较酮康唑广，体内外抗真菌活性较酮康唑强 5~100 倍。

（2）临床应用：可有效治疗深部、皮下及浅表真菌感染，已成为治疗罕见真菌如组织胞浆菌感染和芽生菌感染的首选药物。

（3）不良反应：主要为胃肠道反应、头痛、头晕、低血钾、高血压、水肿和皮肤瘙痒等。

2. 氟康唑

(1) 药理作用：具有广谱抗真菌包括隐球菌属、念珠菌属和球孢子菌属等作用，体内抗真菌活性较酮康唑强 5~20 倍。

(2) 临床应用：是治疗艾滋病患者隐球菌性脑膜炎的首选药，与氟胞嘧啶合用可增强疗效。

(3) 不良反应：发生率低，常见恶心、腹痛、腹泻、胃肠胀气、皮疹等。可能导致胎儿缺陷，禁用于孕妇。

3. 伏立康唑　为广谱抗真菌药，对多种条件性真菌和地方流行性真菌均具有抗菌活性，抗真菌活性为氟康唑的 10~500 倍。对多种耐氟康唑、两性霉素 B 的真菌深部感染有显著治疗作用。

四、丙烯胺类抗真菌药

(一) 概述

丙烯胺类抗真菌药包括萘替芬和特比萘芬。

(二) 特比萘芬

1. 药理作用　对曲霉菌、镰孢和其他丝状真菌具有良好抗菌活性。

2. 临床应用

(1) 外用或口服治疗甲癣和其他一些浅表部真菌感染。

(2) 对深部曲霉菌感染、侧孢感染、假丝酵母菌感染和肺隐球酵母菌感染，与唑类药物或两性霉素 B 合用，可获良好结果。

3. 不良反应　常见胃肠道反应，较少发生肝炎和皮疹。

五、嘧啶类抗真菌药

主要介绍氟胞嘧啶。

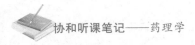

（一）作用机制

1. 通过胞嘧啶透性酶作用而进入敏感真菌的细胞内，影响DNA的合成。

2. 5-氟尿嘧啶掺入真菌的RNA，影响蛋白质合成。

（二）临床应用

主要用于隐球菌感染、念珠菌感染和着色霉菌感染，疗效不如两性霉素B。易透过血脑屏障，对隐球菌性脑膜炎有较好疗效，常与两性霉素B合用。

（三）不良反应

恶心、呕吐、腹泻、皮疹、发热、转氨酶升高、黄疸、贫血、白细胞减少、血小板减少、尿素氮升高等。用药期间注意检查血象和肝、肾功能，如有异常立即停药，孕妇禁用。

历年真题

1. 关于阿昔洛韦药理作用的描述，正确的是
   A. 具有较强抗铜绿假单胞菌作用
   B. 主要用于金黄色葡萄球菌引起的骨及关节感染
   C. 为支原体肺炎首选药物
   D. 具有抗DNA病毒的作用
   E. 对念珠菌有强大抗菌作用

2. 广谱抗真菌药物是
   A. 利福平
   B. 利巴韦林
   C. 伯氨喹
   D. 氟康唑
   E. 环磷酰胺

参考答案：1. D　2. D

第四十六章 抗结核药及抗麻风病药

核心问题

抗结核病药的作用机制、临床应用和不良反应。

内容精要

结核病合理的化学药物治疗是控制疾病发展、复发及抑制结核杆菌耐药性产生的关键。砜类化合物是目前临床最重要的抗麻风病药。

第一节 抗结核药

一、概述

（一）按临床应用分类

见表46-1-1。

表46-1-1 抗结核药按临床应用分类

分类	特点	代表药
一线抗结核药	疗效高、不良反应较少、较易耐受	异烟肼、利福平、乙胺丁醇、链霉素、吡嗪酰胺等

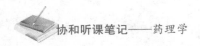

续　表

分　类	特　点	代 表 药
二线抗结核药	毒性较大、疗效较差，主要用于对一线抗结核药产生耐药性或用于与其他抗结核药配伍使用	对氨基水杨酸、氨硫脲、卡那霉素、阿米卡星、乙硫异烟胺、卷曲霉素、环丝氨酸等
新一代的抗结核药	疗效较好，毒副作用相对较小	利福喷汀、利福定、左氧氟沙星、新大环内酯类等

（二）按作用机制

1. 阻碍细菌细胞壁合成的药物，如环丝氨酸、乙硫异烟胺。

2. 干扰结核杆菌代谢的药物，如对氨基水杨酸钠。

3. 抑制 RNA 合成药，如利福平。

4. 抑制结核杆菌蛋白合成药，如链霉素、卷曲霉素和紫霉素。

5. 多种作用机制共存或机制未明的药物，如异烟肼、乙胺丁醇。

二、一线抗结核药

（一）异烟肼

1. 特点　杀菌力强、不良反应少、可以口服且价格低廉。

2. 体内过程　异烟肼口服或注射均易吸收。

3. 抗菌作用

（1）异烟肼对生长旺盛的活动期结核杆菌有强大的杀灭作用，是治疗活动性结核的首选药物。

（2）对静止期结核杆菌无杀灭作用而仅有抑菌作用。

（3）低浓度时有抑菌作用，高浓度时有杀菌作用。

4. 临床应用

（1）对各种类型的结核病患者均为首选药物。

（2）对早期轻症肺结核或预防用药时可单独使用。

（3）规范化治疗时必须联合使用其他抗结核药，以防止或延缓耐药性的产生。

（4）对粟粒性结核和结核性脑膜炎应加大剂量，延长疗程，必要时注射给药。

5. 不良反应

（1）神经系统

1）常见周围神经炎，表现为手脚麻木，肌肉震颤和步态不稳等。

2）大剂量可出现头痛、头晕、兴奋和视神经炎，严重时可导致中毒性脑病和精神病。

3）癫痫及精神病患者慎用。

主治语录：注意及时补充维生素 B_6，可预防不良反应的产生。

（2）肝脏毒性：可损伤肝细胞，使转氨酶升高，少数可出现黄疸，严重时可出现肝小叶坏死，甚至死亡。

（3）其他

1）可发生各种皮疹、发热、胃肠道反应、粒细胞减少、血小板减少和溶血性贫血。

2）用药期间可能产生脉管炎及关节炎综合征。

6. 药物相互作用

（1）异烟肼为肝药酶抑制剂，可使双香豆素类抗凝血药、苯妥英钠及交感胺的代谢减慢，血药浓度升高。

（2）饮酒和与利福平合用均可增加异烟肼对肝的毒性作用。

（3）与肾上腺皮质激素合用，血药浓度降低。与肼屈嗪合用则毒性增加。

（二）利福平

1. 体内过程

（1）口服易吸收，24 小时血浆药物浓度达峰值。

（2）穿透力强，体内分布广，包括脑脊液、胸腔积液、腹水、结核空洞、痰液及胎盘。

2. 抗菌作用

（1）抗菌谱广且作用强大，对静止期和繁殖期的细菌均有作用，能增加链霉素和异烟肼的抗菌活性。

（2）对结核杆菌及麻风杆菌有作用。

（3）可杀灭多种 G^+和 G^-球菌如金黄色葡萄球菌、脑膜炎奈瑟菌等。

（4）对 G^-杆菌如大肠埃希菌、变形杆菌、流感杆菌等有抑制作用。

（5）低浓度抑菌、高浓度杀菌。

3. 临床应用

（1）与其他抗结核药联合使用可治疗各种类型的结核病，包括初治及复发患者。与异烟肼合用治疗初发患者可降低结核性脑膜炎的病死率和后遗症的发生。与乙胺丁醇及吡嗪酰胺合用对复治患者产生良好的治疗效果。

（2）可治疗麻风病和耐药金葡菌及其他敏感细菌所致感染。

（3）可用于重症胆道感染。

（4）局部用药可治疗沙眼、急性结膜炎及病毒性角膜炎。

4. 不良反应

（1）胃肠道反应，常见恶心、呕吐、腹痛、腹泻，一般不严重。

（2）肝脏毒性，长期大量使用可出现黄疸、肝大、肝功能减退等症状，严重时可致死亡。

主治语录：用药期间定期复查肝功能，严重肝病、胆道阻塞患者禁用。

（3）“流感综合征”，大剂量间隔使用时可诱发发热、寒战、头痛、肌肉酸痛等类似感冒的症状。

（4）个别患者出现皮疹、药热等重症反应。偶见疲乏、嗜睡、头晕和运动失调等。

5. 药物的相互作用　利福平是肝药酶诱导剂，可加速自身及许多药物的代谢，如洋地黄毒苷、奎尼丁、口服抗凝血药及磺酰脲类口服降血糖药、口服避孕药、糖皮质激素和茶碱等。药物合用时注意调整剂量。

（三）乙胺丁醇

1. 体内过程　口服吸收迅速，广泛分布于全身组织和体液，但脑脊液浓度较低。

2. 抗菌作用　对繁殖期结核杆菌有较强的抑制作用。其作用机制为与二价金属离子络合，干扰细菌 RNA 的合成，起到抑制结核杆菌的作用。乙胺丁醇对其他细菌无效。

3. 临床应用

（1）用于各型肺结核和肺外结核。

（2）与异烟肼和利福平合用治疗初治患者。

（3）与利福平和卷曲霉素合用治疗复治患者。

（4）特别适用于经链霉素和异烟肼治疗无效的患者。

4. 不良反应

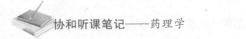

（1）连续大量使用 2~6 个月可产生严重的毒性反应。如球后神经炎引起的弱视、红绿色盲和视野缩小。一旦发生，应及

时停药并给予大剂量的维生素 B_6。

（2）偶见胃肠道反应、过敏反应和高尿酸血症，有痛风病者慎用。

（四）吡嗪酰胺（PZA）

1. 临床应用　吡嗪酰胺单独使用易产生耐药性，与其他抗结核药无交叉耐药性，与异烟肼和利福平合用有协同作用，是联合用药的重要成分。

2. 不良反应

（1）长期、大量使用可发生严重的肝损害，出现转氨酶升高、黄疸甚至肝坏死。用药期间定期检查肝功能，肝功能不良者慎用。

（2）抑制尿酸盐排泄，诱发痛风。

三、二线抗结核药

（一）对氨基水杨酸钠

1. 抗菌作用　仅对细胞外的结核杆菌有抑菌作用，抗菌谱窄，疗效较一线抗结核药差。

2. 作用机制　一般认为是由于对氨基水杨酸钠可竞争性抑制二氢蝶酸合酶，阻止二氢叶酸的合成，从而使蛋白质合成受阻，抑制结核杆菌的繁殖。

3. 临床应用　主要与异烟肼和链霉素联合使用，延缓耐药性产生，增加疗效。

4. 不良反应　常见为胃肠道反应及过敏反应，长期大量使用可出现肝功能损害。不宜与利福平合用，可影响利福平的吸收。

主治语录：本品水溶液不稳定，见光可分解变色，应用时应新鲜配制，并在避光条件下使用。

（二）乙硫异烟胺

仅用于一线抗结核药治疗无效的患者，并且需联合使用其他抗结核药。不良反应较多且发生率高，以胃肠道反应常见，表现为食欲缺乏、恶心、呕吐、腹痛和腹泻。孕妇和12岁以下儿童不宜使用。

（三）卷曲霉素

抗菌机制是抑制细菌蛋白质合成。临床用于复治的结核患者。

四、新一代抗结核药

（一）利福定

1. 抗菌作用强大，抗菌谱广。
2. 抗结核杆菌能力强于利福平，对麻风杆菌的抑制作用也优于利福平。
3. 一般情况下利福定与异烟肼、乙胺丁醇等合用，可延缓耐药性的产生。

（二）利福喷丁

1. 抗菌强度为利福平的7倍。半衰期长，为26小时，每周只需给药2次。
2. 具有一定的抗艾滋病（AIDS）能力。

五、抗结核药的应用原则

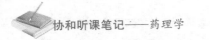

抗结核化学药物的使用是治疗结核病的主要手段。合理应

用化疗药物能提高药物疗效，降低不良反应。合理化疗是指早期、联合、适量规律及全程用药。

第二节　抗麻风病药

砜类化合物是目前临床最重要的抗麻风病药，常用有氨苯砜、苯丙砜和醋氨苯砜。

一、氨苯砜（DDS）

1. 药理作用与临床应用

（1）抗菌谱与磺胺类药相似。抗菌机制可能与磺胺类相同。

（2）是治疗麻风的首选药物。单用易产生耐药性，与利福平联合使用可延缓耐药性的产生。

2. 不良反应

（1）较常见的是溶血性贫血和发绀，葡萄糖-6-磷酸脱氢酶（G-6-PD）缺乏者较易发生，其次为高铁血红蛋白血症。

（2）口服氨苯砜可出现胃肠道反应、头痛及周围神经病变、药热、皮疹、血尿等。

（3）对肝脏有一定毒性，应定期检查血象及肝功能。

（4）治疗早期或药物增量过快可引起“砜综合征”，表现为发热、不适、剥脱性皮炎、黄疸伴肝坏死、淋巴结肿大、贫血等。

（5）严重贫血、G-6-PD 缺乏、肝肾功能不良，过敏者及精神病患者禁用。

二、其他药物

（一）氯法齐明（氯苯吩嗪）

对麻风杆菌有抑制作用，与氨苯砜或利福平合用治疗各型麻风病，治疗瘤型麻风的首选用药。

（二）巯苯咪唑（麻风宁）

是新型抗麻风药，其优点是疗程短，毒性小，不易蓄积，患者易于接受。适用于治疗各型麻风病，可用于砜类药物过敏者。

（三）利福平

杀灭麻风杆菌作用较氨苯砜快，毒性小，一般作氨苯砜联合应用的药物使用。

（四）大环内酯类药物

罗红霉素、克拉霉素具有抗麻风菌作用，且不良反应轻。

历年真题

1. 能引起“流感综合征”的药物是
   A. 利福平
   B. 多黏菌素
   C. 哌拉西林
   D. 链霉素
   E. 头孢孟多
2. 可引起周围神经炎的药物是
   A. 利福平
   B. 异烟肼
   C. 阿昔洛韦
   D. 吡嗪酰胺
   E. 卡那霉素

参考答案：1. A　2. B

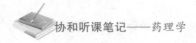

第四十七章　抗寄生虫药

核心问题

1. 抗疟药的分类、临床应用和不良反应。
2. 抗阿米巴病药及抗滴虫病药的常用药物。
3. 抗血吸虫病药的常用药物。

内容精要

寄生虫病可分为原虫病和蠕虫病，原虫病包括疟疾、阿米巴病和滴虫病等，蠕虫病包括血吸虫病、丝虫病和肠寄生虫病等。抗寄生虫药能选择性地杀灭、抑制或排出寄生虫。

第一节　抗　疟　药

疟疾是由疟原虫所引起的雌性按蚊叮咬传播的寄生虫性传染病。临床以间歇性寒战、高热、继之大汗后缓解为特点。分为间日疟、三日疟、恶性疟和卵形疟。

一、疟原虫的生活史及疟疾的发病机制

（一）人体内发育

1. 红细胞外期

（1）受感染的雌性按蚊刺吸人血时，子孢子随唾液进入人体，随血流侵入肝细胞发育、裂体增殖，形成可产生数以万计裂殖子的裂殖体。

（2）此期无临床症状，为疟疾的潜伏期，一般为 10~14 天。

（3）间日疟原虫和卵形疟原虫有一部分子孢子侵入肝脏后，可进入数个月或 1 年余的休眠期称为休眠子，可再被激活，成为良性疟治疗后复发的根源。恶性疟原虫和三日疟原虫无休眠子，无此类型的复发现象。

2. 红细胞内期

（1）红细胞外期的裂殖子胀破肝细胞释出，进入血流侵入红细胞，经滋养体发育成裂殖体，并破坏红细胞，释放裂殖子、疟色素及其他代谢产物，刺激机体引起寒战、高热等症状，即疟疾发作。

（2）释放出的裂殖子可再侵入其他正常红细胞，如此反复循环，可引起临床症状反复发作。

（3）临床症状发作的间隔时间：间日疟约 48 小时，恶性疟 36~48 小时，三日疟约 72 小时。

（二）按蚊体内的发育

按蚊在刺吸疟原虫感染者血液时，红细胞内发育的各期疟原虫随血液入蚊胃，仅雌雄配子体能继续发育，两者结合成合子，进一步发育产生子孢子，移行至唾液腺内，成为感染人的直接传染源。

二、抗疟药的分类

（一）主要用于控制症状的药物

如氯喹、奎宁、青蒿素等。可杀灭红细胞内期的裂殖体，控制症状发作和预防性抑制疟疾症状发作。

（二）主要用于控制远期复发和传播的药物

如伯氨喹。能杀灭肝脏中休眠子，控制疟疾的复发；并能杀灭各种疟原虫的配子体，控制疟疾传播。

（三）主要用于病因性预防的药物

如乙胺嘧啶。能杀灭红细胞外期的子孢子，发挥病因性预防作用。

三、常见的抗疟药

（一）主要用于控制症状的药物

1. 氯喹

（1）抗疟作用：氯喹对各种疟原虫的红细胞内期裂殖体均有较强的杀灭作用，能迅速、有效地控制疟疾的临床发作；但对子孢子、休眠子和配子体无效，不能用于病因预防及控制远期复发和传播。

主治语录：氯喹作用特点是起效快、疗效高、作用持久。

（2）预防性给药：氯喹能预防性抑制疟疾症状发作，在进入疫区前 1 周和离开疫区后 4 周期间，每周服药一次即可。

（3）抗肠道外阿米巴病作用：能杀灭阿米巴滋养体，可用于初始使用甲硝唑治疗失败的阿米巴肝脓肿患者。

（4）免疫抑制作用：大剂量氯喹能抑制免疫反应；偶用于类风湿关节炎、系统性红斑狼疮等免疫功能紊乱性疾病。

（5）耐药性：世界大部分地区的恶性疟原虫对氯喹产生耐药性。某些药物可逆转氯喹的耐药性，包括维拉帕米、氯苯那敏等。

(6) 不良反应与注意事项

1) 稍大剂量治疗疟疾急性发作时，可致恶心、呕吐、头晕、目眩及荨麻疹等，餐后服用可减少副作用的发生。

2) 大剂量应用时可导致视网膜病，应定期眼科检查。

3) 大剂量或快速静脉给药可致低血压。

4) 给药剂量过大可发生致死性心律失常。

2. 奎宁

(1) 药理作用和临床应用

1) 对各种疟原虫的红细胞内期裂殖体有杀灭作用，能控制临床症状。

2) 对红细胞外期疟原虫和恶性疟的配子体无明显作用。

3) 由于氯喹耐药性的出现和蔓延，奎宁成为治疗恶性疟的主要化学药物。

(2) 不良反应与注意事项

1) 金鸡纳反应：血浆浓度超过 30~60μmol/L 时可引起，表现为恶心、头痛、耳鸣、脸红、视力减退等，停药一般能恢复。

2) 心血管反应：用药过量或静脉滴注速度过快时，可致低血压、心律失常和中枢神经系统紊乱如谵妄和昏迷。

3) 血恶病质（尤其血小板减少）和超敏反应罕见。

4) 孕妇忌用，月经期慎用。

5) 严重恶性疟患者可发生低血糖反应甚至昏迷。

3. 甲氟喹

(1) 药理作用和临床应用

1) 杀灭红细胞内期疟原虫繁殖体，用于控制症状。

2) 主要用于耐氯喹或对多种药物耐药的恶性疟，用于症状的抑制性预防。

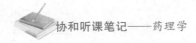

（2）不良反应与注意事项

1）用于控制急性发作时，半数患者发生胃肠道反应。

2）可出现一过性中枢神经精神系统毒性，如眩晕、烦躁不安和失眠等。

3）孕妇、2 岁以下幼儿和神经精神病史者禁用。

4. 咯萘啶

（1）药理作用和临床应用

1）对红细胞内期疟原虫有杀灭作用，对耐氯喹的恶性疟也有效。

2）可用于治疗各种类型的疟疾，包括脑型疟。

（2）不良反应在治疗剂量时轻微、少见。

5. 青蒿素

（1）药理作用和临床应用

1）对各种疟原虫红细胞内期裂殖体有快速的杀灭作用，对红细胞外期疟原虫无效。

2）青蒿素抗疟作用机制可能是血红素或 Fe^{2+} 催化青蒿素形成自由基破坏疟原虫表膜和线粒体结构，导致疟原虫死亡。

3）主要用于治疗耐氯喹或多药耐药的恶性疟。因可透过血脑屏障，对脑性疟的抢救有较好效果。

（2）不良反应与注意事项

1）不良反应少见，最常见的包括恶心、呕吐、腹泻和头晕等。

2）罕见的严重毒性包括中性粒细胞减少、贫血、溶血、转氨酶升高和过敏反应。

3）青蒿素与奎宁合用抗疟作用相加，与甲氟喹合用为协同作用，与氯喹或乙胺嘧啶则表现为拮抗作用。

（二）主要用于控制复发和传播的药物

1. 伯氨喹

（1）药理作用和临床应用

1）对间日疟和卵形疟肝脏中的休眠子有较强的杀灭作用，是防治疟疾远期复发的主要药物。

2）与红细胞内期抗疟药合用，能根治良性疟，减少耐药性的产生。

3）能杀灭各种疟原虫的配子体，阻止疟疾传播。对红细胞内期的疟原虫无效。

（2）不良反应与注意事项

1）治疗剂量不良反应较少，可引起剂量依赖性的胃肠道反应。

2）大剂量时可致高铁血红蛋白血症，伴有发绀。

3）红细胞内缺乏葡萄糖-6-磷酸脱氢酶（G-6-PD）的个体可发生急性溶血。

（三）主要用于病因性预防的药物

1. 乙胺嘧啶

（1）药理作用和临床应用

1）为二氢叶酸还原酶抑制药，阻止二氢叶酸转变为四氢叶酸，阻碍核酸的合成，从而抑制疟原虫的增殖，对已发育成熟的裂殖体则无效，故控制临床症状起效缓慢。

2）常用于病因性预防，作用持久。乙胺嘧啶不能直接杀灭配子体，但含药血液随配子体被按蚊吸食后，能阻止疟原虫在蚊体内发育产生配子体，起阻断传播的作用。

（2）不良反应与注意事项

1）长期大剂量服用可能引起巨幼细胞贫血、粒细胞减少，及时停药或用亚叶酸治疗可恢复。

2）过量引起急性中毒，表现为恶心、呕吐、发热、发绀、惊厥，甚至死亡。

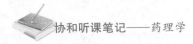

3）严重肝、肾功能损伤患者应慎用，孕妇禁用。

2. 磺胺类和砜类　仅抑制红细胞内期疟原虫，主要用于耐氯喹的恶性疟。

四、抗疟药的合理应用

（一）抗疟药的选择

1. 控制症状，对氯喹敏感疟原虫选用氯喹。

2. 脑型疟选用磷酸氯喹、二盐酸奎宁、青蒿素类注射剂。

3. 耐氯喹的恶性疟选用奎宁、甲氟喹、青蒿素类。

4. 休止期，乙胺嘧啶和伯氨喹合用。

5. 预防用药，乙胺嘧啶预防发作和阻止传播，氯喹能预防性抑制症状发作。

（二）联合用药

1. 氯喹与伯氨喹合用于发作期的治疗，既控制症状，又防止复发和传播。

2. 乙胺嘧啶与伯氨喹合用于休止期患者，可防止复发。

3. 乙胺嘧啶与磺胺可协同阻止叶酸合成，对耐氯喹的恶性疟使用青蒿素与甲氟喹或咯萘啶联合治疗。

4. 青蒿素和氯喹或乙胺嘧啶合用表现为拮抗作用，影响药效。

第二节　抗阿米巴病药及抗滴虫药

一、抗阿米巴病药

（一）甲硝唑（灭滴灵）

1. 体内过程　口服吸收迅速，生物利用度约95%以上，血浆蛋白结合率为20%。分布广，可通过胎盘和血脑屏障，脑脊液中药物也可达有效浓度。

2. 药理作用和临床应用

（1）抗阿米巴作用：甲硝唑对肠内、肠外阿米巴滋养体有强大杀灭作用，治疗急性阿米巴痢疾和肠道外阿米巴感染效果显著。

（2）抗滴虫作用：甲硝唑是治疗阴道毛滴虫感染的首选药物。

（3）抗厌氧菌作用

1）常用于厌氧菌引起的产后盆腔炎、败血症和骨髓炎等的治疗。

2）可与抗菌药合用防止妇科手术、胃肠外科手术时的厌氧菌感染。

（4）抗贾第鞭毛虫作用：是治疗贾第鞭毛虫病的有效药物。

3. 不良反应与注意事项

（1）治疗量不良反应很少，口服有苦味、金属味感。

（2）可有轻微的胃肠道反应和头晕、眩晕、肢体感觉异常等神经系统症状。

（3）甲硝唑服药期间和停药后不久应严格禁止饮酒。

（4）孕妇禁用。

（二）依米丁和去氢依米丁

1. 治疗急性阿米巴痢疾与阿米巴肝脓肿，能迅速控制临床症状。

2. 毒性大，仅限于甲硝唑治疗无效或禁用者。

3. 对肠腔内阿米巴滋养体和包囊无效，不适用于症状轻微的慢性阿米巴痢疾及无症状的阿米巴包囊携带者。

（三）二氯尼特

是目前最有效的杀包囊药，单用对无症状的包囊携带者有良好效果。对于急性阿米巴痢疾，用甲硝唑控制症状后，再用本品可肃清肠腔内包囊，可有效防止复发。对肠外阿米巴病无效。

（四）巴龙霉素

用于治疗急性阿米巴痢疾。

（五）氯喹

为抗疟药，也有杀灭肠外肝和肺阿米巴滋养体的作用。仅用于甲硝唑无效或禁忌的阿米巴肝炎或肝脓肿。对肠内阿米巴病无效，应与肠内抗阿米巴病药合用，防止复发。

二、抗滴虫药

（一）甲硝唑和替硝唑

目前治疗的主要药物为甲硝唑，但抗甲硝唑虫株正在增多。替硝唑为甲硝唑的衍生物，也是高效低毒的抗滴虫药。

（二）乙酰砷胺

为五价砷剂，直接杀灭滴虫。遇耐甲硝唑滴虫株感染时，可考虑改用乙酰砷胺局部给药。

主治语录：抗滴虫药用于治疗阴道毛滴虫所引起的阴道炎、尿道炎和前列腺炎。

第三节 抗血吸虫病药和抗丝虫病药

一、抗血吸虫病药

（一）吡喹酮（环吡异喹酮）

1. 药理作用

（1）对日本血吸虫、埃及血吸虫、曼氏血吸虫单一感染或混合感染均有良好疗效；对血吸虫成虫有迅速而强效的杀灭作用，对幼虫也有作用，但较弱。

（2）对其他吸虫如华支睾吸虫、姜片吸虫、肺吸虫有显著杀灭作用。

（3）对各种绦虫感染和其幼虫引起的囊虫病、包虫病有不同程度的疗效。

2. 临床应用

（1）治疗各型血吸虫病，适用于急性、慢性、晚期及有合并症的血吸虫病患者。

（2）可用于肝脏华支睾吸虫病、肠吸虫病（如姜片虫病、异形吸虫病、横川后殖吸虫病等）、肺吸虫病及绦虫病等。

3. 不良反应

（1）口服后可出现腹部不适、腹痛、腹泻、头痛、眩晕、嗜睡等。服药期间避免驾车和高空作业。

（2）偶见发热、瘙痒、荨麻疹、关节痛、肌痛等。

（3）少数出现心电图异常。

（4）孕妇禁用。

二、抗丝虫病药

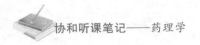

乙胺嗪对班氏丝虫和马来丝虫均有杀灭作用，是治疗丝虫

病的首选药物。

第四节　抗肠蠕虫药

一、抗肠蠕虫药的选用

常用抗肠蠕虫药的选用，可参考表 47-4-1。

表 47-4-1　肠蠕虫病的药物治疗

疾　病	首选药物	次选药物
蛔虫感染	甲苯咪唑、阿苯达唑	噻嘧啶、哌嗪、左旋咪唑
蛲虫感染	甲苯咪唑、阿苯达唑	噻嘧啶、哌嗪、恩波吡维铵
钩虫感染	甲苯咪唑、阿苯达唑	噻嘧啶
鞭虫感染	甲苯咪唑	—
绦虫感染	吡喹酮	氯硝柳胺
囊虫病	吡喹酮、阿苯达唑	—
包虫病	阿苯达唑	吡喹酮、甲咪达唑

二、抗肠蠕虫病的药物治疗

（一）甲苯达唑

1. 药理作用和临床应用

（1）广谱驱肠虫药，对蛔虫、钩虫、蛲虫、鞭虫、绦虫和粪类圆线虫等肠道蠕虫均有效。

（2）抑制虫体对葡萄糖的摄取，导致糖原耗竭；抑制虫体线粒体延胡索酸还原酶系统，干扰虫体生存及繁殖而死亡。

（3）对蛔虫卵、钩虫卵、鞭虫卵及幼虫有杀灭和抑制发育作用，用于治疗上述肠蠕虫单独感染或混合感染。

2. 不良反应与注意事项

（1）少数可见短暂的腹痛和腹泻。

（2）大剂量偶见转氨酶升高、粒细胞减少、血尿、脱发等。

（3）孕妇和2岁以下儿童及肝、肾功能不全者禁用。

（二）阿苯达唑

1. 药理作用和临床应用

（1）能杀灭多种肠道线虫、绦虫和吸虫的成虫及虫卵，用于多种线虫混合感染，疗效优于甲苯达唑。

（2）可用于治疗棘球蚴病（包虫病）与囊虫病，对肝片吸虫病及肺吸虫病也有良好疗效。

2. 不良反应

（1）较少，偶有腹痛、腹泻、恶心、头痛、头晕等。

（2）少数可出现血清转氨酶升高，停药后可恢复正常。

（3）孕妇和2岁以下儿童及肝、肾功能不全者禁用。

（三）哌嗪

对蛔虫、蛲虫具有较强的驱虫作用。主要用于驱除肠道蛔虫，治疗蛔虫所致的不完全性肠梗阻和早期胆道蛔虫。

（四）左旋咪唑（驱钩蛔）

1. 作用机制　选择性抑制虫体琥珀酸脱氢酶，使延胡索酸不能还原为琥珀酸从而影响虫体肌肉的无氧代谢，减少能量产生。

2. 不良反应

（1）治疗剂量偶有恶心、呕吐、腹痛、头晕等。大剂量或多次用药时，个别病例出现粒细胞减少、肝功能减退等。

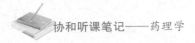

（2）妊娠早期、肝肾功能不全者禁用。

（五）噻嘧啶

1. 作用机制　抑制虫体胆碱酯酶，使神经肌肉接头处乙酰胆碱堆积，神经肌肉兴奋性增强，肌张力增高，随后虫体痉挛性麻痹，不能附壁而排出体外。

2. 药理作用和临床应用

（1）为广谱抗肠蠕虫药。对钩虫、绦虫、蛲虫、蛔虫等均有抑制作用。

（2）用于蛔虫、钩虫、蛲虫单独或混合感染，常与另一抗肠蠕虫药奥克太尔合用增强疗效。

3. 不良反应

（1）不良反应较少，偶有发热、头痛、皮疹和腹部不适。

（2）少数出现血清转氨酶升高，故肝功能不全者慎用。

（3）孕妇及2岁以下儿童禁用。不宜与哌嗪合用。

（六）吡喹酮

1. 药理作用　为广谱抗吸虫药和驱绦虫药，对多种吸虫有强大的杀灭作用，是治疗各种绦虫病的首选药。

2. 不良反应　治疗脑型囊虫症时，可因虫体死亡后的炎症反应引起脑水肿、颅内压升高。

历年真题

防止疟疾复发和传播的药物是

A. 氯喹

B. 奎宁

C. 甲氟喹

D. 伯氨喹

E. 青蒿素

参考答案：D

第四十八章　抗恶性肿瘤药物

核心问题

抗恶性肿瘤药的分类。

内容精要

应用抗肿瘤药或抗癌药在肿瘤的综合治疗中占有极为重要的地位，以分子靶向药物为代表的新型抗肿瘤药物治疗手段已取得突破性进展，其重要性不断上升。

第一节　抗恶性肿瘤药的药理学基础

一、抗肿瘤药的分类

（一）细胞毒类抗肿瘤药

即传统化疗药物，主要通过影响肿瘤细胞的核酸和蛋白质结构与功能，直接抑制肿瘤细胞增殖和/或诱导肿瘤细胞凋亡的药物，如抗代谢药和抗微管蛋白药等。

（二）非细胞毒类抗肿瘤药

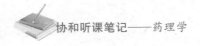

是一类发展迅速的具有新作用机制的药物，该类药主要以

肿瘤分子病理过程的关键调控分子为靶点，如调节体内激素平衡药物、分子靶向药物等。

二、抗肿瘤药的药理作用和耐药机制

（一）细胞毒类抗肿瘤药的作用机制

1. 从细胞生物学角度来讲，抑制肿瘤细胞增殖和/或诱导肿瘤细胞凋亡的药物均可发挥抗肿瘤作用。

2. 肿瘤细胞群包括增殖细胞群、静止细胞群（G_0期）和无增殖能力细胞群。依据药物对各周期或时相肿瘤细胞的敏感性不同，大致将药物分为两大类。

（1）细胞周期非特异性药物（CCNSA）：能杀灭处于增殖周期各时相的细胞甚至包括G_0期细胞的药物，如直接破坏DNA结构及影响其复制或转录功能的药物（烷化剂、抗肿瘤抗生素及铂类配合物等）。

（2）细胞周期（时相）特异性药物（CCSA）：仅对增殖周期的某些时相敏感而对G_0期细胞不敏感的药物，如作用于S期细胞的抗代谢药物和作用于M期细胞的长春碱类药物。

（二）非细胞毒类抗肿瘤药的作用机制

以肿瘤分子病理过程的关键调控分子等为靶点的药物，如改变激素平衡失调状态的某些激素或其拮抗药；以细胞信号转导分子为靶点的蛋白酪氨酸激酶抑制药、法尼基转移酶抑制药、丝裂原活化蛋白激酶（MAPK）信号转导通路抑制药和细胞周期调控剂。

（三）耐药性产生的机制

1. 耐药性产生的原因十分复杂，不同药物其耐药机制不同，同一种药物存在着多种耐药机制。耐药性的遗传学基础也已证明，肿瘤细胞在增殖过程中有较固定的突变率，每次突变均可导致耐药性瘤株的出现。分裂次数愈多（亦即肿瘤愈大），耐药瘤株出现的机会愈大。肿瘤干细胞学说认为肿瘤干细胞的存在是导致肿瘤化疗失败的主要原因，耐药性是肿瘤干细胞的特性之一。

2. 多药耐药性的形成机制

（1）药物的转运或摄取障碍。

（2）药物的活化障碍。

（3）靶酶质和量的改变。

（4）药物入胞后产生新的代谢途径。

（5）分解酶的增加。

（6）修复机制增加。

（7）由于特殊的膜糖蛋白的增加，使细胞排出的药物增多。

（8）DNA 链间或链内的交联减少。

第二节　细胞毒类抗肿瘤药

一、影响核酸生物合成的药物

化学结构和核酸代谢的必需物质如叶酸、嘌呤、嘧啶等相似，可以通过特异性干扰核酸的代谢，阻止细胞的分裂和繁殖。主要作用于 S 期细胞，属细胞周期特异性药物。

（一）二氢叶酸还原酶抑制药——甲氨蝶呤（MTX）

1. 作用机制

（1）化学结构与叶酸相似，对二氢叶酸还原酶具有强大而持久的抑制作用，呈竞争性抑制作用。

（2）阻碍 DNA 合成，干扰蛋白质的合成。

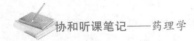

2. 临床应用

（1）用于治疗儿童急性白血病和绒毛膜上皮癌。

（2）鞘内注射可用于中枢神经系统白血病的预防和缓解症状。

3. 不良反应

（1）消化道反应如口腔炎、胃炎、腹泻、便血。

（2）骨髓抑制最为突出，可致白细胞、血小板减少，严重者可有全血细胞减少。

（3）长期大量用药可致肝、肾损害；妊娠早期应用可致畸胎、死胎。

主治语录：为减轻甲氨蝶呤的骨髓毒性，可在应用大剂量甲氨蝶呤一定时间后肌注亚叶酸钙作为救援剂。

（二）胸苷酸合成酶抑制药——氟尿嘧啶（5-FU）

1. 作用机制

（1）抑制脱氧胸苷酸合成酶，阻止脱氧尿苷酸甲基化转变为脱氧胸苷酸，从而影响 DNA 的合成。

（2）氟尿嘧啶在体内可转化为 5-氟尿嘧啶核苷，以伪代谢产物形式掺入 RNA 中干扰蛋白质的合成，对其他各期细胞都有作用。

2. 临床应用

（1）对消化系统癌（食管癌、胃癌、肠癌、胰腺癌、肝癌）和乳腺癌疗效好。

（2）对宫颈癌、卵巢癌、绒毛膜上皮癌、膀胱癌、头颈部肿瘤也有效。

3. 不良反应及注意事项

（1）对骨髓和消化道毒性较大，出现血性腹泻应立即停药。

（2）可引起脱发、皮肤色素沉着，偶见肝、肾损害。

（三）嘌呤核苷酸互变抑制药——巯嘌呤（6-MP）

1. 作用机制　在体内阻止肌苷酸转变为腺苷酸及鸟苷酸，干扰嘌呤代谢，阻碍核酸合成，对S期细胞作用最为显著，对G_1期有延缓作用。

2. 临床应用　主要用于急性淋巴细胞白血病的维持治疗。大剂量对绒毛膜上皮癌亦有较好疗效。

3. 不良反应　常见骨髓抑制和消化道黏膜损害。少数患者可出现黄疸和肝功能损害。

（四）核苷酸还原酶抑制药——羟基脲（HU）

1. 作用机制

（1）能抑制核苷酸还原酶，阻止胞苷酸转变为脱氧胞苷酸，抑制DNA的合成。

（2）对S期细胞有选择性杀伤作用。

2. 临床应用

（1）对治疗慢性粒细胞白血病有显著疗效，对黑色素瘤有暂时缓解作用。

（2）可使肿瘤细胞集中于G_1期，故可用作同步化药物，增加化疗或放疗的敏感性。

3. 不良反应　主要毒性为骨髓抑制，并有轻度消化道反应。肾功能不良者慎用，孕妇忌用。

（五）DNA多聚酶抑制药——阿糖胞苷（Ara-C）

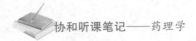

抑制DNA多聚酶的活性而影响DNA合成，也可掺入DNA中干扰其复制，使细胞死亡。用于治疗成人急性粒细胞白血病或单核细胞白血病。有严重的骨髓抑制和胃肠道反应，静脉注射可致静脉炎，对肝功能有一定影响。

二、影响 DNA 结构与功能的药物

（一）烷化剂

1. 氮芥（HN_2）

（1）临床应用：主要用于霍奇金病、非霍奇金淋巴瘤等。尤其适用于纵隔压迫症状明显的恶性淋巴瘤患者。

（2）不良反应：有恶心、呕吐、骨髓抑制、脱发、耳鸣、听力丧失、眩晕、黄疸、月经失调及男性不育等。

2. 环磷酰胺（CTX）

（1）临床应用：对恶性淋巴瘤疗效显著，对多发性骨髓瘤、急性淋巴细胞白血病、肺癌、乳腺癌、卵巢癌、神经母细胞瘤和睾丸肿瘤等均有一定疗效。

（2）不良反应：有骨髓抑制、恶心、呕吐、脱发等。大剂量可引起出血性膀胱炎。

3. 塞替派（TSPA）

（1）临床应用：主要用于治疗乳腺癌、卵巢癌、肝癌、恶性黑色素瘤和膀胱癌等。

（2）不良反应：主要为骨髓抑制，可引起白细胞和血小板减少。

4. 白消安（马利兰）

（1）临床应用：对慢性粒细胞白血病疗效显著，对慢性粒细胞白血病急性病变无效。

（2）不良反应：主要为消化道反应和骨髓抑制。久用可致闭经或睾丸萎缩。

5. 卡莫司汀（氯乙亚硝脲，卡氮芥）

（1）临床应用：主要用于原发或颅内转移脑瘤，对恶性淋

巴瘤、骨髓瘤等有一定疗效。

（2）不良反应：主要有骨髓抑制、胃肠道反应及肺部毒性等。

（二）破坏 DNA 的铂类配合物

1. 顺铂（DDP）

（1）临床应用

1）对非精原细胞性睾丸瘤最有效。

2）对头颈部鳞状细胞癌、卵巢癌、膀胱癌、前列腺癌、淋巴肉瘤及肺癌有较好疗效。

（2）不良反应

1）主要有消化道反应、骨髓抑制、周围神经炎、耳毒性。

2）大剂量或连续用药可致严重而持久的肾毒性。

2. 卡铂（CBP）

（1）临床应用：主要用于治疗小细胞肺癌、头颈部鳞癌、卵巢癌及睾丸肿瘤等。

（2）不良反应：主要为骨髓抑制。

（三）破坏 DNA 的抗生素类

1. 丝裂霉素（MMC） 抗瘤谱广，用于胃癌、肺癌、乳腺癌、慢性粒细胞白血病、恶性淋巴瘤等。

2. 博来霉素（BLM）

（1）临床应用

1）主要用于鳞状上皮癌（头、颈、口腔、食管、阴茎、外阴、宫颈等）。

2）可用于淋巴瘤的联合治疗。

（2）不良反应：发热、脱发等。肺毒性最为严重，可引起间质性肺炎或肺纤维化。

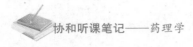

（四）拓扑异构酶抑制剂

1. 喜树碱（CPT）

（1）临床应用

1）对胃癌、绒毛膜上皮癌、恶性葡萄胎、急性及慢性粒细胞白血病等有一定疗效。

2）对膀胱癌、大肠癌及肝癌等亦有一定疗效。

（2）不良反应：较大，主要有泌尿道刺激症状、消化道反应、骨髓抑制及脱发等。

2. 依托泊苷和替尼泊苷

（1）临床应用

1）用于治疗肺癌及睾丸肿瘤，有良好效果。

2）用于恶性淋巴瘤治疗。

3）替尼泊苷对脑瘤亦有效。

（2）不良反应：骨髓抑制及消化道反应等。

三、干扰转录过程和阻止 RNA 合成的药物

（一）放线菌素 D（DACT）

抗瘤谱较窄，对恶性葡萄胎、绒毛膜上皮癌、霍奇金病和恶性淋巴瘤、肾母细胞瘤、骨骼肌肉瘤及神经母细胞瘤疗效较好。

（二）多柔比星（ADM）

1. 临床应用　主要用于对常用抗恶性肿瘤药耐药的急性淋巴细胞白血病或粒细胞白血病、恶性淋巴肉瘤、乳腺癌、卵巢癌、小细胞肺癌、胃癌、肝癌及膀胱癌等。

2. 不良反应

（1）最严重的毒性反应为可引起心肌退行性病变和心肌间质水肿。

（2）骨髓抑制、消化道反应、皮肤色素沉着及脱发等。

（三）柔红霉素（DRN）

主要用于对常用抗恶性肿瘤药耐药的急性淋巴细胞白血病或粒细胞白血病，但缓解期短。主要毒性反应为骨髓抑制、消化道反应和心脏毒性等。

四、抑制蛋白质合成与功能的药物

（一）微管蛋白活性抑制药

1. 长春碱类

（1）临床应用

1）长春碱（VLB）主要用于治疗急性白血病、恶性淋巴瘤及绒毛膜上皮癌。

2）长春新碱（VCR）对儿童急性淋巴细胞白血病疗效好，常与波尼松合用。

3）长春地辛（VDS）主要用于治疗肺癌、恶性淋巴瘤、乳腺癌、食管癌、黑色素瘤和白血病等。

4）长春瑞滨（NVB）主要用于治疗肺癌、乳腺癌、卵巢癌和淋巴瘤等。

（2）毒性反应：主要包括骨髓抑制、神经毒性、消化道反应、脱发及注射局部刺激等。VCR对外周神经系统毒性较大。

2. 紫杉醇类

（1）代表药物为紫杉醇、多西他赛。

（2）临床应用

1）对卵巢癌和乳腺癌有独特的疗效。

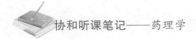

2）对肺癌、食管癌、大肠癌、黑色素瘤、头颈部癌、淋巴瘤、脑瘤有一定疗效。

（3）不良反应主要包括骨髓抑制、神经毒性、心脏毒性和过敏反应。

（二）干扰核糖体功能的药物

主要为三尖杉生物碱类，如三尖杉酯碱、高三尖杉酯碱。对急性粒细胞白血病疗效较好。可用于急性单核细胞白血病及慢性粒细胞白血病、恶性淋巴瘤等的治疗。

（三）影响氨基酸供应的药物

L-门冬酰胺酶主要用于急性淋巴细胞白血病。不良反应常见消化道反应，偶见过敏反应，应作皮试。

第三节　非细胞毒类抗肿瘤药

一、调节体内激素平衡的药物

（一）雌激素类

1. 常用于恶性肿瘤治疗的雌激素是已烯雌酚，对前列腺癌有效。

2. 雌激素类还用于治疗绝经期乳腺癌，机制未明。

（二）雄激素类

1. 代表药为甲基睾丸酮、丙酸睾酮和氟甲睾酮。

2. 可抑制脑垂体前叶分泌促卵泡激素，使卵巢分泌雌激素减少，并可对抗雌激素作用。

3. 雄激素对晚期乳腺癌，尤其是骨转移者疗效较佳。

（三）甲羟孕酮酯（MPA）

主要用于肾癌、乳腺癌、子宫内膜癌，并增强患者的食欲、改善一般状况。

（四）糖皮质激素类

1. 作用机制　糖皮质激素能抑制淋巴组织，使淋巴细胞溶解。

2. 临床应用

（1）对急性淋巴细胞白血病及恶性淋巴瘤的疗效较好。

（2）对慢性淋巴细胞白血病，除减低淋巴细胞数目外，还可降低血液系统并发症。

（3）与其他抗恶性肿瘤药合用，治疗霍奇金及非霍奇金淋巴瘤。

（五）他莫昔芬（TAM）

主要用于乳腺癌，雌激素受体阳性患者疗效较好。

（六）氨鲁米特（AG）

用于绝经后晚期乳腺癌。

二、分子靶向药物

（一）单克隆抗体类

1. 作用于细胞膜分化相关抗原的单克隆抗体

（1）利妥昔单抗

1）临床用于治疗非霍奇金淋巴瘤（NHL）。

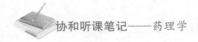

2）主要不良反应为发热、畏寒和寒战等与输液相关的不良

反应。

（2）阿仑珠单抗

1）临床用于治疗慢性淋巴细胞白血病（CLL）。

2）主要不良反应有寒战、发热、恶心、呕吐、感染、失眠等。

（3）替伊莫单抗

1）用于复发或难治性 B 细胞非霍奇金淋巴瘤的治疗。

2）主要不良反应有血细胞减少、疲乏、恶心、腹痛、咳嗽、腹泻等。

2. 作用于表皮生长因子受体（EGFR）的单克隆抗体

（1）曲妥珠单抗

1）临床单用或者与紫杉类联合治疗 HER-2 高表达的转移性乳腺癌。

2）主要不良反应为头痛、腹泻、恶心和寒战等。

（2）西妥昔单抗、帕尼单抗和尼妥珠单抗

1）主要用于治疗转移性结直肠癌。

2）西妥昔单抗亦可用于治疗头颈部肿瘤。

3）尼妥珠单抗用于 HER-1 阳性表达的Ⅲ/Ⅳ期鼻咽癌治疗。

3. 作用于血管内皮细跑生长因子的单克隆抗体　贝伐珠单抗临床用于转移性结直肠癌、晚期非小细胞肺癌、转移性肾癌和恶性胶质瘤的治疗。不良反应主要为高血压、心肌梗死、脑梗死、蛋白尿、胃肠穿孔及阻碍伤口愈合等。

（二）小分子化合物类

1. 单靶点的抗肿瘤小分子化合物

（1）伊马替尼、达沙替尼和尼罗替尼

1）可治疗慢性粒细胞白血病（CML），伊马替尼亦用于临床治疗胃肠道间质瘤。

2）轻、中度不良反应多见，如消化道症状、液体潴留、肌肉骨骼疼痛及头痛乏力等；较为严重的不良反应主要为血液系统毒性和肝损伤。

（2）吉非替尼和厄洛替尼

1）主要治疗晚期或转移的非小细胞肺癌。

2）腹泻、恶心、呕吐等消化道症状，以及丘疹、瘙痒等皮肤症状为其主要不良反应。

（3）奥希替尼：适用于既往经吉非替尼和厄洛替尼等第一代 EGFR 酪氨酸激酶抑制药治疗时或治疗后出现疾病进展，并且经检测确认存在 EGFR T790M 突变阳性的局部晚期或转移性非小细胞肺癌。

（4）坦罗莫司和依维莫司：临床用于晚期肾细胞癌的治疗。

（5）硼替佐米

1）临床用于多发性骨髓瘤和套细胞淋巴瘤的治疗。

2）乏力、腹泻、恶心、呕吐、发热、血小板减少等为其主要不良反应。

2. 多靶点抗肿瘤的小分子化合物

（1）索拉非尼

1）临床用于治疗肝癌和肾癌。

2）不良反应有疲乏、体重减轻、皮疹、脱发、腹泻、恶心、腹痛等。

（2）舒尼替尼：临床用于治疗晚期肾癌、胃肠道间质瘤和晚期胰腺癌。

（3）克唑替尼：用于治疗间变性淋巴瘤激酶（ALK）阳性的局部晚期和转移的非小细胞肺癌。

（4）阿昔替尼：用于治疗既往接受过一种酪氨酸激酶抑制药或细胞因子治疗失败的进展期肾细胞癌的成人患者。

（5）帕唑帕尼：临床用于治疗晚期肾癌和既往接受化疗的

晚期软组织肉瘤患者。

（6）凡德他尼：适用于治疗不能切除、局部晚期或转移的有症状或进展的髓样甲状腺癌。

（7）拉帕替尼：临床用于晚期和转移性乳腺肿瘤治疗。

（三）其他

1. 重组人血管内皮抑制素　临床主要用于配合化疗治疗不能进行手术的非小细胞肺癌。心脏毒性为其主要不良反应，此外还有消化系统不良反应如腹泻、肝功能异常和皮疹等。

2. 维 A 酸（维甲酸）

（1）代表药物：包括全反式维 A 酸（ATRA）、13-顺式维 A 酸（13-CRA）和 9-顺式维 A 酸（9-CRA）。

（2）临床应用

1）全反式维 A 酸对急性早幼粒细胞白血病诱导分化治疗取得成功，部分患者可以完全缓解，但短期内容易复发。

2）全反式维 A 酸与亚砷酸或化疗药物联合用药可获得较好疗效。

3. 亚砷酸（三氧化二砷）　主要用于治疗急性早幼粒细胞白血病（M3 型），是治疗 M3 型白血病的一线用药。

三、肿瘤免疫治疗药物

（一）伊匹单抗

适用于治疗不可切除的或转移黑色素瘤。最常见不良反应是疲乏、腹泻、瘙痒和皮疹。免疫介导的不良反应可能累及多个器官系统，如结肠炎、肝炎、神经病变和内分泌病变等。

（二）尼伏单抗

用于治疗黑色素瘤、非小细胞肺癌。

（三）派姆单抗

适用于不可切除或转移性黑素瘤的治疗。

（四）阿替珠单抗

用于治疗有局部晚期或转移性尿路上皮癌。

（五）重组人白介素-2

1. 适用于治疗肾细胞癌、黑色素瘤、乳腺癌、膀胱癌、肝癌、直肠癌和肺癌，控制癌性胸腹水。

2. 增强手术、放疗及化疗后的肿瘤患者机体免疫功能，提高先天或后天免疫缺陷症患者细胞免疫功能和抗感染能力。

3. 治疗类风湿关节炎、系统性红斑狼疮、干燥综合征等自身免疫病。

4. 对某些病毒性、杆菌性疾病、胞内寄生菌感染性疾病，如乙型肝炎、麻风病、肺结核、白念珠菌感染等也有一定的治疗作用。

5. 常见不良反应有发热、寒战、肌肉酸痛，与用药剂量有关，一般是一过性发热（38℃左右），亦可有寒战高热。个别患者可出现恶心、呕吐、皮疹、类感冒症状。皮下注射者局部可出现红肿、硬结、疼痛，所有不良反应停药后均可自行恢复。

第四节　细胞毒抗肿瘤药应用的药理学原则和毒性反应

一、药理学应用原则

（一）从细胞增殖动力学考虑

1. 招募作用　即设计细胞周期非特异性药物和细胞周期特

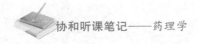

异性药物的序贯应用方法，招募更多 G_0期细胞进入增殖周期，以增加肿瘤细胞杀灭数量。

2. 同步化作用　即先用细胞周期特异性药物（如羟基脲），将肿瘤细胞阻滞于某时相（如 G_1 期），待药物作用消失后，肿瘤细胞即同步进入下一时相，再用作用于后一时相的药物。

（二）从药物作用机制考虑

联合作用于不同生化环节的抗恶性肿瘤药物，可使疗效提高。如联合应用甲氨蝶呤和巯嘌呤。

（三）从药物毒性考虑

1. 减少毒性的重叠。
2. 降低药物的毒性。

（四）从药物的抗瘤谱考虑

药物的抗瘤谱，见表 48-4-1。

表 48-4-1　药物的抗瘤谱

肿　瘤	药　物
胃肠道癌	选用氟尿嘧啶、环磷酰胺、丝裂霉素、羟基脲等
鳞癌	宜用博来霉素、甲氨蝶呤、环磷酰胺、顺铂、多柔比星等
骨肉瘤	多柔比星及大剂量甲氨蝶呤加救援剂甲酰四氢叶酸钙
脑的原发或转移瘤	首选亚硝脲类，亦可用羟基脲等

（五）从药物用药剂量考虑

1. 遵循一级动力学原则，一定量的药物只能杀灭一定数量的肿瘤细胞。

2. 再考虑到机体耐受性等方面的原因，不可能无限制地加大剂量或反复给药。

3. 大多数抗肿瘤药物具有免疫抑制作用，选用合适剂量并采用间歇给药，有可能保护宿主的免疫功能。

（六）小剂量长期化疗

二、毒性反应

（一）近期毒性

1. 共有的毒性反应　骨髓抑制、消化道反应和脱发。

2. 特有的毒性反应

（1）心脏毒性：以多柔比星最常见，可引起心肌退行性病变和心肌间质水肿。

（2）呼吸系统毒性：主要表现为间质性肺炎和肺纤维化，主要药物有博来霉素、卡莫司汀、丝裂霉素、甲氨蝶呤、吉非替尼等。

（3）肝脏毒性：部分抗肿瘤药物如L-门冬酰胺酶、放线菌素D、环磷酰胺等可引起肝脏损害。

（4）肾和膀胱毒性：大剂量环磷酰胺可引起出血性膀胱炎，应用美司钠可预防其发生。顺铂可损害近曲小管和远曲小管。保持充足的尿量有助减轻肾和膀胱毒性。

（5）神经毒性：长春新碱最容易引起外周神经病变。顺铂、甲氨蝶呤和氟尿嘧啶也可引起一些神经毒性。

（6）过敏反应：凡属于多肽类化合物或蛋白质类的抗肿瘤药物如L-门冬酰胺酶、博来霉素，静脉注射后容易引起过敏反应。紫杉醇也可引起过敏反应。

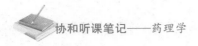

（7）组织坏死和血栓性静脉炎：刺激性强的药物如丝裂霉素、多柔比星等可引起注射部位的血栓性静脉炎，漏于血管外可致局部组织坏死。

（二）远期毒性

1. 第二原发恶性肿瘤。
2. 不育和致畸。

历年真题

1. 环磷酰胺抗肿瘤的机制是
   A. 干扰核酸的合成
   B. 破坏 DNA 的结构与功能
   C. 嵌入 DNA 干扰转录过程及阻止 RNA 的合成
   D. 干扰蛋白质合成
   E. 影响激素平衡，抑制肿瘤生长
2. 环磷酰胺的主要不良反应是
   A. 心脏毒性
   B. 肾脏毒性
   C. 肺脏毒性
   D. 骨髓毒性
   E. 皮肤毒性
3. 顺铂的主要不良反应是
   A. 心脏毒性
   B. 肾脏毒性
   C. 肺脏毒性
   D. 骨髓毒性
   E. 皮肤毒性

参考答案：1. B 2. D 3. B

第四十九章　影响免疫功能的药物

核心问题

1. 免疫抑制药的临床应用和不良反应。
2. 免疫增强药的临床应用和不良反应。

内容精要

影响免疫功能的药物是一类通过影响免疫应答反应和免疫病理反应，进而防治机体免疫功能异常所致疾病的药物。

第一节　免疫应答和免疫病理反应

一、免疫应答

1. 概念

(1) 广义的免疫反应：指机体对抗原产生免疫应答的全过程，包括抗原对机体的免疫诱导、免疫细胞间相互作用及免疫效应物质（致敏淋巴细胞、抗体）介导的效应反应。

(2) 狭义的免疫反应：指免疫应答的效应阶段，即指免疫应答过程中所产生抗体和致敏淋巴细胞与相应抗原特异性结合所发生的一系列反应。

2. 分类　免疫反应可分为特异性免疫（包括细胞免疫和体

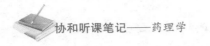

液免疫）和非特异性免疫（先天具有）。

3. 免疫应答反应分期　感应期、增殖分化期和效应期。

二、免疫病理反应

1. 超敏反应　又称变态反应，即异常的、过高的免疫应答。

2. 自身免疫性疾病　是指机体对自身抗原产生免疫反应而导致自身组织损害所引起的疾病。

3. 免疫缺陷病　是一组由于免疫系统发育不全或遭受损害所致的免疫功能缺陷引起的疾病。可分为原发性免疫缺陷病和继发性免疫缺陷病。

4. 免疫增殖病　是指免疫器官、免疫组织或免疫细胞异常增生所致的一组疾病。这类疾病的表现包括免疫功能异常及免疫球蛋白质和量的变化。

第二节　免疫抑制药

一、概述

免疫抑制药是一类具有免疫抑制作用的药物。临床主要用于器官移植的排斥反应和自身免疫反应性疾病。免疫抑制药物大致分几类，见表 49-2-1。

表 49-2-1　免疫抑制药物分类

分　类	举　例
抑制 IL-2 生成及其活性的药物	如环孢素、他克莫司等
抑制细胞因子基因表达的药物	如糖皮质激素
抑制嘌呤或嘧啶合成的药物	如硫唑嘌呤等
阻断 T 细胞表面信号分子	如单克隆抗体等

二、常用药物

（一）环孢素

1. 临床应用

（1）器官移植，已广泛用于肾、肝、胰、心、肺、皮肤、角膜及骨髓移植，防止排异反应。

（2）自身免疫性疾病，适用于治疗其他药物无效的难治性自身免疫性疾病如类风湿关节炎、系统性红斑狼疮、银屑病、皮肌炎等。

2. 不良反应

（1）最常见及最严重的为肾毒性作用，可致血清肌酐和尿素氮水平呈剂量依赖性升高。

（2）其次为肝毒性，多见于用药早期，一过性肝损害。

（3）继发感染较为常见，多为病毒感染。

（4）继发肝肿瘤，以淋巴瘤和皮肤瘤多见。

（5）此外还有多毛症、震颤、胃肠道反应、过敏反应等。

主治语录：环孢素的有效浓度与中毒浓度接近，因此在临床应用过程中须进行血药浓度监测，以减轻不良反应。

（二）他克莫司

对自身免疫性疾病有一定的疗效，可用于类风湿关节炎、肾病综合征、1 型糖尿病等的治疗。

不良反应同环孢素大致相似。孕妇、哺乳期妇女、有细菌或病毒感染者及对本品或大环内酯类抗生素过敏者禁用。

（三）肾上腺皮质激素类

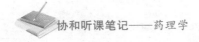

常用药物泼尼松、泼尼松龙和地塞米松等。用于器官移植

的抗排斥反应和自身免疫疾病。本品较大剂量易引起糖尿病、消化道溃疡和类库欣综合征症状。并发感染为主要的不良反应。

（四）抗代谢药类

常用硫唑嘌呤（Aza）、甲氨蝶呤（MTX）与6-巯嘌呤（6-MP）等。主要用于肾移植的排异反应和类风湿关节炎、系统性红斑狼疮等多种自身免疫性疾病的治疗。

（五）烷化剂

1. 常用环磷酰胺（CTX）。

2. 临床应用

（1）常用于防止排斥反应与移植物抗宿主反应和糖皮质激素不能长期缓解的多种自身免疫性疾病。

（2）与其他抗肿瘤药物合用时对一些恶性肿瘤有一定的疗效。

（3）尚可用于流行性出血热的治疗。

（六）吗替麦考酚酯

主要用于肾移植和其他器官的移植。不良反应为腹泻，减量或对症治疗可消除，无明显的肝、肾毒性。

（七）单克隆抗体

1. 巴利昔单抗和达珠单抗

（1）用于治疗肾移植后的急性排斥反应和预防同种骨髓移植时并发的移植物抗宿主效应，效果较好。

（2）用于自身免疫性疾病的治疗，能选择性抑制T细胞亚群，调节自身免疫不平衡的状态。

2. 利妥昔单抗　适用于治疗非霍奇金淋巴瘤、慢性淋巴细胞白血病和自身免疫病。主要表现为与输液相关的不良反应，腹泻、消化不良，以及心脏、神经系统不良反应等。

（八）抗淋巴细胞球蛋白（ALG）

1. 药理作用

（1）ALG 选择性地与 T 淋巴细胞结合，使外周血淋巴细胞裂解，对 T、B 细胞均有破坏作用。

（2）有效抑制各种抗原引起的初次免疫应答，对再次免疫应答作用较弱。

2. 临床应用

（1）防治器官移植的排斥反应，可与硫唑嘌呤或糖皮质激素等合用预防肾移植排斥反应。

（2）试用于白血病、多发性硬化症、重症肌无力及溃疡性结肠炎、类风湿关节炎和系统性红斑狼疮等疾病。

3. 不良反应

（1）常见不良反应有寒战、发热、血小板减少、关节疾病和血栓性静脉炎等。

（2）静脉注射可引起血清病及过敏性休克，还可引起血尿、蛋白尿。

（九）来氟米特

临床主要用于治疗类风湿关节炎、抗移植排斥反应及其他自身免疫性疾病。

不良反应少，主要有腹泻、可逆性转氨酶升高、皮疹，由于其半衰期较长，可引起机体蓄积毒性。

（十）雷公藤总苷（TG）

1. 临床应用

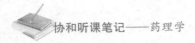

（1）类风湿关节炎：TG 联合小剂量甲氨蝶呤可适用于治疗老年性类风湿关节炎。

（2）系统性红斑狼疮：TG 联合环磷酰胺治疗难治性狼疮肾炎的疗效确切。

（3）肾脏疾病：TG 治疗肾炎、肾病综合征、肾小球疾病，对狼疮模型的肾小球硬化具有明确保护作用。

（4）其他疾病

1）治疗重症肌无力、皮肌炎、银屑病、急性前葡萄膜炎、溃疡性结肠炎等。

2）TG 可降低子宫内膜异位症术后复发率，也是治疗过敏性紫癜的有效药物。

2. 不良反应

（1）主要有皮肤过敏反应，心血管系统、消化系统、造血系统、神经系统不良反应。

（2）其他不良反应如还可引起脱发、色素沉着、腰痛等。

第三节　免疫增强药

一、概述

免疫增强药是指单独或同时与抗原使用时能增强机体免疫应答的药物，主要用于免疫缺陷病、慢性感染性疾病，也常作为肿瘤的辅助治疗药物。

二、常用药物

（一）免疫佐剂——卡介苗（BCG）

1. 药理作用

（1）具有免疫佐剂作用，即增强与其合用的各种抗原的免疫原性，加速诱导免疫应答，提高细胞和体液免疫水平。

（2）能增强巨噬细胞的吞噬功能，促进IL-1产生，促进T细胞增殖，增强抗体反应和抗体依赖性淋巴细胞介导的细胞毒性，增强天然杀伤细胞的活性。

2. 临床应用

（1）用于预防结核病。

（2）主要用于肿瘤的辅助治疗，如白血病、黑色素瘤和肺癌。

（3）用于膀胱癌术后灌洗，可预防肿瘤的复发。

3. 不良反应

（1）接种部位红肿、溃疡形成、过敏反应。

（2）瘤内注射偶见过敏性休克，甚至死亡。

（二）干扰素（INF）

1. 药理作用　具有抗病毒、抗肿瘤和免疫调节作用。

2. 临床应用

（1）对感冒、乙型肝炎、带状疱疹和腺病毒性角膜炎等感染有预防作用。

（2）试用于人肿瘤的治疗，对成骨肉瘤患者的疗效较好，对其他肿瘤（如多发性骨髓瘤、乳腺癌、肝癌、肺癌、各种白血病）也具有一定的临床辅助疗效，可改善患者的血象和全身症状。

3. 不良反应　主要有发热、流感样症状及神经系统症状（嗜睡、精神紊乱），皮疹、肝功能损害。大剂量可致可逆性白细胞和血小板减少等。

（三）白细胞介素-2

1. 药理作用

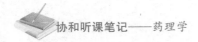

（1）可诱导 Th、Tc 细胞增殖。

（2）激活 B 细胞产生抗体，活化巨噬细胞。

（3）增强自然杀伤细胞和淋巴因子活化的杀伤细胞（LAK）的活性，诱导干扰素的产生。

2. 临床应用

（1）主要用于治疗恶性黑色素瘤、肾细胞癌、霍奇金淋巴瘤等。

（2）可与抗艾滋病药物合用治疗艾滋病。

3. 不良反应　较常见，如发热、寒战、厌食、弥漫性红斑、心肺反应、神经系统症状等。

（四）左旋咪唑

1. 药理作用　对免疫功能低下者可促进抗体生成。可使低下的细胞免疫功能恢复正常，还能增强巨噬细胞的趋化和吞噬功能。

2. 临床应用

（1）主要用于免疫功能低下者恢复免疫功能，可增强机体抗病能力。

（2）与抗癌药合用治疗肿瘤，可巩固疗效，减少复发或转移，延长缓解期。

（3）可改善多种自身免疫性疾病如类风湿关节炎、系统性红斑狼疮等免疫功能异常症状。

3. 不良反应

（1）主要有恶心、呕吐、腹痛等。少数有发热、头痛、乏力等现象。

（2）偶见有肝功能异常、白细胞及血小板减少等。

（五）依他西脱

主要用于治疗类风湿关节炎。不良反应主要是局部注射的刺激反应。

（六）转移因子（TF）

1. 临床应用

（1）用于先天性和获得性免疫缺陷病的治疗。

（2）某些抗生素难以控制的病毒性和真菌感染。

（3）对恶性肿瘤可作为辅助治疗。

2. 不良反应　较少，少数患者可出现皮疹，注射部位产生疼痛。

（七）胸腺素

用于治疗胸腺依赖性免疫缺陷疾病（包括艾滋病），肿瘤及某些自身免疫性疾病和病毒感染。少数出现过敏反应。

（八）异丙肌苷

用于急性病毒性脑炎和带状疱疹等病毒性感染及某些自身免疫性疾病。可用于肿瘤的辅助治疗，改善艾滋病患者的免疫功能。不良反应少，安全范围较大。

（九）免疫核糖核酸（IRNA）

临床用途与转移因子相似，主要用于恶性肿瘤的辅助治疗，试用于流行性乙型脑炎和病毒性肝炎的治疗。

历年真题

某急性淋巴细胞白血病患者行骨髓移植术后2周出现排异反应，为防止此种情况的发生，应预防性应用下列哪种药物

A. 环孢素

B. 左旋咪唑

C. 细胞介素-2

D. 干扰素

E. 胸腺素

参考答案：A

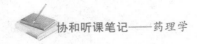